现代临床儿科疾病诊疗学

主编 吴 超 等

河南大学出版社
HENAN UNIVERSITY PRESS
·郑州·

图书在版编目（CIP）数据

现代临床儿科疾病诊疗学 / 吴超等主编 . -- 郑州：河南大学出版社，2021.5
ISBN 978-7-5649-4706-4

Ⅰ. ①现… Ⅱ. ①吴… Ⅲ. ①小儿疾病 – 诊疗 Ⅳ. ① R72

中国版本图书馆 CIP 数据核字 (2021) 第 091327 号

责任编辑：聂会佳
责任校对：陈　巧
封面设计：陈盛杰

出版发行：河南大学出版社
　　　　　地址：郑州市郑东新区商务外环中华大厦 2401 号
　　　　　邮编：450046
　　　　　电话：0371-86059750（高等教育与职业教育出版分社）
　　　　　　　　0371-86059701（营销部）
　　　　　网址：hupress.henu.edu.cn
印　　刷：广东虎彩云印刷有限公司
版　　次：2021 年 5 月第 1 版
印　　次：2021 年 5 月第 1 次印刷
开　　本：880mm×1230mm　1/16
印　　张：12.25
字　　数：397 千字
定　　价：75.00 元

（本书如有质量问题，请与河南大学出版社营销部联系调换）

编 委 会

主　编　吴　超　王佩瑶　雷大海　吴上志
　　　　　梁　睿　刘建丽　刘　静　杨东梅

副主编　李　晶　李　超　陶　磊
　　　　　王金光　张晋雷　李维佳

编　委　（按姓氏笔画排序）
　　　　　王佩瑶　广州中医药大学东莞医院（东莞市中医院）
　　　　　王金光　郑州大学第三附属医院
　　　　　刘　静　孝感市中心医院（武汉科技大学附属孝感医院）
　　　　　刘建丽　唐山市妇幼保健院
　　　　　刘春艳　湖北省十堰市妇幼保健院
　　　　　李　超　十堰市太和医院（湖北医药学院附属医院）
　　　　　李　晶　新疆医科大学第一附属医院
　　　　　李维佳　河南中医药大学第一附属医院
　　　　　杨东梅　河南省儿童医院郑州儿童医院
　　　　　吴　超　中山市博爱医院
　　　　　吴上志　广州医科大学附属第一医院
　　　　　张晋雷　南阳医学高等专科学校第一附属医院
　　　　　庞钧羽　襄阳市中医医院（襄阳市中医药研究所）
　　　　　陶　磊　郑州人民医院
　　　　　梁　睿　香港大学深圳医院
　　　　　雷大海　南京市江宁医院（南京医科大学附属江宁医院）

前言
PREFACE

随着经济的发展、生活的改善，人们增强了对儿童健康的关注，儿科医疗保健水平得到不断提高。儿科的疾病谱和死亡顺位正在发生改变。医学模式的转变，要求现代医学从社会－心理－生理多元方向来研究疾病的发生和发展、预后和转归。儿科医师不仅在诊疗过程中要遵循科学依据，临床实践中增强科研意识，而且还要加强医学人文关怀。儿科医师面对的患者群体是儿童，患儿的生理、心理发育快且不健全，耐受力低且反应性强，这就需要医师们迅速提高对儿科常见病、多发病的诊疗水平，探求临床医学诊疗的新发展，我们根据多年的临床工作经验，并参考相关文献，特组织编写了此书。

本书从临床实践出发，收集了儿科临床常见病、多发病。包括疾病概述、临床表现、诊断与鉴别诊断、治疗、预后等方面进行阐述，突出了从疾病的诊断到确定治疗方案的临床诊疗流程。本书介绍了儿科学的基础知识、新生儿遗传代谢诊断、新生儿疾病、儿科常见疾病和危重症、呼吸系统疾病、消化系统疾病、心血管疾病、常见外科疾病、心理和精神卫生问题及脑性瘫痪的康复。全书内容取材新颖，知识丰富，希望能够为相关医务人员提供科学、实用和最新的临床儿科专业知识。

由于编者众多，写作风格不同、文笔叙述不一致，加之编者编校水平有限，书中难免存在疏漏和不足，还望广大读者批评指正。

编　者
2021 年 5 月

目 录
CONTENTS

第一章 儿科基础 ··· 1
  第一节 生长发育 ·· 1
  第二节 儿童营养 ·· 10
  第三节 儿科病史采集与体格检查 ··· 15

第二章 新生儿遗传代谢病诊断 ··· 21
  第一节 新生儿遗传性疾病基因检测技术概述 ·································· 21
  第二节 高苯丙氨酸血症诊断 ·· 32
  第三节 先天性甲状腺功能减退症诊断 ·· 36
  第四节 葡萄糖-6-磷酸脱氢酶缺乏症的诊断 ·································· 40
  第五节 先天性肾上腺皮质增生症诊断 ·· 44

第三章 新生儿疾病 ··· 47
  第一节 新生儿窒息 ··· 47
  第二节 新生儿湿肺 ··· 51
  第三节 胎粪吸入综合征和新生儿感染性肺炎 ································ 52
  第四节 新生儿肺透明膜病 ··· 54
  第五节 新生儿溶血病 ·· 55

第四章 儿科常见疾病和危重症 ··· 58
  第一节 发热 ·· 58
  第二节 呕吐 ·· 62
  第三节 腹痛 ·· 64
  第四节 急性呼吸衰竭 ·· 67
  第五节 急性肾功能衰竭 ··· 70

第五章 呼吸系统疾病 ·· 73
  第一节 急性支气管炎 ·· 73
  第二节 急性毛细支气管炎 ··· 74
  第三节 肺炎 ·· 77
  第四节 支气管扩张症 ·· 84
  第五节 支气管哮喘 ··· 86

第六章　手术室麻醉与护理配合 91
第一节　口炎 91
第二节　胃食管反流病 92
第三节　小儿胃炎 95

第七章　心血管疾病 99
第一节　室间隔缺损 99
第二节　房间隔缺损 101
第三节　法洛四联症 102
第四节　动脉导管未闭 104
第五节　肺动脉狭窄 105

第八章　腹部外科 107
第一节　小儿腹部外科常见症状 107
第二节　胃、小肠疾病 113
第三节　结肠、直肠、肛门疾病 130
第四节　腹壁、腹膜、肠系膜、大网膜疾病 141

第九章　神经外科 147
第一节　颅脑外伤 147
第二节　先天性脑积水 150
第三节　颅裂 152
第四节　脊柱裂 152

第十章　儿科急危重症 154
第一节　新生儿颅内出血 154
第二节　急性贫血危象 162
第三节　暴发性紫癜 164

第十一章　心理和精神卫生问题 166
第一节　注意缺陷与多动障碍 166
第二节　儿童孤独症 169
第三节　精神发育迟滞 179

第十二章　小儿脑性瘫痪的康复 185

参考文献 189

第一章
儿科基础

第一节 生长发育

一、生长发育规律及其影响因素

生长发育是从受精卵到成人期的整个过程，是小儿不同于成人的重要特点。生长发育是指小儿机体各组织、器官、系统形态的增长和功能成熟的动态过程。生长是小儿身体各器官、系统的增大和形态变化，是量的增加；发育是指细胞、组织、器官的分化完善与功能成熟的动态过程，是质的改变。生长和发育两者紧密相关，生长是发育的物质基础，而身体、器官、系统的发育成熟状况又反映在生长的量的变化上，两者不可截然分开。临床上常把生长发育简称发育。

（一）生长发育规律

人体各器官、系统生长发育的速度和顺序都按一定的规律进行，儿科临床工作者必须充分熟悉这些规律性，以便对小儿的生长发育状况做出正确的评价，从而提出具体的指导措施。

1. 生长发育的一般规律

（1）由上到下：小儿先抬头，后挺胸，再会坐、立、行走。

（2）由近到远：先躯干发育，而后四肢。

（3）由粗到细：先手掌抓握到手指拾取物品。

（4）由简单到复杂：先会画直线，后会画圈、画人。

（5）由初级到高级：先感性认识后发展到记忆、思维、分析、判断事物。

2. 生长发育是连续的过程

生长发育在整个小儿时期不断进行，但各年龄阶段生长发育的速度不同，如体重和身长在生后第1年，尤其在前3个月增加最快，出现生后的第1个生长高峰；第2年以后生长速度逐渐减慢，到青春期生长速度又加快，出现第2个生长高峰。

3. 各系统器官发育不平衡

小儿各系统的发育速度不一，并有各自的特点。神经系统发育先快后慢，生后2年内发育较快，以后逐渐减慢；淋巴系统在儿童期生长迅速，于青春期前达到高峰，以后逐渐达成人水平；生殖系统发育较晚。其他如心、肝、肾、肌肉等系统的增长基本与体格生长平行（图1-1）。

4. 个体差异

小儿生长发育虽按一定的规律发展，但在一定范围内受遗传、营养、性别、环境、教育等的影响而存在相当大的个体差异，因此，任何正常值都不是绝对的，必须考虑影响个体的不同因素，根据每一个小儿发育的具体情况才能做出正确的判断。

(二) 影响生长发育的因素

1. 遗传因素

小儿生长发育的特征、潜力、趋向等均受父母双方遗传因素的影响。种族和家族的遗传信息影响深远,如皮肤、头发的颜色、面部特征、身材高矮、性成熟的迟早以及对疾病的易感性等都与遗传有关。遗传代谢缺陷病、内分泌障碍、染色体畸变等都可严重影响小儿的生长发育。

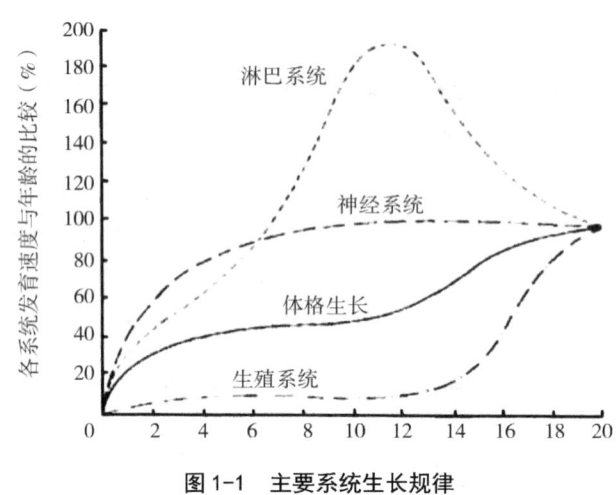

图1-1 主要系统生长规律

2. 环境因素

(1) 营养:小儿的生长发育必须有充足的营养物质供给、合理的搭配,才能使生长潜力得到最好的发挥。宫内营养不良的胎儿不仅体格生长落后,还严重影响脑的发育;出生后营养不良,特别是第1~2年内的严重营养不良,可影响体重的增长,使机体的免疫、内分泌和神经等调节功能低下,甚至影响到成人的健康。

(2) 性别:男孩和女孩的生长发育各有其规律与特点,如女孩的青春期开始较男孩早1~2年,但其最终平均生长指标却较男孩低,这是因为男孩青春期虽然开始较晚,但其延续时间较女孩为长,故最终体格发育明显超过女孩。故在评估小儿生长发育水平时应分别按男孩、女孩标准进行。

(3) 疾病:疾病对生长发育的影响十分明显,急性感染性疾病常使体重减轻;长期慢性疾病则影响体重和身高的发育;内分泌疾病常引起骨骼生长和神经系统发育迟缓;先天性心脏病、肾小管酸中毒、糖原累积病等先天性疾病对生长发育的影响更为明显。

(4) 孕母情况:胎儿在宫内的发育受孕母的生活环境、营养、情绪和疾病等各种因素的影响。妊娠早期的病毒感染可导致胎儿先天畸形;孕母严重营养不良可引起流产、早产和胎儿体格生长以及脑的发育迟缓;孕母受到某些药物、放射线辐射、环境毒物和精神创伤等影响者,可导致胎儿发育受阻。

(5) 家庭和社会环境:良好的居住环境,如阳光充足、空气新鲜、水源清洁、无噪声、住房宽敞,健康的生活习惯和科学的护理、正确的教养和体育锻炼、完善的医疗保健服务等都是保证儿童生长发育达到最佳状态的重要因素。近年来,社会环境对儿童健康的影响引起高度关注。自两伊战争以来,伊拉克儿童健康状况急剧下降是社会环境影响儿童健康的最好例证。

综上所述,遗传决定了生长发育的潜力,这种潜力又受到众多外界因素的作用与调节,两方面共同作用的结果决定了每个小儿的生长发育水平。作为儿科医师必须充分熟悉这些因素的作用,正确判断和评价小儿生长发育情况,及时发现问题,查明原因并予以纠正,以保证其正常生长发育。

二、体格及牙齿、骨科、生殖系统生长发育

(一) 体格生长

临床上常用的体格生长指标有体重、身长(高)、坐高(顶臀长)、头围、上臂围和皮下脂肪等。

1. 体重

体重为各器官、系统、体液的总重量，是反映儿童生长与营养状况的重要指标；也是儿科临床医师作为计算药量、输液量和热量的依据之一。

新生儿出生体重与胎次、胎龄、性别和宫内营养状况有关。我国2005年九省市城区调查结果显示，男婴平均出生体重为（3.33±0.39）kg，女婴为（3.24±0.39）kg，与世界卫生组织（WHO）的参考值相近（男为3.33 kg，女为3.2 kg）。

小儿体重的增长不是等速的，年龄越小、增长速率越快，出生至6个月呈现第1个生长高峰期。出生后前3个月增加700～800克/月，其中第1个月可达1 000克；4～6个月增加500～600克/月；7～12个月增加300～400克/月。因此，生后3个月的婴儿体重约为出生时的2倍（约6 kg），1岁时婴儿体重约为出生时3倍（约9 kg），2岁时体重约为出生时的4倍（约12 kg）。2岁至青春前期体重增长减慢，年增长约2 kg。进入青春期后，由于性激素和生长激素的协同作用，体格生长又复加快，出现第2个生长高峰期，持续2～3年。

小儿体重可按以下公式计算。

$$<6\text{个月龄：体重（kg）}=\text{出生体重（kg）}+\text{月龄}\times 0.7$$
$$7\sim 12\text{月龄：体重（kg）}=6\text{（kg）}+\text{月龄}\times 0.25$$
$$2\text{岁至青春期前：体重（kg）}=\text{年龄}\times 2+8$$

同年龄、同性别的正常小儿体重差异一般在10%，如果体重增长过多，超过一定范围应考虑肥胖症，低于一定范围则应考虑营养不良等疾病。

测量方法：使小儿排空大小便，脱去小儿衣帽，矫正体重计指针为"0"。新生儿和婴儿用磅秤，精确读数到10 g，儿童用50 kg的拉杆秤，精确读数到50 g。

2. 身长（高）

身长指头顶到足底的垂直长度。是反映骨骼发育的一个重要指标。

身长增长与种族、遗传、营养、内分泌、运动和疾病等因素有关，身长的增长规律与体重相似，年龄越小增长速度越快。

小儿出生时身长平均为50 cm，生后第1年增长最快，约为25 cm，1岁时约75 cm。第2年身长速度增长减慢，全年增加10～12 cm，即2岁时身长约85～87 cm。2岁以后身长增长平稳，每年增长6～7 cm。

$$2\sim 12\text{岁身长的估算公式为：身长（cm）}=\text{年龄}\times 7+70\text{（cm）}。$$

测量方法：小于3岁小儿使用卧式测板，面部朝上，两腿伸直，头顶及足底接触测板的两端，所得长度为身长，精确读数到0.1 cm。3岁以上儿童使用身长计测量，精确读数到0.1 cm。立位测量与仰卧位测量值相差1～2 cm。

身长在进入青春早期时出现第2个增长高峰，其增长速度是儿童期的两倍。女孩进入青春期较男孩约早两年，故女孩在10～13岁时常较同龄男孩为高；男孩的青春发育期虽开始晚，而持续时间较女孩长，故男孩成人身高通常较女孩为高。

组成身长的头、脊柱和下肢等各部分的增长速度是不一致的，生后第1年头部生长最快，脊柱次之，至青春期时下肢增长最快。故头、躯干和下肢在各年龄期所占身高的比例不同。有些疾病可造成身体各部分的比例失常，这就需要测量上部量（从头顶至耻骨联合上缘）和下部量（从耻骨联合上缘至足底）以帮助判断。初生婴儿上部量＞下部量（中点在脐上）；随着下肢长骨的增长，中点下移至脐下；6岁时在脐与耻骨联合上缘之间，12岁时即位于耻骨联合上缘，即上、下部量相等（图1-2）。身长增加过快过多常见巨人症，增加过慢过少常见侏儒症。

3. 坐高

由头顶到坐骨结节的高度。小于3岁儿童取仰卧位测量，称为顶臀长。坐高的增长代表头颅与脊柱的发育。

4. 头围

头围与脑和颅骨的发育密切相关，胎儿期脑发育居全身各系统的领先地位，故出生时头围较大，33~34 cm。第1年全年增加约12 cm，故1岁时头围约46 cm。第2年头围增长渐慢，2岁时头围约48 cm，5岁时约为50 cm，15岁时头围接近成人，为54~58 cm。头围测量在2岁内最有价值。头围较小常提示脑发育不良，头围过大、增长过速常提示脑积水。

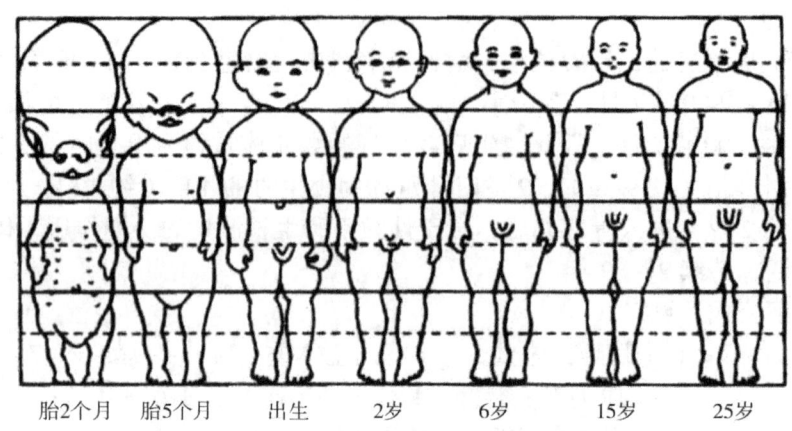

图1-2 胎儿至成人期各部比例

测量方法：使用软尺紧贴头皮，经眉弓上方突出处至枕后结节最高点绕头一周的长度。精确读数到0.1 cm。

5. 胸围

胸围的大小与肺和胸廓的发育有关。出生时胸围平均为32 cm，比头围小1~2 cm，1岁左右胸围等于头围。1岁以后胸围应逐渐超过头围，其差数约等于小儿的岁数减1。胸廓变形常见于佝偻病、先天性心脏病等。

我国2005年9市城区体格生长的衡量数字显示男童头、胸围相等的时间是15月龄，提示我国儿童胸廓发育较落后，除营养因素外，可能与不重视上肢与胸廓锻炼有关。婴儿期锻炼上肢与胸廓发育的好方法是适度的啼哭和被动体操。

测量方法：使用软尺沿乳头下缘至肩胛骨下缘绕胸一周的长度，取呼、吸的平均值。精确读数到0.1 cm。

6. 上臂围

上臂围值代表上臂肌肉、骨骼、皮下脂肪发育水平，反映了小儿的营养状况。1岁以内上臂围增长迅速，1~5岁期间增长缓慢。在无条件测体重和身高的情况下，小于5岁小儿可测量上臂围以反映其营养状况：大于13.5 cm为营养良好，12.5~13.5 cm为营养中等，小于12.5 cm为营养不良。

（二）骨骼和牙齿的生长发育

1. 骨骼发育

（1）头颅骨：颅骨随脑的发育而增长，可根据头围大小、囟门闭合早晚等来衡量颅骨的发育。前囟对边中点连线长度在出生时为1.5~2.0 cm，以后随颅骨发育而增大，6个月后逐渐骨化而变小，在1~1.5岁时闭合；后囟在出生时已很小或已闭合，最迟于生后2~3个月闭合。前囟检查在儿科临床很重要，早闭或过小见于小头畸形；闭合过晚过大见于佝偻病、先天性甲状腺功能减低症等；前囟饱满常见颅内压增高，如脑积水、脑炎、脑膜炎、脑肿瘤等疾病，而凹陷则常见于极度消瘦或脱水患儿。

（2）脊柱：脊柱的增长反映脊椎骨的发育。生后第1年脊柱增长快于四肢，1岁以后四肢增长快于脊柱。新生儿出生时脊柱仅呈轻微后凸，3个月左右随着抬头动作的发育出现颈椎前凸，6个月后能坐时出现胸椎后凸，1岁左右开始行走时出现腰椎前凸，至6~7岁时这3个脊椎自然弯曲才为韧带所固定。生理弯曲的形成与坐姿、直立姿势有关，小儿期应注意保持坐、立、走的正确姿势和选择适宜的桌椅，以保证儿童脊柱的正常形态和发育。

（3）长骨的发育：长骨的生长和成熟与体格生长有密切关系。长骨干骺端的骨化中心按一定的顺序和部位有规律地出现，可以反映长骨的生长发育成熟程度。通过X线检查，长骨骨骺端骨化中心的出现时间、数目、形态变化及其融合时间，可判断骨骼发育情况。一般摄左手X线片，了解其腕骨、掌骨、指骨的发育。腕部出生时无骨化中心，其出生后的出现顺序为：头状骨、钩骨（3个月左右）；下桡骨（约1岁）；三角骨（2~2.5岁）；月骨（3岁左右）；大、小多角骨（3.5~5岁）；舟骨（5~6岁）；下尺骨骺（6~7岁）；豆状骨（9~10岁）；10岁时出齐，共10个。故1~9岁腕部骨化中心的数目（称为骨龄）约为其岁数加1。临床上常测定骨龄以协助诊断某些疾病，如生长激素缺乏症、甲状腺功能减低症、肾小管酸中毒时明显落后；中枢性性早熟、先天性肾上腺皮质增生症则常超前。

2. 牙齿的发育

牙齿的发育与骨骼有一定关系。人的一生有两副牙齿，即乳牙（共20个）和恒牙（共32个）。小儿出生后4~10个月乳牙开始萌出，12个月尚未出牙者可视为异常。出牙顺序如图1-3所示。

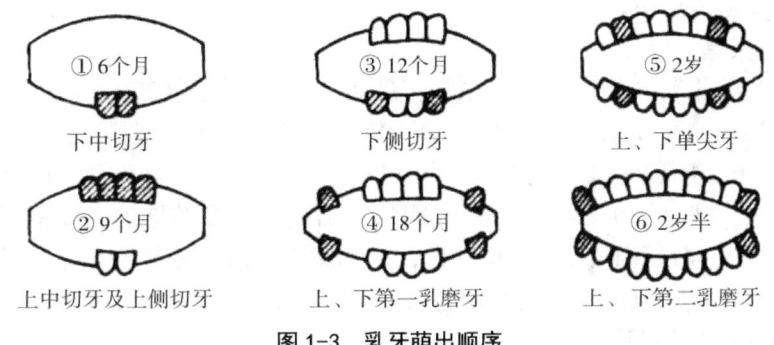

图1-3 乳牙萌出顺序

一般于2~2.5岁出齐。2岁以内乳牙的数目约为月龄减4~6。6岁左右开始萌出第1颗恒牙即第1磨牙，位于第2乳磨牙之后；7~8岁时，乳牙按萌出先后逐个脱落代之以恒牙，12岁左右萌出第2磨牙；18岁以后出现第3磨牙（智齿），但也有终身不出此牙者，恒牙一般在20~30岁时出齐。

出牙为生理现象，但个别小儿可有低热、流涎、睡眠不安、烦躁等症状。牙齿的健康生长与蛋白质、钙、磷、氟，以及维生素A、C、D等营养素和甲状腺激素有关。食物的咀嚼有利于牙齿生长。较严重的营养不良、佝偻病、甲状腺功能减低症、21-三体综合征患儿，可有出牙迟缓、顺序颠倒、牙质差等情况。

（三）生殖系统发育

分胚胎期性分化和青春期生殖器官、第二性征及生殖功能生长两个过程。胚胎期性分化从受精卵开始，Y染色体短臂决定胚胎的基因性别，在H-Y基因控制下原基生殖腺的髓层细胞迅速增殖，胚胎5~6周时形成胎儿睾丸，8~12周形成附睾、输精管、精囊、前列腺芽胚。46XX的合子因无H-Y基因，原基生殖腺髓层退化，胎儿12周后形成卵巢、输卵管、子宫。生殖系统的发育通过下丘脑-垂体促性腺激素-性腺轴（HPGA）调节。

青春期生长的年龄与第二性征出现顺序有很大个体差异。性早熟（precocious puberty）指女孩在8岁以前，男孩10岁以前出现第二性征，即青春期提前出现；女孩14岁以后，男孩16岁以后无第二性征出现为性发育延迟。

1. 男性生殖系统发育

男性生殖器官包括睾丸、附睾、阴茎的形态、功能和第二性征。出生时男婴睾丸大多已降至阴囊，约10%男婴的睾丸尚位于下降途中某一部位，一般1岁内都下降到阴囊，少数未降者称隐睾。第二性征生长主要表现为阴毛、腋毛、胡须、变声及喉结的出现。青春期以前睾丸体积不超过30 mL，长径不足20 cm，阴茎长度不足5 cm。青春期睾丸体积18 mL（12~20 mL），长径约40 cm，阴茎约12 cm。在阴茎生长一年左右或第二生长高峰之后（青春中期）男孩出现首次遗精，是男性青春期的生理现象，较女孩月经初潮晚约两年。按Tanner分期将男性生殖器官生长分成5阶段。一般男性第二性征发育顺序依次是睾丸、阴茎、阴毛、腋毛、胡须、喉结、变声，全部经历2~5年。身高生长突增同时阴茎增大或睾丸增大两年后达生长高峰，此时，阴毛生长已处Ⅲ~Ⅳ阶段。

2. 女性生殖系统发育

女性生殖器官包括卵巢、子宫、输卵管、阴道的形态、功能发育和第二性征发育。一般女孩第二性征发育顺序依次是乳房、阴毛、初潮、腋毛。青春前期卵巢发育非常缓慢。青春期卵巢从原来的纺锤体状开始迅速增长逐渐成圆形，性功能开始发育。月经初潮时卵巢尚未完全成熟，重量仅成人的1/3；性功能随卵巢成熟逐渐完善。月经初潮是性功能发育的主要标志，大多在乳房发育一年后（Ⅲ～Ⅳ阶段）或身长高峰之后。女性乳房发育按 Tanner 分期亦可分为 5 阶段。X 染色体任何部分缺失均使卵巢发育不良。

三、神经心理发育及评价

小儿神经、心理功能的发育是在神经系统生长成熟的基础上进行的，包括感知、运动、语言、情感、思维、判断和意志性格等方面，除先天遗传因素外，小儿的神经心理发育健康与否与其所处的环境和受到教养水平的关系尤为密切。

（一）神经系统的发育

神经系统的发育在胎儿期领先于其他各系统。新生儿脑重平均为 370 g，占体重的 10%～12%；已达成人脑重（约 1500 g）的 25% 左右。出生后第 1 年脑的生长发育特别迅速，1 岁时脑重达 900 g，为成人脑重的 60%；4～6 岁时脑重已达成人脑重的 85%～90% 左右。新生儿大脑已有全部主要的沟回，但皮层较薄、沟裂较浅，神经细胞数目已与成人相同。出生后脑重的增加主要由于神经细胞体积增大和树突的增多、加长，以及神经髓鞘的形成和发育；3 岁时神经细胞分化已基本完成，8 岁时接近成人。神经纤维髓鞘化到 4 岁时才完成，故在婴儿期各种刺激引起的神经冲动传导缓慢，且易于泛化，不易形成兴奋灶，易使其疲劳而进入睡眠状态。

胎儿的脊髓发育相对较成熟，出生后即具有觅食、吸吮、吞咽、拥抱、握持等一些先天性反射和对强光、寒冷、疼痛等的反应。脊髓随年龄而增长、加长。脊髓下端在新生儿时期位于第 2 腰椎下缘；4 岁时上移至第 1 腰椎，故作腰椎穿刺时应注意选择部位，以免造成脊髓损伤。新生儿和婴儿肌腱反射较弱，腹壁反射和提睾反射也不易引出，到 1 岁时才稳定。3～4 个月前小儿肌张力较高，Kernig 征可为阳性，2 岁以下小儿 Babinski 征阳性亦可为生理现象。

（二）感知、运动、语言的发育

婴、幼儿神经心理的发育反映在日常生活行为中，此期的发育也称行为发育；2～3 岁以后出现更多的智能活动。

1. 感知的发育

感知觉是通过各种感觉器官从环境中选择性地取得信息的能力，其发育对其他能区的发育起重要促进作用。

（1）视觉：新生儿已有视觉感应功能，瞳孔对光反应；不少新生儿有眼球震颤的现象，3～4 周后自行消失。由于对晶体的调节功能和眼外肌反馈系统发育未完善，新生儿视觉只有在 15～20 cm 距离处最清晰，在安静清醒状态下可短暂注视物体。1 个月可凝视光源，开始有头眼协调，头可跟随移动的物体在水平方向转动 90°；3～4 个月时喜看自己的手，头眼协调较好，可随物体水平转动 180°；6～7 个月时目光可随上下移动的物体呈垂直方向转动，并可改变体位、协调动作，能看到下落的物体，喜欢红色等鲜艳明亮的颜色；8～9 个月时开始出现视深度感觉，能看到小物体；18 个月时已能区别各种形状；2 岁时可区别垂直线与横线，5 岁时可区别各种颜色。

（2）听觉：听力与儿童的智能发育有关。出生时鼓室无空气，听力差。生后 3～7 日听觉已相当良好；3～4 个月时头可转向声源，听到悦耳声时会微笑；7～9 个月时能确定声源，区别语言的意义；13～16 个月时可寻找不同高度的声源，听懂自己的名字；4 岁时听觉发育完善。

（3）味觉和嗅觉发育：小儿的嗅觉出生时已发育成熟，闻到乳味就会寻找乳头，对甜与酸等不同味道可产生不同的反应；3～4 个月时能区别愉快与不愉快的气味；4～5 个月对食物的微小改变已很敏感，为味觉发育关键时刻，此期应适时添加各类辅食，使其习惯不同味道的食物；7～8 月开始对芳香气味有反应。

（4）皮肤感觉的发育：皮肤感觉包括触觉、痛觉、温度觉和深感觉等。触觉是引起某些反射的基础，新生儿眼、口周、手掌、足底等部位的触觉已很灵敏，触之即有反应，如瞬眼、张口、缩回手足等，而前臂、大腿、躯干则较迟钝。新生儿已有痛觉，但较迟钝；第2个月起才逐渐改善。出生时温度觉就很灵敏，尤其对冷的反应，如一离开母体环境、温度骤降就啼哭；3个月时已能区分31.5℃与33℃的水温差别；2~3岁时能通过接触区分物体的软、硬、冷、热等属性；5岁时能分辨体积相同、重量不同的物体。

2. 运动的发育

运动发育或称神经运动发育，可分为大运动（包括平衡）和细运动两大类。运动的发育既依赖于感知等的参与，又反过来影响其他能区及情绪的发育。

（1）平衡与大运动。①抬头：新生儿俯卧时能抬头1~2秒；3个月时抬头较稳；4个月时抬头很稳，并能自由转动。②坐：新生儿腰肌无力，至3个月扶坐时腰仍呈弧形；6个月时能双手向前撑住独坐；8个月时能坐稳，并能左右转身。③爬：新生儿俯卧位时已有反射性的匍匐动作；2个月时俯卧能交替踢腿；3~4个月时可用手撑起上身数分钟；7~8个月时可用手支撑胸腹，使上身离开床面，有时可在原地转动身体；8~9个月可用双上肢向前爬；12个月左右爬时手膝并用；18个月左右可爬上台阶。从小学习爬的动作有助于胸部和臂力的发育，扩大接触周围事物的机会。④站、走、跳：新生儿双下肢直立时稍可负重，可出现踏步反射和立足反射；5~6个月扶立时双下肢可负重，并上下跳动；8个月时可扶站片刻；10个月时可扶走；11个月时可独自站立片刻；15个月可独自走稳；18个月时可跑步和倒退行走；24个月时可双足并跳；30个月时会独足跳1~2次。

（2）细动作。手指精细运动的发育过程为：新生儿两手紧握拳；3~4个月时握持反射消失，可自行玩手，看到物体时全身乱动，并企图抓扒；6~7个月时出现换手与捏、敲等探索性动作；9~10个月时可用拇、示指拾物，喜撕纸；12~15个月时学会用匙，乱涂画；18个月时能垒2~3块积木；2岁时可垒6~7块积木，并会翻书。

3. 语言的发育

语言是人类特有的高级神经活动，用以表达思维、观念等心理过程，与智能关系密切，是儿童全面发育的标志。语言的发育要经过发音、理解和表达3个阶段。新生儿已会哭叫，以后咿呀发音，逐渐听懂别人的话。当婴儿说出第一个有意义的字时，意味着他真正开始用语言与人交往。一般1岁时开始会说单词，以后可组成句子，先会用名词，而后才会用动词、代名词、形容词、介词等；从会讲简单句子到复杂句子。

4. 心理活动的发展

人的心理活动包括感觉、记忆、思维、想象、情绪、性格等众多方面。初生小儿不具有心理现象，待条件反射形成时标志着心理活动发育的开始，且随年龄的增长，一直处于不断发育的过程中。了解不同年龄小儿的心理特征，对保证小儿心理活动的健康发展十分重要。

（1）注意的发展：是认知过程的开始。注意力分为无意注意和有意注意，前者是在感知发育基础上自然发生的，后者是自觉的、有目的的。婴儿期以无意注意为主，随着年龄的增长、语言的丰富和思维能力的发展，逐渐出现有意注意。5~6岁后儿童能较好地控制自己的注意力。

（2）记忆的发展：记忆是将所学得的信息贮存和"读出"的神经活动过程，可分为感觉、短暂记忆和长久记忆3个不同的系统。长久记忆又分为再认和重现两种，再认是以前感知的事物在眼前重现时能被认识，重现是以前感知的事物虽不在眼前重现，但可在脑中出现，即"被想起"。1岁内婴儿只有再认而无重现，随年龄的增长，重现能力亦增强。幼年儿童只按事物的表面性质记忆信息，即以机械记忆为主，而不能抽象概念化，随着年龄的增加和理解、语言、思维能力的加强，小儿有意识的逻辑记忆开始逐渐发展。

（3）思维的发展：是心理活动的高级形式。思维分为具体形象思维和抽象概括的逻辑思维两种，前者依据具体事物的形象联想进行，后者以概念、判断、推理进行。1岁以后的小儿开始产生思维。在3岁以前只有最初级的思维形式，即直觉活动思维，思维与客观物体或行动联系在一起，如拿玩具汽车边推边说"汽车来了";3岁以后儿童生活范围扩大,开始有了初步抽象概括性思维;6～11岁以后儿童逐渐学会综合分析、分类比较等抽象思维方法,具有进一步独立思考的能力。

(4)想象的发展:想象也是一种思维活动。新生儿无想象能力;1～2岁儿童仅有想象的萌芽,如模仿妈妈给布娃娃喂饭;3岁后儿童随经验和语言的发展,已有初步有意想象,如将几个布娃娃放在一起,设想是妈妈、弟弟和自己等。学龄前期儿童仍以无意想象为主,有意想象和创造性想象到学龄期才迅速发展。

(5)意志的发展:小儿初生时没有意志,随着语言、思维的发展,婴幼儿开始有意识行动,年龄渐长,语言思维发展越深入,社会交往越多,在成人教育的影响下,意志逐步形成和发展。积极的意志品质有自觉、坚持、果断、自制等特性;消极的意志品质则表现为依赖、顽固和易冲动等品性。在日常生活、游戏和学习过程中应注意培养儿童的积极意志,增强其自制能力、责任感和独立性。

(6)情绪、情感的发展:情绪是人体对事物情景或观念所产生的主观体现和表达。外界环境对情绪的影响甚大,新生儿因生后不易适应宫外环境,较多处于消极情绪中,表现不安、啼哭;而哺乳、抱、摇、抚摸等则可使其情绪愉快。婴幼儿情绪表现的特点,常为时间短暂,反应强烈,容易变化,易冲动等。随着年龄的增长,儿童对不愉快因素的耐受性逐渐增加,能够有意识地控制自己,情绪渐趋向稳定。情感是在情绪的基础上产生对人、对物的关系的体验。幼儿期的小儿已有高级情绪初步发展,可区分好与不好、喜欢与不喜欢;随年龄的增长和与周围人交往的增加,儿童对客观事物的认识逐步深化,情感也日益分化,产生信任感、安全感、同情感、友谊感、荣誉感等。

(7)个性和性格的发展:个性是每个人处理环境关系的心理活动的综合模式,包括思想方法、情绪反应、行为风格等。婴儿期由于一切生理需要均依赖成人,逐渐建立对亲人的信赖感。幼儿时期已能独立行走,说出自己的需要,故有一定自主感,但又未脱离对亲人的依赖,常出现违拗言行与依赖行为相交替现象。学龄前期小儿生活基本能自理,主动性增强,但主动行为失败时易出现失望和内疚。学龄期开始正规学习生活,重视自己勤奋学习的成就,如不能发现自己的学习潜力将产生自卑心理。青春期体格生长和性发育开始成熟,社交增多,心理适应能力加强但容易波动,在感情问题、伙伴问题、职业选择、道德评价和人生观等问题上处理不当时,易发生性格变化。性格一旦形成即有相对稳定性,故家长、老师和社会的关切爱护和正确引导对青春期少年建立优秀品质十分重要。

(8)早期的社会行为:儿童的社会行为是各年龄阶段相应心理功能发展的综合表现。智能的判断很大程度上基于社会行为的成熟状况。小儿社会行为与家庭经济、文化水平、育儿方式、小儿性格、性别、年龄等有关。

新生儿对成人的声音和触摸可产生反应,包括看、听、表现安静和愉快等。2～3个月时小儿以笑、停止啼哭、伸手等行为以及眼神和发音表示认识父母。3～4个月的婴儿开始出现社会反应性的大笑,这是小儿早期参加游戏的表现;此期小儿能发现和玩弄自己的手指、脚等。7～8个月的小儿可表现出认生(避开眼光、皱眉、哭、紧偎母亲等),对玩具发声(笑、尖叫、模仿声音等),自喂饼干,寻找落下或被当面遮藏的东西。9～12个月时是认生的高峰,可表演拍手游戏,做再见等许多面部表情。12～13个月小儿喜欢玩变戏法和躲猫猫游戏。18个月的儿童逐渐有自我控制能力,成人在附近时可独自玩很久,易发脾气,开始表现违拗性。2岁时不再认生,易与父母分开,喜玩扮演父母角色的游戏。3岁后可与小朋友做游戏,能遵守游戏的规则,玩耍中常出现新的行为和词汇,逐渐可区别一些抽象概念,如近与远、快与慢等(表1-1)。

表1-1 小儿运动、语言、神经心理发育过程

年龄	粗、细动作	语言	适应周围人物的能力与行为
新生儿	无规律、不协调动作,紧握拳	能哭叫	铃声使全身活动减少
2月	直立及俯卧位时能抬头	发出和谐的喉音	能微笑,有面部表情;眼随物转动
3月	仰卧位变为侧卧位,用手摸东西	咿呀发音	头可随看到的物品或听到的声音转动180°,注意自己的手

续 表

年龄	粗、细动作	语言	适应周围人物的能力与行为
4月	扶着髋部时能坐，可在俯卧位时用两手支撑抬起胸部，手能握持玩具	笑出声	抓面前物体，自己玩弄手，见食物表示喜悦，较有意识地哭和笑
5月	扶腋下能站得直，两手各握一玩具	能喃喃地发出单词音节	伸手取物，能辨别人声，望镜中人笑
6月	能独坐一会，用手摇玩具		能认识熟人和陌生人，自拉衣服，自握足玩
7月	会翻身，自己独坐很久，将玩具从一手换入另一手	能发"爸爸"、"妈妈"等复音，但无意识	能听懂自己的名字，自握饼干吃
8月	会爬，会自己坐起来、躺下去，会扶着栏杆站起来，会拍手	重复大人所发简单音节	注意观察大人的行动，开始认识物体，两手会传递玩具
9月	试独站，会从抽屉中取出玩具	能懂几个较复杂的词句，如"再见"等	看见熟人会伸手要人抱，或与人合作游戏
10~11月	能独站片刻，扶椅或推车能走几步，拇、示指能对指拿东西	开始用单词，一个单词表示很多意义	能模仿成人的动作，招手、"再见"，抱奶瓶、自食
12月	独走，弯腰拾东西，会将圆圈套在木棍上	能叫出物品的名字，如灯、碗；能指出自己的手、眼	对人和事物有喜憎之分，穿衣能合作，用杯喝水
15月	走得好，能蹲着玩，能叠一块方木	能说出几个词和自己的名字	能表示同意、不同意
18月	能爬台阶，有目标地扔皮球	能认识和指出身体各部分	会表示大小便，懂命令，会自己进食
2岁	能双脚跳，手的动作更准确，会用勺子吃饭	会说2~3个字构成的句子	能完成简单的动作，如拾起地上的物品；能表达喜、怒、怕、懂
3岁	能跑，会骑三轮车，会洗手、洗脸，会脱、穿简单衣服	能说短歌谣，数几个数	能认识画上的东西，认识男、女，自称"我"，表现自尊心、同情心、害羞
4岁	能爬梯子，会穿鞋	能唱歌	能画人像，初步思考问题，记忆力强、好发问
5岁	能单腿跳，会系鞋带	开始识字	能分辨颜色，数十个数，知物品用途及性能
6~7岁	参加简单劳动，如扫地、擦桌子、剪纸、泥塑、结绳等	能讲故事，开始写字	能数几十个数，可简单加减，喜独立自主

（三）小儿神经心理发育的评价

儿童神经心理发育的水平，可以反映儿童在感知、运动、语言和心理等过程中的各种能力，对这些能力的评价称为心理测试。心理测试没有诊断疾病的意义，仅能判断儿童神经心理发育的水平。心理测试需由经专门训练的专业人员根据实际需要选用，不可滥用。

1. 能力测试

（1）筛查性测验。①丹佛发育筛查法（DDST）：DDST主要用于6岁以下儿童的发育筛查，实际应用时对4.5岁以下的儿童较为实用。测试内容分为大运动、细运动、语言、个人适应性行为四个能区。②绘人实验：适用于5~9.5岁的儿童，要求被测儿童依据自己的想象绘一全身正面人像，以身体部位、各部比例和表达方式的合理性计分。③图片词汇测试（PPVT）：适用于4~9岁儿童的一般智能筛查。PPVT的工具是120张图片，每张有黑白线条画四幅，测试者说一个词语，要求儿童指出所在图片其中相应的一幅画。测试方法简单，尤适用于语言或运动障碍者。

（2）诊断测验。①Gesell发育量表：适用于4周至3岁的婴幼儿，从大运动、细运动、个人-社会、语言和适应性行为五个方面测试，结果以发育商（DQ）表示。②BayLey 婴儿发育量表：适用于 2~30 个月婴幼儿，包括精神发育量表、运动量表和婴儿行为记录。③Stanford-Binet 智能量表：适用于 2~18 岁儿童。测试内容包括幼儿的具体智能（感知、认知、记忆）和年长儿的抽象智能（思维、逻辑、数量、词汇），用以评价儿童学习能力以及对智能发育迟缓者进行诊断及程度分类，结果以智商（IQ）表示。④Wechsler 学前及初小儿童智能量表（WPPSI）：适用于 4~6.5 岁儿童。通过编制一整套不同测试题，分别衡量不同性质的能力，将得分综合后可获得儿童多方面能力的信息，较客观地反映学前儿童的智能水平。⑤Wechsler 儿童智能量表修订版（WISC-R）：适用于 6~16 岁儿童，内容与评分方法同 WPPSI。

2. 适应性行为测试

智力低下的诊断与分级必须结合适应性行为的评定的结果。国内多采用日本 S-M 社会生活能力检查，即婴儿-初中学生生活能力量表。此表适用于 6 个月~15 岁儿童社会生活能力的评定。

第二节 儿童营养

一、营养基础

（一）营养素与参考摄入量

营养（nutrition）是指人体获得和利用食物维持生命活动的整个过程。食物中经过消化、吸收和代谢能够维持生命活动的物质称为营养素（nutrients）。合理的营养是满足小儿正常生理需要、保证小儿健康成长的重要因素。营养素分为：能量，宏量营养素（蛋白质、脂类、碳水化合物），微量营养素（矿物质，包括常量元素和微量元素；维生素），其他膳食成分（膳食纤维、水）。其中蛋白质、脂类和碳水化合物经过氧化分解释放出一定的能量供人体需要，称为三大生能营养素。营养素参考摄入量（DRIs）包括 4 项内容：估计平均需要量（EARs）、推荐摄入量（RNIs）、适宜摄入量（AIs）、可耐受最高摄入量（UL）。我国现行的 DRIs 是中国营养学会 2000 年修订的，其中 RNI 可以满足某一特定性别、年龄及生理状况群体中绝大多数（97%~98%）个体的需要；EAR 是某一特定性别、年龄及生理状况群体中对某营养素需要量的平均值，摄入量达到 EAR 水平时可以满足群体中 50% 个体对营养素的需要，而不能满足另外 50% 个体的需要；AI 是通过观察或实验室获得的健康人群某种营养素的摄入量，在不能确定 RNI 时使用，但远不如 RNI 精确；UL 是平均每日可摄入某营养素的最高量。如果个体摄入量呈正态分布，一个人群的 RNI = EAR+2SD，超过 UL 时，发生毒副作用的危险性增加。

1. 儿童能量代谢

能量是生命中一切生化过程和生理功能的基础，由宏量营养素供给，能量缺乏和过剩都对身体健康不利。能量单位是千焦耳（kJ）或千卡（kcal），1 KJ = 0.239 kcal，1 kcal = 4.184 KJ。碳水化合物、蛋白质和脂肪在体内的实际产能分别为：16.8 KJ（4 kcal）/g、16.8 KJ（4 kcal）/g 和 37.8 KJ（9 kcal）/g。小儿对能量的需要包括五个方面。

（1）基础代谢（basal metabolism）：婴幼儿体表面积相对较大，代谢组织所占比例大，因此基础代谢率（basal metabolism rate, BMR）较成人高，按体重计算，每日基础代谢所需能量随年龄增加而逐渐减少。小儿基础代谢的能量需要量较成人高，随年龄增长逐渐减少。婴儿基础代谢的能量需要约占总能量的 60%，约为 230 kJ/（kg·d）[55 kcal/（kg·d）]，7 岁时约需 184 kJ/（kg·d）[44 kcal/（kg·d）]，12 岁时约需 126 kJ/（kg·d）[30 kcal/（kg·d）]，与成人相仿。

（2）食物热力作用（TEF）：人体摄取食物而引起的机体能量代谢额外增多，称食物的热力作用。宏量营养素中以蛋白质的食物热力作用最大，可使代谢增加 30%，而脂肪和碳水化合物分别增加代谢 4% 和 6%。婴儿食物蛋白质含量高，食物热力作用约占总能量的 7%~8%，采用混合膳食的年长儿仅占 5%。

（3）活动消耗：儿童活动所需能量与身材大小、活动强度、活动持续时间、活动类型有关。活动所需能量个体波动较大，婴儿约需63~84 kJ（15~20 kcal）/kg，好哭多动的婴幼儿比安静孩子所需能量高3~4倍。活动所需能量随年龄增加而增加。当能量摄入不足时，儿童首先表现为活动减少。

（4）生长所需：此项能量需要为小儿所特有，其需要量与小儿生长速度成正比，并随年龄增长逐渐减少。婴儿期生长速度最快，此项所需约占总能量的25%~30%；1岁后渐减，约占总能量的15%~16%，至青春期又增高。

（5）排泄消耗：正常情况下未经消化吸收的食物的损失约占总能量的10%，腹泻或消化功能紊乱时可成倍增加。

以上五方面能量的总和为总的能量所需，中国营养学会规定1岁以内婴儿能量平均需要量为460 kJ/（kg·d）[110 kcal/（kg·d）]，1岁后以每日计算。当能量摄入不足时，儿童首先表现出反应淡漠，活动减少，久之引起生长缓慢，体重下降。反之，长期能量摄入过多可引起肥胖。

2. 蛋白质

蛋白质的主要功能是构成人体细胞和组织，维持人体的生理功能，次要功能是供能，其所提供的能量占总能量的8%~15%。小儿处于生长发育阶段，对蛋白质的质和量需要相对更高。除需要有与成人相同的8种必需氨基酸外，组氨酸是小儿生长发育期间的必需氨基酸；胱氨酸、酪氨酸、精氨酸、牛磺酸为早产儿所必需。蛋白质氨基酸的模式与人体蛋白质氨基酸的模式接近的食物，生物利用率就高，称为优质蛋白质。优质蛋白质主要来源于动物和大豆蛋白质。食物的合理搭配及加工可达到蛋白质互补，提高食物的生物价值。1岁内婴儿蛋白质的RNI为1.5~3 g/（kg·d），优质蛋白质应占50%以上。1岁后蛋白质需要量逐渐减少，直到成人水平。小儿蛋白质长期缺乏可出现生长发育迟缓、营养不良、贫血、水肿等，摄入过多又可发生便秘和消化不良。

3. 脂类

脂类包括脂肪（三酰甘油）和类脂，是机体能量的重要来源和主要储存形式。人体不能自身合成、必须由食物供给的脂肪酸称为必需脂肪酸，如亚油酸、亚麻酸。主要来源于植物，亚油酸主要存在于植物油、坚果类（核桃、花生）；亚麻酸主要存在于绿叶蔬菜、鱼类脂肪及坚果类。母乳含有丰富的必需脂肪酸。亚油酸在体内可转变成亚麻酸和花生四烯酸，故亚油酸是最重要的必需脂肪酸。α-亚麻酸可衍生出多种不饱和脂肪酸，包括二十碳五烯酸（EPA）和二十二碳六烯酸（DHA）。花生四烯酸和二十二碳六烯酸（DHA）在婴儿大脑和视网膜发育中起重要作用。花生四烯酸也是高生物活性产物前列腺素、血栓素和前列环素的前体，与炎症、免疫、过敏、心血管病等病理过程有关，在调节细胞代谢上具有重要作用。膳食中亚油酸缺乏，会影响人体的正常功能，表现为皮肤角化、伤口愈合不良、生长停滞、生殖能力减退、心肌收缩力降低、免疫功能下降和血小板凝聚障碍。

脂肪所提供的能量约占总能量的30%~50%，年长儿为25%~30%。必需脂肪酸应占脂肪所提供能量的1%~3%。

4. 碳水化合物

碳水化合物为供能的主要来源。主要以糖原形式贮存在肝和肌肉中。2岁以上儿童膳食中，碳水化合物提供的能量应占总能量的50%~60%，当碳水化合物供给不足时，可引起低血糖，并且机体将分解脂肪或蛋白质以满足能量需要，以致酮体产生过多而致酸中毒。

为满足儿童生长发育的需要，应首先保证能量供给，其次是蛋白质。如儿童能量摄入不足，机体会动用自身的能量储备甚至消耗组织以满足生命活动能量的需要。相反，如能量摄入过剩，则能量在体内的储备增加，造成异常的脂肪堆积，与成年期慢性疾病和代谢综合征有关，是当前要特别重视的问题。

5. 矿物质

人体中含有多种矿物质，目前有21种已被证明为人类生命所必需。其中在体内含量小于人体重0.01%的各种元素称为微量元素，如铁、碘、锌、硒、铜、钼、铬等。此类元素不能在体内生成，需通过食物摄入，也不提供能量，但为构成机体组织及维持人体内环境以及一切正常生理功能所必需。另外，某些微量元素在体内的生理剂量与中毒剂量极其接近，应予以注意。

6. 维生素

维生素是维持人体正常代谢和生理功能所必需的一类有机物质，在体内含量极微，但在机体的代谢、生长发育等过程中起重要作用。一般不能在体内合成（维生素 D、部分维生素 B 族及维生素 K 例外）或合成量太少，必须由食物供给。分为脂溶性（维生素 A、维生素 D、维生素 E、维生素 K）和水溶性（维生素 B 族和维生素 C）两大类。前者可储存于体内，不需每日提供，过量可致中毒；后者不能储存于体内，需每日供给，缺乏后症状出现迅速，过量一般不发生中毒。

7. 水

儿童水的需要量与能量摄入、食物种类、肾功能成熟度、年龄等因素有关。婴儿新陈代谢旺盛，水的需要量相对较多，为 150 mL/（kg·d），以后每 3 岁减少约 25 mL/（kg·d），成人需水量为 40～50 mL/（kg·d）。

8. 膳食纤维

膳食纤维主要来自植物的细胞壁，为不被小肠酶消化的非淀粉多糖。其主要功能为：吸收大肠水分，软化大便，增加大便体积，促进肠蠕动等，并可吸附胆酸，有利于降低血清胆固醇。婴幼儿可从谷类、新鲜蔬菜、水果中获得一定量的膳食纤维。

（二）小儿消化系统功能发育与营养关系

掌握与了解小儿消化系统解剖发育知识非常重要，如吸吮、吞咽的机制、食管运动、肠道运动发育、消化酶的发育水平等，可正确指导家长喂养婴儿，包括喂养的方法、食物的量以及比例等。

1. 消化酶的成熟与宏量营养素的消化、吸收

婴幼儿生长发育快，所需营养物质相对较多，而消化系统发育尚未成熟，胃酸和消化酶分泌少，酶活力偏低，不能适应食物质和量的较大变化。出生时胃蛋白酶活性低，3 个月后逐渐增加，18 个月时达成人水平。生后 1 周胰蛋白酶活性增加，1 个月时已达成人水平。生后几个月小肠上皮细胞渗透性高，有利于母乳中免疫球蛋白吸收，但也增加异体蛋白（如牛奶蛋白、鸡蛋白蛋白）、毒素、微生物以及未完全分解的代谢产物吸收机会，产生过敏或肠道感染。因此，对于婴儿，特别是新生儿，食物的蛋白质应有一定限制。新生儿胰脂肪酶几乎无法测定，吸收脂肪的能力随年龄增加而提高，2～3 岁后达成人水平。母乳的脂肪酶可补偿胰脂酶的不足。0～6 个月婴儿食物中的糖类主要是乳糖，新生儿肠道双糖酶发育好，乳糖吸收较好。由于缺乏淀粉酶，故不宜过早添加淀粉类食物。

2. 与进食技能有关的发育

（1）食物接受的模式发展：婴儿除受先天的甜、酸、苦等基本味觉反射约束外，通过后天学习形成味觉感知。婴儿对能量密度较高的食物和感官好的食物易接受，一旦对能量味觉的指示被开启后再调节摄入是困难的，这可能是肥胖发生的原因之一。儿童对食物接受的模式源于对多种食物刺激的经验和后天食物经历对基础味觉反应的修饰，这说明学习和经历对儿童饮食行为的建立具有重要意义。

（2）挤压反射：新生儿至 3～4 个月婴儿对固体食物出现舌体抬高、舌向前吐出的挤压反射。婴儿最初的这种对固体食物的抵抗可被认为是一种保护性反射，其生理意义是防止吞入固体食物到气管发生窒息，在转乳期用勺添加新的泥状食物时注意尝试 8～10 次才能成功。

（3）咀嚼：吸吮和吞咽是先天就会的生理功能，咀嚼功能发育需要适时的生理刺激，需要后天学习训练。换奶期及时添加泥状食物是促进咀嚼功能发育的适宜刺激，咀嚼发育完善对语言的发育也有直接影响。后天咀嚼行为的学习敏感期在 4～6 个月。有意训练 7 个月左右婴儿咀嚼指状食物、从杯中喝水，9 个月始学用勺自食，1 岁学用杯喝奶，均有利于儿童口腔发育成熟。

二、婴儿喂养

（一）母乳喂养

1. 母乳的成分

母乳是婴儿生理和心理发育的天然最好食物，对婴儿的健康生长发育有不可替代作用。因此要大力提倡母乳喂养（breast feeding）。乳汁成分随乳母产后不同时期差异很大，产后 5 d 以内的乳汁为初乳，

量少，色黄，比重高，脂肪较少，而蛋白质含量特别高，主要为分泌型免疫球蛋白A（sIgA）和乳铁蛋白，还有IgM、IgG和补体成分C3、C4等。维生素A、牛磺酸和矿物质的含量颇丰富，并含有初乳小球（充满脂肪颗粒的巨噬细胞及其他免疫活性细胞），对新生儿的生长发育和抗感染能力十分重要；5~14 d为过渡乳，总量有所增加，脂肪含量最高，乳铁蛋白和溶菌酶仍保持稳定水平，蛋白质与矿物质渐减，而sIgA、IgG、IgM和C3、C4则迅速下降；14 d以后为成熟乳，蛋白质含量更低，但每日泌乳总量多达700~1 000 mL；10个月以后的乳汁为晚乳，总量和营养成分都较少。各期乳汁中乳糖含量变化不大。

2. 母乳喂养的优点

（1）母乳营养丰富，能满足婴儿生后头4~6个月生长所需。各种营养素比例适宜，蛋白质∶脂肪∶糖比例为1∶3∶6，且蛋白质中清蛋白多，酪蛋白少，在胃中形成凝块小；脂肪中含不饱和脂肪酸多，脂肪颗粒小，又含较多溶脂酶，均有利于消化、吸收和利用；人乳中碳水化合物主要是乙型乳糖，能促进双歧杆菌和乳酸杆菌的生长以及钙、镁和氨基酸吸收。人乳pH为3.6，对酸碱的缓冲力小，不影响胃液酸度（胃酸pH0.9~1.6），利于酶发挥作用。含微量元素锌、铜、碘较多，钙磷比例适宜为2∶1，铁含量虽与牛乳相同，但其吸收率却高于牛乳。

（2）母乳可增强婴儿机体的免疫力。母乳内含有抗体及分泌型IgA，可增加肠道黏膜的免疫力并减少过敏反应。母乳含乳铁蛋白，可抑制大肠杆菌生长。此外，母乳还含巨噬细胞、T淋巴细胞、B淋巴细胞、补体、溶菌酶及双歧因子等，可抑制白色念珠菌及大肠杆菌生长。母乳喂养的婴儿1岁内呼吸道、消化道及全身感染发病率远低于人工喂养儿。

（3）母乳量随小儿生长而增加，温度及泌乳速度适宜，新鲜、无细菌污染，直接喂哺简单易行，十分经济。

（4）增进母婴感情，通过对婴儿的触摸、爱抚、微笑和言语促进母婴间的情感交流，对婴儿早期智力开发和今后身心健康发展有重要意义。母亲哺乳时还可密切观察婴儿的情况，及时发现某些疾病。

（5）可刺激母亲子宫收缩，减少产后出血；推迟月经复潮，有利于计划生育；母乳喂养还能减少乳母患乳腺癌和卵巢肿瘤的可能性。

3. 母乳喂养的方法

大多数健康的孕妇都具有哺乳的能力，但真正成功地哺乳则需孕妇身心两方面的准备和积极的措施。

（1）产前准备：保证孕母合理营养及充足的睡眠，树立母乳喂养的信心。孕母在妊娠后期每日用清水（忌用肥皂或酒精之类）擦洗乳头；乳头内陷者用两手拇指从不同角度按捺乳头两侧并向周围牵拉，每日1至数次。

（2）哺乳时间：正常分娩、母婴健康状况良好时，应尽早开奶，一般生后1 h内即可哺乳。提倡母婴同室，并按需喂哺婴儿。

（3）哺乳方法：哺乳前给婴儿换好尿布，掌握正确的喂哺姿势。一般宜采用坐位，抱婴儿斜坐位，其头、肩枕于哺乳侧肘弯，用另一手的示指和拇指轻夹乳晕两旁，将整个乳头和大部分乳晕置入婴儿口中，一般吸空一侧乳房再换另一侧。哺乳完毕将婴儿竖抱，头伏在母亲肩上轻拍背部，以帮助其胃内空气排出，之后宜将婴儿保持右侧卧位，以利胃排空，防止反流或吸入造成窒息。

（4）哺乳后能安静入睡或嬉戏自如，体重按正常速度增长，则表示乳量充足；反之，表示乳量不足。

4. 不宜哺乳的情况

凡是母亲感染HIV、患有慢性肾炎、糖尿病、恶性肿瘤、精神病、癫痫或心功能不全等严重疾病时应停止哺乳。乳母患急性传染病时，可将乳汁挤出，经消毒后哺喂。乙型肝炎的母婴传播主要发生在临产或分娩时，是通过胎盘或血液传递的，因此乙型肝炎病毒携带者并非哺乳的禁忌证。母亲感染结核病，但无临床症状时可继续哺乳。

5. 断离母乳

随着婴儿的生长发育母乳已不能满足需要，应自生后4~6个月开始添加辅食，为完全断离母乳做准备。断离母乳期间应逐渐减少喂哺次数，增加辅食量，并试用奶瓶或杯匙等。一般在1岁左右完全断离母乳，若母乳充足，且不影响其他食物摄入时也可延至1.5～2岁。

（二）部分母乳喂养

母乳不足或因其他原因加用牛乳、羊乳或配方乳补充，即为部分母乳喂养。如母乳喂哺时间不变，每次先哺母乳，将乳房吸空，然后再补充其他乳品，为补授法。如每日用其他乳品代替1至数次母乳喂养，为代授法。部分母乳喂养最好采用补授法，可使婴儿多得母乳。不得已采用代授法时，每日母乳次数最好不少于三次，否则泌乳量会进一步减少，以致最后只能完全采用人工喂养。

（三）人工喂养

4～6个月以内的婴儿由于各种原因不能进行母乳喂养时，完全采用配方奶或其他兽乳喂养者，称人工喂养（bottle feeding）。

牛乳是最常采用的代乳品。但普通牛乳蛋白质含量较人乳高，且以酪蛋白为主，在胃中形成较大的凝块，不易消化；牛乳的氨基酸比例不当，脂肪颗滴大，且缺乏脂肪酶，较难消化；乳糖含量低，主要为甲型乳糖，有利于大肠杆菌的生长；矿物质比人乳多3～3.5倍，增加婴儿肾的溶质负荷，对婴儿肾有潜在的损害；其最大的缺点是缺乏各种免疫因子，故牛乳喂养的婴儿患感染性疾病的机会较多。因此牛乳必须经过改造才能喂养婴儿。

配方奶粉是以牛乳为基础的改造奶制品，使宏量营养素成分尽量接近于人乳，使之适合婴儿的消化能力和肾功能，如降低其酪蛋白、无机盐的含量，添加一些重要的营养素，如乳清蛋白、不饱和脂肪酸、乳糖；强化婴儿生长时所需要的微量营养素如核苷酸、维生素A、维生素D、β-胡萝卜素和微量元素铁、锌等。配方奶是6个月龄以内婴儿的主要营养来源。实际工作中为了正确指导家长或评价婴儿的营养状况，常常需要评估婴儿奶的摄入量。婴儿的体重、RNIs以及奶制品规格是估计婴儿奶量的必备资料。一般市售婴儿配方奶粉100 g供能约2 029 kJ（500 kcal），婴儿能量需要量为397 KJ（95 kcal）/（kg·d），故需要婴儿配方奶粉约20 g/（kg·d）或150 mL/（kg·d）。或用月消耗奶粉量估计日奶量，如月消耗900 g奶粉4听，相当婴儿进食奶量900 mL/d。按规定调配的配方奶蛋白质与矿物质浓度接近人乳，只要奶量适当，总液量亦可满足需要。

（四）婴儿食物转换

婴儿4个月后单靠乳类食品喂养已不能满足生长发育和营养的需要，并且随着乳牙萌出，婴儿的消化、吸收以及代谢功能也日趋完善，因此需及时添加辅食，为断离母乳做准备。

1. 添加辅助食品的原则

添加辅食时应根据婴儿的实际需要和消化系统成熟程度，遵照循序渐进原则进行。①从少到多：使婴儿有一个适应过程。②由稀到稠：即从流质开始到半流质到固体。③由细到粗：如从菜汁到菜泥，乳牙萌出后可试食碎菜。④由一种到多种：习惯一种食物后再加另一种，不能同时添加几种；如出现消化不良应暂停喂该种辅食，待恢复正常后，再从开始量或更小量喂起。⑤婴儿患病时，应暂缓添加新品种。

2. 添加辅食的步骤和方法

添加辅食的步骤和方法见（表1-2）。

表1-2 添加辅食的步骤和方法

月龄	食物性状	添加的辅食	餐数		进食技能
			主餐	辅餐	
4～6个月	泥状食物	菜泥、水果泥、含铁配方米粉	6次奶（断夜间奶）	逐渐加至一次	用勺喂
7～9个月	末状食物	稀（软）饭、烂面菜末、蛋、鱼	4次奶	1餐饭、1次水果	学用杯
10～12个月	碎食物	软饭、碎肉、碎菜、蛋、鱼肉、豆制品、水果	3次奶，1次水果	2餐饭	断奶瓶，手抓食自用勺

三、幼儿营养与膳食安排

（一）幼儿进食特点

1. 饮食的变化

1 岁后由于生长速度减慢，婴幼儿对食物的需要量也随之减少。多数 1 岁小儿已出 6～8 颗牙，具有较好的咀嚼功能，消化酶的活力也较强，因此对食物的形状和品种的需求也日趋多样化。此时期大部分小儿已逐渐过渡到一日三餐加点心的膳食安排。

2. 心理行为影响

幼儿神经心理发育迅速，常表现出对某些食物强烈的喜恶以及自我进食欲望。幼儿有调节进食的能力，能够准确地判断能量的摄入，可能会吃较多的中餐或较少的晚餐，其餐间摄入量的差别可达 40%，但每日的能量摄入比较一致，只有 10% 的变化。家长应尽可能尊重小儿的选择，强迫小儿进食其不喜欢的食物易引起心理逆反而造成厌食。同时小儿自己选的食物和量也常常适合自己的生理需要，使膳食中各种营养素自动达到平衡。

3. 家庭的影响和进食技能发育状况

饮食行为受家庭饮食习惯影响很大，其进食技能发育状况与婴儿期的训练有关。因此家长应言传身教，不偏食、不挑食；应营造宽松愉快的进食环境，专心进食，细嚼慢咽；进食前不吃零食，进食要定时、定量。同时要有意识地训练使用小勺、筷子等，提高进食技能。

（二）幼儿膳食安排

幼儿膳食中各种营养素和能量的摄入需满足该年龄阶段儿童的生理需要。蛋白质每日 40 g 左右，其中优质蛋白（动物性蛋白质和豆类蛋白质）应占总蛋白的 1/3～1/2。蛋白质、脂肪、碳水化合物产能分别约为 8%～15%、30%～35%、50%～60%。但膳食安排需合理，四餐两点为宜。

第三节　儿科病史采集与体格检查

详细的病史采集和全面的体格检查（简称体检）是诊断及治疗疾病过程中的重要手段。儿科病史询问和体格检查在内容、方法及所得材料临床意义的判断等方面与成人相比，有许多不同，掌握这些特点有助于正确地开展儿科临床工作。

一、儿科病史采集的特点

病史采集既反映医师的医疗作风，也反映医师的医疗水平。医务人员要以极端负责的精神和实事求是的态度进行病史采集。

（一）询问方法

小儿往往不能自述病史，常需由家长代述。他们所述的资料是否可靠，与其观察能力、接触小儿的密切程度以及家长受教育程度有关，对此应予注意并在记录中说明。问病历时应注意态度和蔼，语言温和，医生要充分体谅家长因子女患病而引起的焦急心情，并且应给予必要的安慰。一般尽量先让家长详细叙述病情经过，医生耐心听取，不轻易打断，再根据需要加以必要的引导，但切忌以暗示的语气引导家长提供所希望的材料，因这样会导致错误的结论。年龄较大的患儿如能陈述病情，可让他直接补充叙述一些有关病情的细节，但应注意其记忆及表达的准确性，同时也要注意有些患儿因惧怕打针、不愿住院而不肯实说病情，还有些患儿因不肯上学、不愿去幼儿园而说谎症状（如发热、腹痛、头晕等），刚会说话的小儿往往把不痛说成痛，对这些均需加以分析判断。

此外，当病情危急时可先重点询问现病史，最好边体检边询问，以便及时进行抢救。待病情稳定后再详细询问全面病史，切不可为了完成病历而延误治疗。

(二) 询问内容

1. 一般项目

包括姓名、性别、年龄、种族、入院日期、病历陈述者及其可靠性、家长姓名及职业、年龄、住址（包括电话号码）等项。其中年龄一项患儿愈小愈应询问确切。新生儿要求记录到天数，婴儿要求记录到月数，较大儿童记录到几岁几个月。

2. 主诉

主诉即来院诊治的主要原因（症状）及其经过时间，如"发热3 d"、"咳嗽5 d"等。

3. 现病史

现病史为病历的主要部分。应确切地描述各症状的发生、发展情况，轻重程度，以及起病后全身情况的改变、诊断及治疗经过等。应注意以下特点。

（1）对于年幼的患儿，起病时间往往不易弄清，尤其是起病缓慢、症状不明显者，如低热、苍白、黄疸、轻微疼痛、腹内肿物等。上述表现不易被及时发现，故家长陈述的起病时间可能和实际情况出入很大，医生需加以注意。

（2）由于婴幼儿不会诉说自觉症状，因此医生需通过询问家长患儿有无特殊行为或动作间接提示患儿的症状。例如要了解有无头痛，可问"是否用手打头或摇头"；要了解有无剧烈腹痛，可问"有无喜俯卧位、阵发性屈腿、哭闹、打滚"等表现。

（3）小儿一个系统的疾病常表现有几个系统的症状。询问时要善于分清主次，把主要症状问清，也要把伴随症状问全。一般根据主诉先问清一个系统的症状，再问其他有关系统的症状。例如，呼吸道感染，常先后出现发热、流涕、咳嗽、呼吸困难等呼吸系统症状，同时也常出现呕吐、腹泻等消化系统症状，重症病例还可出现神经系统症状。对于主要症状要仔细询问，如症状的特征、变化规律、有无伴随表现等等。因此，询问内容既要有重点，又要全面。凡具有鉴别诊断意义的阳性资料也要询问和记录。

（4）小儿各系统疾病都能影响全身情况（食欲、睡眠、精神状况、体重、体力活动等），而全身情况的改变常能反映病情的轻重。因此，对任何疾病都应详细询问并记录这些情况。

（5）小儿常同时患有几种疾病，且互相影响，需同时或先后加以治疗。例如，患肺炎的婴幼儿可同时伴有营养缺乏症（如佝偻病、营养不良、营养性贫血等），而这些慢性疾病常被家长忽视，因此在询问病史时应予注意。

（6）与现病有密切关系的疾病或诱因应注意询问。例如，血小板减少性紫癜患儿在发病前1~3周如有病毒性感染史，则有助于急性原发性血小板减少性紫癜的诊断。又如，癫痫患儿过去若有颅脑损伤、脑炎或脑膜炎等病史，则有助于病因诊断。

（7）小儿易患传染病，应问清近期传染病接触史，必要时进行隔离观察，这样有助于及时诊断处于潜伏期和发病早期的急性传染病患儿，以便早期做好隔离，避免交叉感染。

4. 个人史

主要包括出生史、喂养史、生长发育史、预防接种史等项。询问时根据不同年龄及不同疾病各有侧重。

（1）出生史：包括胎次、产次、是否足月顺产、出生体重、生后情况（如有无窒息、青紫、Apgar评分）等。这些内容在新生儿可记录在现病史中。必要时应详细询问母亲妊娠，分娩时的情况。

（2）喂养史：婴幼儿以及有营养缺乏症或消化系统疾病者，应详细询问喂养史，包括喂奶的种类和方法，何时添加何种辅食，何时断奶及断奶后食物的种类。年长儿则应了解有无偏食、贪吃、吃零食等不良习惯。

（3）生长发育史：了解病儿以往生长发育情况，重点询问有关体格及精神神经发育的几项重要指标，如何时开始会抬头、独坐、站立、行走、说简单话等，了解目前体格生长指标，如体重、身长（高）增长情况、头围等。对学龄儿童还应了解其学习情况，对智能落后者更应详细询问。

（4）预防接种史：应询问何时接种过何种疫苗及具体次数、接种效果。视患儿的年龄大小将应该接种的疫苗逐项询问。

5. 既往史

应重点询问以下内容。

（1）了解出生后到现在主要患过何种疾病，特别是与现患疾病有密切关系的疾病。如现病主诉为过敏性疾病，应问过去有无类似发作史；现病有高热、抽风症状，应问清过去有无高热惊厥史等。

（2）急性传染病史：应问清何时患过何种传染病，并按顺序记录其患病经过和并发症。有些传染病可获长期免疫，这对现病的诊断很有帮助。例如，过去曾患过麻疹，现虽有发热、出疹等症状，一般不必再考虑麻疹的诊断。

（3）药物过敏史：问清何时对何种药物过敏及具体表现，以便决定药物的选择，避免过敏的再次发生。

6. 家族史

询问家庭成员的年龄及健康状况。如某成员已死亡，应记录当时年龄及死亡原因。询问父母是否近亲结婚，有无家族性或遗传性疾病的历史。同时应询问有无同患儿类似的病史。

7. 社会史

社会史包括父母的职业、经济情况、居住环境和条件等。

二、小儿体格检查的特点

（一）一般注意事项

（1）尽量取得患儿合作，与患儿建立良好的关系。要善于接近患儿，尤其对婴幼儿在开始检查前应先与其交谈几句，或用玩具、听诊器等哄逗片刻，以"真听话、真乖"等话语表扬、鼓励患儿，解除其恐惧心理及紧张情绪，使之勇于接受检查。

（2）检查时的患儿体位不应统一要求，可因年龄大小而不同。婴幼儿可让家长抱着检查，有些怕陌生的孩子在看不见医生时尚安静，可让家长直抱小儿伏在肩上，医生从其背后进行检查。

（3）检查室要光线充足，室温适宜，冬天要有保暖设备，以便检查时尽量暴露检查部位，避免漏检重要体征。检查中应尽量减少不良刺激，手和用具要温暖，手法要轻柔，动作要快。

（4）应注意隔离保护。检查前应洗手，对于早产儿及免疫力低下的患儿还要戴口罩。室温较低时仅暴露正在检查的部位，且不宜过久，随时注意穿衣、盖被，以免使小儿着凉。在体格检查时，对婴幼儿尚需注意预防意外，务必于离开小儿前拉好床栏，以防小儿坠地。检查用具（如压舌板、叩诊锤等）应随手拿走，以免伤及小儿。

（5）检查顺序：应视小儿病情、当时情绪及配合情况灵活掌握。原则上是将容易受哭闹影响的项目趁小儿安静时最先检查，如数呼吸、脉搏、心脏听诊、腹部触诊等，而皮肤、淋巴结、骨骼等项无论哭闹与否随时均能检查。对小儿刺激较大的项目如口腔、咽部、眼部检查应放在最后进行。

（二）各项检查方法

1. 一般外表

与小儿刚一见面，即应开始观察，尤其是当小儿尚未注意时（如与家长谈话或洗手时）观察所见更为可靠。望诊的内容包括营养发育情况、体位、精神状态（灵活、呆滞、安静、烦躁、清醒、嗜睡、昏迷等）、呼吸（呼吸类型、速度、节律、深浅）、哭声强弱、有无发绀、脱水或水肿、反应情况等。根据这些可大致判断小儿精神神志状况、病情轻重等，对诊断很有帮助。

2. 一般测量

一般测量包括体温、呼吸、脉搏、体重、身长、头围、胸围、腹围等项，可根据年龄、病情选测必要的项目。

（1）体温。常用的方法有 3 种。①口表：仅适用于能配合的年长儿童。②腋表：试法简单，易为小儿接受。试表时间不应少于 5 min，较胖婴儿也可于腹股沟处试表。③肛表：较准确，且需时较短，但对小儿有一定刺激，并需注意清洁消毒问题。正常小儿的体温腋表约为 36～37℃，肛表约为 36.5～37.5℃。体温差别除与试表方法有关外，还与小儿的年龄、活动量、饮食水、穿衣多少及外界温度等有关。年龄愈小体温相对较高些。一日间的体温波动在年龄较大者较为明显，1个月时一日间约0.25℃，6个月时约0.5℃，3岁后约为1℃。

（2）呼吸脉搏（表1-3）：因活动、哭闹、兴奋时均可影响结果，应在小儿安静时测量。小儿年龄愈小，呼吸、脉搏愈快。检查脉搏时应注意脉搏次数、节律、血管充盈度和紧张度。

（3）血压：不同年龄小儿因上臂长度不同，所用血压计袖带宽度不一样，袖带宽度应为上臂长度的2/3。袖带过宽时测得值较实际为低，过窄则较实际为高。一般而言，小儿年龄愈小则血压愈低。不同年龄小儿血压的正常值可用如下公式大致推算。

表1-3 各年龄小儿呼吸、脉搏次数（每分钟）

年龄	呼吸	脉搏	呼吸:脉搏
新生儿	40～45	120～140	1:3
1岁以下	30～40	110～130	1:(3～4)
2～3岁	25～30	100～120	1:(3～4)
4～7岁	20～25	80～100	1:4
8～14岁	18～20	70～90	1:4

$$收缩压（mmHg）= 80 + （年龄 \times 2）$$
$$舒张压 = 收缩压 \times 2/3$$

（注：血压的法定单位以kPa值表示。mmHg与kPa的换算公式为：1 mmHg = 0.133 322 kPa）

小婴儿和新生儿可用监听式超声波多普勒（Doppler）诊断仪测量。无条件时可用较简易的潮红法测量。方法是：使小儿仰卧，将血压计袖带松绑在手腕上部，紧握袖带远端的手（手掌和手背）使之发白，迅速打气到10.67 kPa（80 mmHg）以上，移去局部握压。徐徐放气，当受压处皮肤由白转红时，血压计上的读数即为收缩压的近似值（介于听诊法测得的收缩压与舒张压之间）。对于患有先天性心脏病的小儿，应注意测量四肢的血压。测下肢血压时，将袖带绑在踝上部，方法同上。

3. 皮肤及皮下组织

望诊应尽可能在明亮的自然光线下进行。注意观察皮肤颜色（苍白、红润、青紫、黄疸等）、色素沉着、脱屑、皮疹、瘀点或出血点、发绀、瘢痕、干燥、角化、温度、弹性、皮下脂肪、毛发等。

4. 淋巴结检查

头颈部、枕部、耳后、腋窝、腹股沟等处浅层淋巴结的数量、大小、硬度、红热、压痛、活动性及其与周围组织的关系。正常小儿在颈部、腋窝、腹股沟等处可摸到单个、质软的淋巴结，不超过黄豆大小，可移动，无粘连，无压痛。

5. 头部

（1）头颅及面部：应观察头颅有无畸形。小婴儿应触摸颅骨有无缺损和软化。婴幼儿注意检查前囟门是否关闭，并测量其大小（量对边中点间的距离），注意其紧张度，是否膨隆或凹陷。此外，视不同年龄和病情注意有无肿块。

（2）眼、耳、鼻：注意眼睑有无肿胀，眼球有无突出、斜视及震颤，结膜有无充血、分泌物、干燥斑（见于维生素A缺乏症）、疱性结膜炎（见于结核病）及角膜混浊或溃疡等。检查瞳孔大小、形状及对光反应。耳部应检查外耳道有无分泌物（性质、颜色、气味），注意乳突是否有压痛，提拉耳郭是否引起啼哭，必要时应用耳镜检查鼓膜。鼻部检查注意有无鼻翼扇动、分泌物性质、鼻黏膜情况等。

（3）口腔：由外向内检查。观察唇色是否苍白、发绀，口角有无疱疹、糜烂，颊黏膜有无充血、溃疡、黏膜斑、鹅口疮等，牙的数目及有无龋齿，牙龈有无感染。小儿鼻阻时常张口呼吸，致使唇舌干燥，应与脱水相鉴别。哺乳儿可有乳白苔，糖果、药物可使舌苔染色，需与病苔鉴别。最后检查咽部。检查者用一只手将小儿头部固定，使之面对光线，同时由家长或助手固定小儿双手，另一手持压舌板压到舌根部使小儿反射性地张嘴，利用此短暂时间观察咽部，注意有无充血、溃疡，同时注意扁桃体大小，有无充血、伪膜、渗出物等。

6. 颈部

注意是否强直，有无淋巴结或甲状腺肿大，颈静脉充盈及搏动情况，甲状腺及气管位置。

7. 胸部

（1）胸廓：注意有无鸡胸、肋骨串珠、郝氏沟（Harrison沟）、肋缘外翻等佝偻病表现。注意左右胸廓是否对称，有无心前区膨隆（提示心脏长期扩大）或肋间隙饱满、凹陷、增宽、变窄及其他畸形（如漏斗胸、桶状胸等）。

（2）肺：望诊包括呼吸频率、节律、深度的改变以及有无呼吸困难的表现。触诊主要检查触觉语颤是否正常，可让小儿说话或在小儿啼哭时进行触诊。叩诊时需注意以下两点：①用力要轻，一般常用直接叩诊法，即用1、2个手指直接叩打胸壁。②叩诊声音较成人"清"，判断结果时需对比两侧相应部位（注意体位要对称）。听诊要注意以下特点：①婴幼儿因胸壁较薄，呼吸音较成人响，且呼气音能明显听到，很像成人的支气管肺泡呼吸音，不要误认为异常。②小儿啼哭可影响听诊，可趁哭后深吸气时注意听诊。

（3）心脏。望诊：①心前区是否膨隆。②心尖搏动的强弱、部位及范围（一般不超过2～3 cm），肥胖婴幼儿不易看到。触诊：①心尖冲动的位置。婴幼儿大都在第4、5肋间乳线内，少数及新生儿可在乳线外。②有无震颤及其发生的时间（收缩期、舒张期或连续性）和部位（尤应注意触摸胸骨左缘，因先天性心脏病的震颤多于此部位触到）。叩诊的目的是叩心界大小（表1-4）。叩诊时应注意：①用力要轻，可用一个手指直接叩诊。如用力过重，则声音变化不易听清，所测心界往往比实际为小。②小儿一般只叩左右界。叩心左界时应在心尖冲动点水平自左向右叩，听到轻度浊音改变即为左界，以左乳线为标准记录在外或内几厘米或在乳线上；叩右界时应在肝浊音界上一肋间的水平自右向左叩，有浊音改变时即为右界。③在判断检查结果的意义时需结合年龄特点。心脏听诊应注意以下特点：①宜趁小儿安静时听诊。②特别注意在胸骨左缘听诊，因先天性心脏病的杂音多在此区最明显。③小儿胸壁较薄，故心音较成人响。小婴儿心尖部第一音和第二音的响度几乎相等。除此年龄外，心尖部第一音均比第二音响。心底部第二音总是比第一音响。小儿年龄阶段肺动脉瓣区第二音（P2）常比主动脉瓣区第二音（A2）响。学龄前期及学龄期小儿常于肺动脉瓣区或心尖部听到功能性收缩期杂音，也可有窦性心律不齐。

表1-4　小儿各年龄的心界　胸骨旁线即胸骨线与乳线之间的中线

年龄	左界	右界
1岁以内	左乳线1～2 cm	沿右胸骨旁线
2～5岁	左乳线外1 cm	右胸骨旁线与右胸骨线之间
5～12岁	左乳线，上或乳线内0.5～1 cm	右胸骨线

8. 腹部

（1）检查项目：除一般内科学要求的项目外，在新生儿还应检查脐部，观察有无出血、炎症、渗出物或脐疝等。

（2）检查方法：①小儿哭闹时影响腹部触诊，故触诊应在小儿安静或在婴儿哺乳时进行。实在不能制止哭闹时可趁吸气时的短暂时间进行触诊。②检查者的手应温暖，手法轻柔，以避免因刺激引起哭闹。③检查有无压痛时主要看小儿表情反应。

（3）判断结果时应注意年龄特点：①新生儿因腹壁薄，正常时亦可有肠型及肠蠕动波。②婴儿期仰卧时腹部可高于胸部。③正常婴幼儿肝可在肋缘下1～2 cm触及，柔软而无压痛。6～7岁后即不应摸到。在婴儿期偶可摸到脾边缘。

9. 脊柱及四肢

注意有无畸形、各关节有无红肿、运动受限及躯干四肢比例失调等。

10. 肛门及外生殖器

注意有无畸形（如先天性肛门闭锁、尿道下裂、假两性畸形等）、女孩阴道有无分泌物、畸形，男孩有无隐睾、鞘膜积液、包皮过紧，腹股沟有无疝等。

11. 神经系统

根据年龄、病种选做必要的检查。

（1）一般情况：观察小儿的神志、精神状况、面部表情、动作语言发育、有无异常行为等。

（2）脑膜刺激征：包括颈强直（或颈抵抗）、克氏（Kernig）征及布氏（Brudzinski）征。在婴幼儿不易一次检查准确，有时需反复多次检查才能肯定阳性结果。正常小婴儿由于生理性屈肌紧张，克氏征可阳性，布氏征在头几个月也可阳性，应结合其他检查确定诊断。

（3）神经反射：除根据病情选做一般内科要求的项目外，在新生儿及小婴儿有时需检查该年龄时期一些特有的神经反射，如吸吮反射、握持反射、拥抱反射等。小婴儿的提睾反射、腹壁反射均较弱或引不出，而面神经征可为阳性；在生后数周内跟腱反射也可亢进，可有短时间的踝阵挛；两岁以下小儿巴氏（Babinski）征可为阳性。因此，在解释检查结果的意义时应注意年龄特点。在进行上述检查时，应注意两侧对称进行。

第二章
新生儿遗传代谢病诊断

第一节 新生儿遗传性疾病基因检测技术概述

遗传性疾病是由于遗传物质改变导致的疾病,其基因检测主要是指针对人类染色体、DNA、RNA 和(或)基因产物等进行分析,对于遗传性疾病(特别是可治疗的新生儿遗传性疾病)的早期诊断、早期干预、遗传咨询和优生指导具有重要意义。目前,遗传性疾病的临床诊断技术主要包括细胞遗传学和分子遗传学两大类,前者最常见的是染色体核型分析技术,此后又发展了荧光原位杂交(fluorescent in situ hybridization,FISH)技术;后者则以聚合酶链反应(polymerase chain reaction,PCR)技术为基础先后发展了实时荧光 PCR(real-timePCR)、多色探针熔解曲线分析(multicolor melting curve analysis,MMCA)、多重连接探针扩增技术(mutiplex ligation-dependent probe amplification,MLPA),随后由于测序及杂交技术,包括 Sanger 测序、焦磷酸测序、高通量测序、基因芯片和时间飞行质谱生物芯片系统(sequenom mass,ARRAY)等的发展,遗传学检测技术的分析能力经历了从定性到定量,从低通量到高通量的不断提升,因而遗传性疾病的诊断水平得以极大程度的提高。

一、染色体核型分析技术

(一)技术原理

染色体核型分析以体细胞分裂中期染色体为研究对象,根据染色体的长度、着丝点位置、臂比、随体的有无等特征,并借助染色体分带技术对某一生物的染色体进行分析、比较、排序和编号。该技术可用于多种不同类型样本的分析,如外周血或骨髓,羊水或绒毛等胎儿附属物。

(二)临床应用

染色体核型分析技术是最经典的、最常见的细胞遗传学检测手段,临床上主要应用于以下两个方面。

1. 辅助诊断染色体病

正常人的体细胞染色体数目为 46 条,染色体数目和结构的异常改变可导致染色体病。通过染色体核型分析可辅助诊断染色体数目异常和较大片段结构所致的疾病。临床上主要表现为先天性多发畸形、智力低下、生长发育迟缓,内分泌代谢和免疫功能异常等,包括:常染色体数目异常,如 21- 三体综合征(Down sydrome,也叫唐氏综合征)、13- 三体综合征和 18- 三体综合征等;性染色体数目异常,如 Klinefelter syndrome(患儿核型为 47,XXY)和 Turner 综合征(患儿核型为 45,X)等;以及染色体结构异常包括染色体异位、倒位、缺失、重复和环状染色体等。

2. 产前诊断和不明原因流产

对羊水、绒毛和脐带血进行染色体核型分析可以早期识别胎儿的染色体异常,是目前染色体病产前诊断的金标准，有助于出生缺陷患儿的早期干预。对流产组织进行染色体核型分析，有助于识别由遗传缺陷所致的流产，产前诊断部分，在此不做详述。

二、荧光原位杂交技术

（一）技术原理

荧光原位杂交技术（fluorescent in situ hybridization，FISH）是将直接与荧光素结合的寡聚核苷酸探针或采用间接法用生物素、地高辛等标记的寡聚核苷酸探针与变性后的染色体、细胞或组织中的核酸按照碱基互补配对原则进行杂交，然后在荧光显微镜下显影，对待测 DNA 进行定性、定量或相对定位分析。FISH 技术可用于中期染色体及间期细胞的分析，亦可用于新鲜、冷冻或石蜡包埋标本以及穿刺物和脱落细胞等多种物质的检测。

（二）临床应用

1. 辅助诊断染色体病

根据目的基因设计特异 FISH 探针可辅助诊断多种染色体病，如染色体重复、缺失、异位和倒位等。与染色体核型分析技术相比，FISH 具有如下优势。

（1）技术操作简便、快速，不需要培养就可以对分裂间期细胞进行检测，且可用于分析的细胞数目远远大于染色体核型分析的数目。

（2）不仅可用于分裂期细胞染色体数量或结构改变的研究，而且还可用于间期细胞染色体数量及基因改变的研究。

（3）可同时检测几种不同探针，简单直观。

（4）探针能较长时间保存。因此，该技术特别适用于一些不能用于染色体核型分析的样本。

2. 确定异常染色体的来源

对于采用染色体核型分析难以归类的染色体重排、环状染色体、双随体双着丝粒的额外小染色体、染色体附加片段等，可应用 FISH 技术确定异常染色体的来源。临床最广泛应用于儿童白血病诊断，如 bcr/abl 易位 DNA 探针，采用地高辛标记于 22 号染色体上的 bcr 基因，用生物素标记位于 9 号染色体上的 abl 基因，然后用红绿二种不同颜色的荧光素检测，可用于检测由染色体易位 t（9；22）（q34；q11）而引起 bcr 和 abl 基因的融合，有助于儿童急性淋巴细胞白血病的诊断。

3. 基因定位

利用特异 FISH 探针与分裂中期细胞 DNA 进行原位杂交不仅可以定位某一基因或特定 DNA 片段在染色体上的位置，还可以根据不同颜色杂交位点的相互位置确定两种或两种以上的基因在染色体上的排列次序。如采用 FISH 技术检测 Y 染色体上的性别决定区基因（sex determining region Y，SRY），不仅可以早期识别两性畸形，还可以分析基因重排（包括易位和缺失等）以及异常的性别分化，有助于两性畸形的早期诊断和合理治疗。

4. 产前诊断

尽管传统的染色体核型分析依然是产前诊断最主要的方法，但该方法具有耗时长，技术难度大，易受培养条件影响等不足。而 FISH 技术可直接检测未经羊水或绒毛培养的分裂间期细胞，具有快速、简便和特异的特点，可作为一种快速产前诊断方法，目前临床上主要用于 13、18、21、X、Y 染色体数目异常的诊断。

三、PCR 及相关技术

PCR 技术是一项革命性的分子生物学技术，该技术由 K.Mullis 于 1983 年发明，用于体外扩增目的 DNA 片段，很快发展成生命科学研究不可或缺的手段，并不断衍生出各种 PCR 技术，包括反转录 PCR、反向 PCR、巢式 PCR、原位 PCR、多重 PCR、多重等位基因 PCR、不对称 PCR、锚定 PCR、长片段 PCR、荧光定量 PCR 等。现就临床应用最为广泛的 Real-time PCR、MMCA 为例。

（一）Real-time PCR 技术

由 R.Higuchi 于 1993 年首次报道，1996 年美国 Applied Biosystems 公司将该技术商业化。目前，Real-timePCR 技术已成为一种高效、快速、灵敏、准确的检测方法，并广泛应用于临床实验室，服务于各种疾病的诊断。

1. 技术原理

通过荧光染料或荧光标记的特异度探针，在 PCR 过程中实时检测荧光变化，获得 PCR 动力学曲线，以此待测样品的初始模板进行定性和定量分析，可分为荧光嵌入染料型和荧光探针型两种。

荧光嵌入染料型是利用双链 DNA 嵌合染料（如溴化乙啶、SYBR Creen I、LCGreen 等）来指示扩增产物的变化。由于荧光染料可以嵌合双链 DNA 而发出荧光，具有通用性好的优点，但因其易受非特异产物和引物二聚体干扰，可能出现假阳性结果，因而特异度较低。

荧光探针型实时 PCR 是利用与靶序列特异杂交的探针来指示扩增产物的变化。荧光探针的类型包括 TaqMan 探针、分子信标、相邻杂交探针、置换探针等。这些探针基本上都是利用荧光共振能量转移或者基态荧光淬灭原理，来指示与靶序列杂交前后荧光信号的变化。荧光探针亦可通过标记不同荧光基团，实现多种靶序列的同时检测。

与传统 PCR 相比，Real-time PCR 具有以下优点。

（1）特异度强，荧光探针与靶序列互补杂交提高了检测的特异度。

（2）全封闭反应和检测，无须 PCR 后处理，极大程度地减少了模板污染和假阳性结果。

（3）采用对数期分析，摒弃终点分析法，可实现真正意义上的定量。

（4）在线实时监测，结果客观直观，避免人为判断。

（5）操作简单、安全、快速，自动化程度高。

（6）使用 96 孔或 384 孔实时 PCR 仪可实现高通量检测。

2. 临床应用

在遗传性疾病检测领域，Real-time PCR 主要用于少数已知特定突变的检测，其应用远不如在感染性疾病诊断和肿瘤领域，这是由于遗传性疾病所涉及的检测对象多为序列变异，而不是感染性疾病的靶基因检测或肿瘤体细胞的特定突变检测。同时，遗传性疾病绝大多数都由多个基因位点的核酸变异所致，而实时荧光 PCR 因受到仪器检测通道的限制，每个反应所能检测的变异位点数目十分有限。例如，一个四通道的实时荧光 PCR 仪，可允许单个反应使用四种不同荧光标记的探针，每个探针检测一个等位基因型，四种探针只能检测四个等位基因型，也就是两个变异位点，这就极大地限制了 Real-time PCR 的临床应用。

但值得关注的是，Real-time PCR 法用于检测干滤纸血斑 T 淋巴细胞受体切割环（T-cell receptor excision circles，TRECs）含量，已成为美国及欧美等国家新生儿重症联合免疫筛查的常规方法，美国 CDC 已将此项目纳入新生儿疾病筛查室间质量评价体系。

（二）多色探针熔解曲线分析（MMCA）

1. 技术原理

采用不同荧光标记的自淬灭探针，在 PCR 完成后，检测荧光强度随温度的变化，获得探针与靶序列杂交的熔点，即 Tm 值，根据 Tm 值差异，判断突变的有无及突变类型。不同荧光标记的探针亦可检测不同位点的突变情况，因此，MMCA 是一种多重多位点突变检测技术。

MMCA 技术不仅具有实时 PCR 的多个优点，如操作简便、全程闭管、降低扩增产物污染及结果判断直观等，还具有以下优点。

（1）检测位点数目多。MMCA 可将荧光通道与熔点温度结合起来，提高突变位点的检测数，采用多个不同荧光标记的探针，并配合不同的熔点设计，使 MMCA 单管检测的突变数目可以达到标准实时荧光 PCR 检测的数倍以上。

（2）检测突变类型多。理论上，MMCA 适用于任何序列变异的检测。目前，MMCA 已成功用于点突变、缺失等的检测。

（3）重复性好，结果准确。MMCA检测的是突变发生后探针与靶序列的熔点变化，该熔点决定于二者结合的自由能，是一个理论上客观存在且可预测的数值。因此，相同条件下，检测结果具有高度的一致性，重复性高，检测结果准确。

（4）成本低。与实时荧光PCR相比，MMCA试剂组成与其基本相同，成本主要是荧光探针。对于一个突变位点来说，实时荧光PCR需要两条不同标记的荧光探针，即突变型特异探针和野生型特异探针，而MMCA只需一条探针，因而在检测相同数目突变位点的情况下，MMCA所需荧光探针数目要少于实时荧光PCR，因此成本更低。

2. 临床应用

（1）基因分型：MMCA可以利用探针覆盖区熔点的变化，实现对突变的野生型、纯合突变和杂合突变的识别。由于不同突变所致的熔点存在差异，一条20～30个碱基长度的探针通常可以对其覆盖区的多个突变进行分型而彼此互不干扰。因此，MMCA特别适用于检测由多个基因位点突变所致的遗传性疾病。一般情况下，MMCA可用于检测突变数目在50个以内的情况，目前已用于G6PD、地中海贫血、遗传性耳聋、苯丙酮尿症等遗传性疾病的辅助诊断。

（2）缺失检测：对于多个片段缺失的检测，MMCA可将每一个片段赋予一个特定的熔点和荧光检测通道，当某一片段缺失时，对应的熔点和荧光检测通道的熔解峰就会消失，从而判断某一片段缺失的发生。目前，MMCA已用于α-地中海贫血基因缺失、Y-染色体微缺失等的检测。

（3）随机突变筛查：MMCA可采用多个探针头尾相接的方式覆盖待测靶序列，以检测靶序列内有无突变发生。MMCA在突变筛查方面不受突变类型的影响，具有较其他方法更高的灵敏度，适合随机突变的检测。

四、多重连接探针扩增技术

多重连接探针扩增技术（MIPA）由Schouten于2002年首次报道，是一种针对待测核酸序列的定性和半定量分析技术。

（一）技术原理

探针和靶序列DNA进行杂交，经过连接、PCR扩增，毛细管电泳后，可以与45个目标序列分离，进一步比较分析目的序列的相对拷贝数。

MLPA技术要点在于探针的设计。每个MLPA探针包括两个荧光标记的寡核苷酸片段，一个由化学合成，另一个由M13噬菌体衍生法制备；同时每个探针均包括一段引物序列和一段特异度序列。在MLPA反应中，两个寡核苷酸片段都与靶序列进行杂交，之后使用连接酶连接两部分探针。只有当两个探针与靶序列完全杂交，即靶序列与探针特异度序列完全互补，连接酶才能将两段探针连接成一条完整的核酸单链；反之，如果靶序列与探针序列不完全互补，即使只有一个碱基的差别，就会导致杂交不完全，使连接反应无法进行。只有当连接反应完成，才能进行随后的PCR扩增并收集到相应探针的扩增峰，如果检测的靶序列发生点突变或缺失、扩增突变，那么相应探针的扩增峰便会缺失、降低或增加，因此，根据扩增峰的改变就可判断靶序列是否有拷贝数的异常或点突变存在。

MLPA结合了DNA探针杂交和PCR技术，具有以下优点。

（1）特异度高不仅可用于拷贝数变异的检测，亦可用于检测点突变。

（2）灵敏可以检测染色体核型分析、FISH以及Southern杂交检测不到的小片段重复或者缺失。

（3）通量高一次反应可以检测45个靶序列拷贝数的改变。

（4）快速一次实验可以在24 h内完成。

（5）简便不同的试剂盒操作基本相同，简便易学。

（二）临床应用

主要用于较大片段基因组拷贝数改变的检测，例如基因外显子的缺失或重复、染色体非整倍体、染色体微缺失/微重复等，也可用于已知SNP或者单碱基突变的分析。目前有基于此方法的200余种商品化试剂盒提供。

1. 基因外显子的缺失/重复检测

MLPA 是检测外显子缺失/重复的最佳方法之一。目前商品化的 MLPA 检测试剂盒已用于 DMD、SMA 等遗传性疾病的诊断。

2. 染色体微缺失/微重复综合征（包括亚端粒缺失综合征）检测

目前几乎所有已明确的染色体微缺失/微重复综合征都可以通过 MLPA 技术检测。如猫叫综合征（5p 缺失）、DiGeorge 综合征（22q11 缺失）、Wolf-Hirschhorn 综合征（4p16.3 缺失）、Smith-Magenis 综合征（17p11.2 缺失）、1q21.1 微缺失综合征、Sotos 综合征（5q35 缺失或重复），以及亚端粒缺失的筛查和辅助诊断等。

3. 甲基化修饰检测

目前，甲基化特异度的 MLPA 试剂盒已用于 PWS/AS 综合征的辅助诊断。PWS 和 AS 都是由染色体 15q11-13 缺失或同源二倍体所致。如果是父源性染色体 15q11-13 缺失或母源性同源二倍体则引起 PWS，如果是母源性染色体 15q11-13 缺失或父源性同源二倍体则引起 AS。在人类，父源 15q11-13 区域存在非甲基化的 SNRPN 印迹基因，母源性 15q11-13 区域存在完全甲基化的 SNRPN 印迹基因。甲基化特异度 MLPA 试剂盒可以分析 CpG 岛的甲基化状态，从而区别 PWS 和 AS。此外，MLPA 技术可分析 FMR1 和 AFF2 基因启动子区甲基化状态，用于脆性 X 染色体综合征的辅助诊断。

4. 染色体非整倍体分析

MLPA 亦可用于染色体病的产前诊断，具有不需要细胞培养、不需要活细胞、基因组 DNA 用量相对较小等优点，目前主要针对 13、18、21、X 和 Y 染色体的拷贝数分析，是一种快速有效的染色体非整倍体诊断技术。

（三）MLPA 技术临床应用的注意事项

1. MLPA 主要检测

较大片段的重复/缺失，不能检测染色体的平衡易位，不适合检测未知的点突变类型，亦不能用于单个细胞的检测。

在用于临床检测之前必需首先确定疑似疾病的遗传特征、所购试剂盒的检测范围，才能够正确理解检测结果，形成准确描述的检测报告。如 MLPA 对于脆性 X 染色体综合征的辅助诊断仅限于男性 FMRI 和 AFF2 基因启动子区甲基化检测，不能用于最常见的 FMR1 基因 CGG/GCC 序列重复次数的测定；MLPA 仅可用于分析 13、18、21、X 和 Y 染色体的拷贝数、不能检测其结构改变、亦不能检测低于一定比例的非整倍体嵌合体。

2. MLPA 检测结果

取决于待测样本与正常对照样本的相对比较，因此，要求每次实验设置对照样本，起始基因组 DNA 的质/量以及实验操作流程尽可能一致，同时，要注意避免交叉污染。

3. MLPA 技术具有高度的特异性和稳定性

其检测结果一般不需要进一步验证，但特殊情况或者非常见检测结果的判断仍需谨慎。部分基因，如 DMD，每个外显子仅设计有一对探针，如果出现单个外显子缺失，建议使用不同方法进行验证。此外，在产前诊断中，需要考虑到胎儿组织中母体细胞污染可能对结果的影响，对于男性胎儿性染色体异常、嵌合体胎儿、携带者胎儿的判断往往需要其他方法的验证。

五、基因芯片技术

（一）技术原理

基因芯片又称 DNA 芯片（DNA chip）或 DNA 微阵列（DNA microarray），采用原位合成或显微点样等技术将大量特定序列的探针分子密集、有序地固定于经过相应处理的玻片、硅片、硝酸纤维素膜等载体上，然后与标记的样品 DNA/RNA 进行碱基配对杂交，通过杂交信号的强弱及分布来检测目的分子的有无、数量及序列，从而获得受检样品的遗传信息。

其工作原理与经典核酸分子杂交，如 Southern 和 Northern 印迹杂交一致，均是应用已知核酸序列与靶序列互补杂交，根据杂交信号进行定性与定量分析。经典杂交方法固定的是靶序列，而基因芯片技术固定的是探针，因此基因芯片可以被认为是一种反向杂交。基因芯片技术能够同时平行分析数万个基因，进行高通量筛选与检测分析，克服了传统核酸分子杂交技术操作复杂、自动化程度低、检测位点数目少等不足，具有高通量、大规模、集成化、平行性、微型化和自动化等优势。

根据设计原理不同，基因芯片主要有两类。

1. 比较基因组杂交芯片（array-based comparative genomic hybridization，aCGH）基本原理

aCGH基本原理是将待测样本DNA与正常对照样本DNA分别用不同荧光标记，通过与芯片上固定探针竞争性杂交获得定量的拷贝数检测结果。

2. 单核苷酸多态性微阵列芯片（single nucleotide polymorphisms array，SNP array）基本原理

SNP array基本原理是将探针连接在微珠上，之后将携带探针的微珠随机黏附在芯片上，待测样本DNA和探针进行杂交及单碱基延伸，荧光信号扫描，进而分析待测样本CNV及基因型，该类芯片在分析待测样本时不需要设置正常对照。

aCGH能够准确检出CNV，而SNParray除了能够检出CNV外，还能检测出大多数的单亲二倍体和一定比例的嵌合体。随着技术的不断优化和改进，同时涵盖CNV和SNP的芯片，具备明显优势，极大程度上改善了检测的灵敏度、特异度和可靠性。

（二）临床应用

1. 遗传性疾病的诊断

自2010年10月美国医学遗传学会（American college of medical genetics and genomics，ACMG）专家委员会发布染色体基因组芯片（chromosome microarray analysis，CMA）指南后，CMA技术逐步推广应用，目前，该技术已成为欧美国家临床遗传性疾病诊断工具之一。尤其是2014年美国食品药品管理局首次批准Affymetrix CytoScan Dx芯片应用于临床检测，为实现基因芯片技术的临床应用提供了标准化产品。

（1）CMA用于临床遗传性疾病诊断的适应证。建议将CMA作为如下三种疾病的一线检测手段，包括：①不明原因的智力落后和或发育迟缓；②非已知综合征的多发畸形；③自闭症谱系障碍。亦有临床研究支持将身材矮小、肥胖、语言发育延迟、癫痫及其他精神神经发育障碍等作为临床应用适应证。若根据临床评估可能为单基因或多基因点突变为主的疾病时，CMA不应作为首选检测方法。

（2）CMA检测的优点：①可在全基因组范围内同时检测多种染色体不平衡导致的遗传病；②可同时检测染色体缺失和重复，能比较准确、客观地界定CNV区间及大小，而不像染色体核型分析需要依赖对区带强度的主观观察和判断，且无须进行细胞培养，分辨率较核型分析高出近千倍，几乎可用于任何组织的DNA分析；③利用SNParray技术可同时检测杂合性缺失和>10%比例的嵌合体。

（3）CMA检测的局限性：不能检测染色体平衡易位、倒位和复杂性重排，不能检测点突变和小片段插入，不能检测出低比例（<100%）嵌合体，可能检出临床意义不明的CNV。

2. 产前诊断

aCGH和SNParray技术在欧美国家已广泛用于产前遗传病检测，其分辨率高，能检测到很小范围的基因扩增和缺失，同时可经计算机软件识别每条染色体，克服了需要经验丰富的人员识别染色体的限制，为促进染色体遗传病的快速筛查与诊断提供了理想的技术手段。

3. 其他

基因芯片技术已应用于病原微生物的诊断与分型，肿瘤相关基因突变的检测，抗肿瘤候选药物筛选，药物安全性评价等领域。

4. 注意事项

基因芯片技术无法检出芯片探针未覆盖区域的CNV，且目前不能检测低于探针覆盖和检测能力以下的重复和缺失、基因表达异常和甲基化异常等。

六、Sanger 测序技术

1975 年由 Frederick Sanger 首次发现，Sanger 测序技术是一项具有划时代意义的 DNA 序列分析技术，同时也是人类基因组计划等研究得以实施的关键支撑技术之一。

（一）技术原理

根据核苷酸在某一固定的点开始，随机在某一个特定的碱基处终止，并且在每个碱基后面进行荧光标记，产生以 A、T、C、G 结束的四组不同长度的一系列核苷酸，然后在尿素变性的 PAGE 胶上电泳进行检测，从而获得可见的 DNA 碱基序列。每一次序列测定由一套四个单独的反应构成，每个反应含有所有四种脱氧核苷酸三磷酸（dNTP），并混入限量的一种不同的双脱氧核苷三磷酸（ddNTP）。由于 ddNTP 缺乏延伸所需要的 3-OH 基团，使延长的寡聚核苷酸选择性地在 G、A、T 或 C 处终止。终止点由反应中相应的 ddNTP 而定。每一种 dNTPs 和 ddNTPs 的相对浓度可以调整，使反应得到一组长几个至千以上个，相差一个碱基一片段。它们具有共同的起始点，但终止在不同的核苷酸上，可通过高分辨率变性凝胶电泳分离大小不同的片段，凝胶处理后可用 X-光胶片放射自显影、非同位素标记或荧光标记进行检测。

应用最为广泛的是 Applied Biosystems 公司的 Sanger 测序仪，其以 Sanger 法为基础，综合运用毛细管电泳和荧光标记技术，不仅简化了测序反应，也极大程度上提高了 DNA 测序的速度和准确性。测序步骤如下。

（1）测序反应产物加入测序仪后，两极间极高的电势差推动各荧光 DNA 片段在凝胶高分子聚合物中从负极向正极泳动，并相互分离，依次通过检测窗口。

（2）由激光器发出的极细光束，通过精密光学系统被导向检测区，在此激光束以与凝胶垂直的角度激发荧光 DNA 片段。DNA 片段上的荧光发色基团吸收了激光束提供的能量而发射出特征波长的荧光。

（3）这种代表不同碱基信息的不同颜色荧光经过光栅分光后，再投射到 CCD 摄像机上同步成像。

（4）电泳过程结束时，检测区某一点上采集的所有荧光信号转化为一个以时间为横轴坐标，荧光波长种类和强度为纵轴的信号数据集合。

（5）经测序分析软件对这些原始数据进行分析，最后以一种清晰直观的图形将测序结果显示出来。

Sanger 测序技术，具有以下技术特点。

1. 准确性高

双光束双侧激光激发，荧光信号强度高度均一，碱基识别与质量评分软件使测序结果直观可视，假阳性结果极低；电泳温度可达 70℃，有助于去除二级结构的影响；良好的温控装置保证了片段分析准确性及重现性，因此，Sanger 法测序已成为目前确定基因序列的金标准。

2. 灵敏度较高

毛细管内荧光检测，灵敏度较高，使测序模板 DNA 的浓度可以有较大范围的变动。一般来说，对于 100～200 bp 的 PCR 产物进行测序，至少需要 1～3 ng 模板；对于 1 000～2 000 bp 的 PCR 产物，需要 10～40 ng 模板。

3. 阅读长度

长新型液体分离胶使读序长度达 1 100 bp，精确读序可长达 800 bp。

4. 安全使用四色荧光染料

标记不同颜色碱基，较之前的放射性核素标记更加安全。

5. 自动化采用毛细管电泳技术

分离 DNA 片段，使测序实现自动化。

6. 快速毛细管电泳

仅需 3 h 左右即可达到测序要求。

（二）临床应用

1. 遗传性疾病的分子检测

目前 Sanger 测序已广泛应用于以点突变为主要突变类型的单基因病检测方面。例如，葡萄糖-6-磷酸脱氢酶缺乏症（G6PD）是由于 G6PD 基因突变导致红细胞葡萄糖磷酸戊糖旁路代谢异常所致，目前世界范围内已报告了 200 余种突变位点，我国也已发现 20 多种突变。对于 G6PD 疑似病例，除了常规的生化法酶活性检测和新生儿疾病筛查以外，可通过对 G6PD 基因进行 Sanger 法测序确定致病基因。目前有两种测序策略，一是针对已知的热点突变进行测序，但可能遗漏非热点及新发突变；二是对全基因进行测序，可以发现所有突变。此外，将 Sanger 测序与分子克隆技术相结合也可用于 DNA 甲基化位点的检测。

2. 注意事项

（1）目前用于临床检测的基因测序项目大多属于实验室自主研发项目（laboratory developed test，LDT），因此在检测项目研发、检测方法选择、验证和确认阶段应尽可能遵循美国临床和实验室标准协会（Clinical and Laboratory Standards Institute，CLSI）专门针对 LDTs 的指南（我国目前尚无适宜于 LDTs 的法律法规），同时需对测序的全过程，包括核酸提取、PCR 扩增、PCR 产物纯化、测序反应等检测步骤和数据分析等方面进行标准化，并应制定严格的室内质量控制指标，如设置阴性对照和阳性质控品，当阳性质控品没有测序峰时提示实验失败，需再次确认模板 DNA 质量，采用同一批号试剂和同一台仪器重复实验；当阴性对照出现测序峰时，提示有污染，需要查找污染原因重新检测。此外，还应通过参加室间质量评价计划（目前美国 CAP 可提供 DNA 测序的室间质评项目）或实验室间结果比对计划，以确保所获得的序列结果和临床检测报告的准确性。

（2）尽管 Sanger 测序是 DNA 序列分析的金标准，但其准确率仍然无法达到 100%，约 <2% 的碱基无法被 Sanger 法测序所识别。

（3）Sanger 测序单次测序通量低，在检测较大的基因组片段和多基因疾病的基因序列时，存在成本高、速度慢等缺点。

七、高通量测序技术

高通量测序技术也称新一代测序（next-generation sequencing technology，NGS），其本质是大规模平行测序，以能一次并行对几十万到几百万条 DNA 分子进行序列测定，一般读长较短及一次性产生大量数字化基因序列为标志，为人类从分子水平进行疾病的诊断、预防和治疗，将大规模基因检测转化应用于临床诊疗实践提供了重要的技术手段。

（一）技术原理

目前商业化生产的 NGS 平台有多种，主要有基于焦磷酸测序的 454 测序技术、基于可逆链终止物和合成测序的 Solexa 及 HiSeq 测序技术，基于离子敏感场效应晶体管检测的 Ion Torrent 测序技术，基于连接酶和简并探针的 PSTAR 测序技术等。尽管这些平台化学原理各异，包括边合成边测序、边连接边测序等，但它们具有相似的样品处理步骤，包括 DNA 片段化，可控制配对标签间距离的处理，连接平台特异性的反应接头以建立待测片段文库，均有体外扩增，包括乳液 PCR 或桥式 PCR 等方法，并依赖这些方法使文库中单一分子扩增至阵列上相应的克隆簇，测序过程均是对高密度 DNA 阵列进行酶法操作和荧光或化学发光图像采集的迭代循环，其生化反应的实现方式各异，但均依赖于聚合酶或连接酶合成 DNA，产生引物延伸系列，最终获得原始测序数据。

通常测序反应是从一端对片段文库进行单端测序（single-end sequencing），即可获得核酸碱基或拷贝数信息，大部分 NCS 平台也可从两端对片段文库进行两端测序（paired-end sequencing），从而增加测序数据量，提高核酸序列拼接准确性，并可以发现插入、缺失、倒位、重排等结构变异。此外还可以采用在双向测序基础上进一步优化的配对测序（mate-pair sequencing），以进一步增加对核酸结构变异的识别能力。

与 Sanger 测序相比，NGS 具有如下技术特点。

1. 通量高

能一次并行对几十万~几百万条DNA分子进行序列测定，可同时检测多种疾病、多个基因、上万个突变位点。

2. 灵敏度高

Sanger测序可检出突变比例为15%~25%的突变，而NGS检测通过将相同区域的大量读段进行比较，检测灵敏度可达1%~5%。因此，NGS更适宜于基因组背景复杂、异质性样品中低含量突变的检出，如线粒体病、肿瘤等。

3. 测序成本低

由于通量较高，单个样本的测序成本大幅度降低；但由于设备、场地和人力等要求高，NGS技术总体成本较高。

4. 操作简便、快速

无须电泳，大大减少了检测时间。

（二）临床应用

1. 遗传性疾病诊断

常用于确定单基因遗传性疾病的致病基因、复杂疾病易感风险及遗传咨询等，目前已应用于临床检测的主要有以下两类：

（1）靶向测序，也称目标区域测序，是指针对基因组中的少数基因或目标基因组所在区域的DNA片段进行测序，可检测生殖细胞和体细胞突变，分析疾病相关基因突变，具有测序成本低、所需时间短、数据分析量较少等优势。

目前临床上应用较多的是多基因组合测序（multigene panel sequencing），是指针对与某种疾病或临床症候群相关的一组基因进行测序分析。如已知与甲基丙二酸血症相关的致病基因有Mut、MMAA、MMAB、MMADHC，可将这些基因从基因组DNA中捕获或扩增出来后，再进行测序分析。多基因组合的NGS检测项目在研发和确认时，通常需要投入大量的经费和时间，但可以大大降低后续的多基因检测成本。

（2）大范围测序，是指对大的基因片段、外显子组、全基因组进行测序分析，适用于致病基因位于多个基因组区域内的疾病。

其中，全外显子组测序（whole exome sequencing，WES）在遗传性疾病诊断的临床应用较为常见。外显子组是指一个个体的基因组DNA上所有蛋白质编码序列（外显子）的总和，对于人类，仅占整个基因组序列的1%，约为30 Mb，包含约18万个外显子，据估计85%的致病突变均位于这1%的外显子序列上。

人类全基因组测序（whole genome sequencing，WGS）是指利用NGS技术对不同个体或群体进行全基因组测序，分为两大类：从头测序和重测序。从头测序（de novo sequencing）是指不需要任何参考序列对某个物种进行测序，再通过生物信息学分析方法进行拼接、组装，从而获得基因组的序列图谱；重测序（re-sequencing）是指在物种基因组序列已知的条件下，对不同个体进行基因组测序。因为人类基因组计划，现已获得人类基因组序列，因此，目前针对人类的基因组测序都属于重测序。通过全基因组测序可获得个体或群体基因组所有的遗传信息，可用于寻找并发现与重要临床表型相关的遗传变异，分析疾病易感性及其他遗传特性，从而指导个体化治疗。

2. 产前无创筛查

产前无创筛查主要是染色体非整倍性检测，是指对孕妇血液游离胎儿DNA进行深度测序，通过分析胎儿DNA片段占正常母体DNA的比例，来分析胎儿染色体数目异常导致的母体血浆中胎儿游离DNA含量的微量变化，判断胎儿是否存在染色体非整倍性的风险。

3. 肿瘤

已广泛用于检测肿瘤组织中的点突变、插入或缺失、拷贝数变异、染色体重排等突变类型，有助于临床肿瘤的诊断、分型、治疗指导和预后分析等。

4. 感染性疾病

由于不需要培养和克隆扩增，NCS 技术对病原体（特别是体外培养困难或生长缓慢的病原体）的诊断、分型和用药指导等方面具有重要价值。

5. 其他应用

可用于非临床检测，包括全基因组甲基化测序、微生物组、宏基因组、小分子 RNA 及转录组测序等，还可用于在群体水平上研究物种的进化，环境适应性及自然选择等方面。

6. 注意事项

（1）基于 NGS 技术的临床应用，应遵循 2015 年由国家卫生健康委员会医政医管局印发的《测序技术的个体化医学检测应用技术指南（试行）》，同时 NGS 相关临床检测项目，与 Sanger 测序同样均为 LDTs，因此，必需建立严格的质量管理控制体系。

（2）NGS 测序技术本身已经较为成熟，但必须依赖下游的生物信息学处理过程，才能将从测序过程获得的原始数据转换成可以用于临床解读的 DNA 序列。影响并决定其临床应用的因素包括临床医生对于该技术的认识、检测费用、数据分析及报告时间等，其中数据分析是最大的制约因素。在数据分析中，前半部分为生物信息分析，大部分检测机构可以形成自动化分析流程，准确过滤变异；后半部分为医疗信息分析，即从检测到的变异中筛选出可能的致病突变，需要将生物信息分析和医疗信息分析进行综合判读，并有能力从各个数据库遴选出有用的信息，在不同分析阶段，进行不同程度的侧重注释。因此这个过程通常需要由具有实验室专业技术人员、临床医学和生物信息学不同背景的人员共同完成。

（3）NGS 技术由于建库环节易污染，扩增过程中因无限倍数扩增和基因偏好性而失真，读长较短及在短片段拼接时拼错位置，以及数据分析环节可能会掺入人为的主观臆断等缺陷，导致各检测机构 NGS 实验结果可重复性不高，因此需要必须采用 Sanger 测序对 NGS 测序结果的准确性和重现性进行确认。

（4）对于 NCS 技术的临床应用，临床信息采集尤为关键。在临床实践中，一定要详尽细致采集临床表型信息，应用于基因型和表型的综合判读中。但对于新生儿遗传性疾病，结果判读仍然很困难，一方面由于很多表型在新生儿阶段还没有出现，或者不典型，二是部分新生儿遗传性疾病，如多发畸形，因病情严重而不能存活，致使表型没有得到诊断。

（5）由于人类对致病基因的认识极为有限，亦是影响 NGS 技术临床应用的重要因素。在人类全部 22 000 个基因中，目前已经认识的致病基因约为 4 000 多个，还有很多致病基因并不明确；部分被定义为单基因疾病的遗传性疾病，即使在同一家庭具有相同突变位点的不同个体，相同疾病的临床表型都不一致；此外，还有一些双基因甚至多基因致病模式的疾病没有得到认识。

八、Sequenom Mass ARRAY

Sequenom Mass ARRAY 是目前唯一采用质谱法直接检测核酸的中高通量技术平台，可同时兼顾灵敏度和特异度，广泛应用于遗传突变检测、SNP 分型以及 DNA 甲基化定量分析研究。

（一）技术原理

利用基质辅助激光解吸电离飞行时间质谱（MAIDI-TOFMS）进行分析，即 PCR 扩增产物或者预处理样本在延伸单碱基后，将制备的样本分析物与芯片基质共结晶，将该晶体放入质谱仪的真空管，而后用瞬时纳秒（10^{-9} s）强激光激发。由于基质分子经辐射所吸收的能量，可导致能量蓄积并迅速产热，从而使基质晶体升华，核酸分子就会解吸附并转变为亚稳态离子，产生的离子多为单电荷离子，这些单电荷离子在加速电场中获得相同的动能，进而在非电场漂移区内按照其质荷比得以分离，在真空小管中飞行到达检测器。

其技术特点如下。

1. 灵敏度高

分析所需起始 DNA 样本量少（10 ng）。

2. 准确性高

直接检测待测物分子量，准确度超过 99.7%，可检测 PCR 实验失败或三等位基因的存在。

3. 通量高

一张芯片可完成 384 个样本的多重检测，每个反应最多可实现 40 重反应，每天可进行高达十万次基因型分析，通量可进行个性化调整。

4. 成本低

反应体系为非杂交依赖性，无须荧光标记，仅需合成普通引物，大大降低成本。

5. 定制灵活、功能多样适用于 SNP 分型及 DNA 甲基化定量分析，一张芯片上样本数量和位置可随意选择，一张芯片上样本和位点检测匹配可随意选择。

（二）技术应用

Sequenom 特定 SNP 位点检测采用专业的引物设计和基因分型软件，可针对已知的 SNP、突变或甲基化位点进行检测，因此几乎适合所有已知突变位点的检测，特别适用于位点少于 200 个，样本量大于 500 份的检测项目。

尽管目前 Sequenom Mass ARRAY 技术尚未应用于临床，但已广泛用于 SNP 分型以及 SNP 位点等位基因频率计算、体细胞突变检测和分析、甲基化定量分析、基因表达定量分析、CNV 检测分析和寡核苷酸质量控制和检测等多个领域。

九、遗传性疾病基因检测技术的选择

不同检测技术的检测阳性率与遗传性疾病的类型、遗传特征和技术本身的应用指征等密切相关。在临床实践中，临床医生必需根据疑似遗传性疾病的遗传特征，综合考虑各种基因检测技术的检测范围和检测能力，来选择适宜的基因检测技术，用于遗传性疾病的诊断和干预治疗。

（一）诊断对象选择

优先考虑疑似先天遗传性疾病的患儿进行遗传检测；对于有明确家族遗传病史的单基因遗传病及先天结构畸形、功能异常者，如特殊面容、骨骼结构畸形、神经肌肉发育异常、内分泌代谢和免疫功能异常、皮肤、五官等异常，均可以进行基因检测。

对于非遗传因素造成的疾病，如外伤、环境、饮食、化学物暴露等，不考虑进行盲目的遗传检测。

（二）不同基因检测技术的临床应用指征和不足

详见（表 2-1）。

表 2-1 不同基因检测技术的临床应用指征和不足续表

基因检测技术	应用指征及优势	不足
染色体核型分析	1. 可用于检测染色体数目和结构异常 2. 成本低，结果直观	1. 分辨率有限，> 5Mb 2. 需要细胞培养，检测周期长 3. 仅能分析中期分裂细胞
FISH	1. 可用于分裂中期和分裂间期染色体数目和结构的异常，对待测核酸进行定性定量及相对定位分析 2. 探针灵敏度和稳定性高，可同时观察几个探针的定位 3. 无须细胞培养，检测周期短	1. 主要用于已知特定基因分析，不能用于未知基因分析 2. 分辨率较染色体核型分析提高，但仍有限，约 100 Kb 3. 对探针的依赖和要求较高
Real-time PCR	1. 利用不同荧光标记探针，可同时检测多个基因位点，亦可进行量检测 2. 操作简便，闭管完成整个实验，有效降低污染	1. 主要用于一直序列或者突变的检测，扩增片段较短，通常 < 200 bp 2. 由于 PCR 仪检测通道数目的限制，及每一个等位基因需要一个探针，故可同时检测的目标基因序列和突变位点数目有限

续表

基因检测技术	应用指征及优势	不足
MMCA	1. 可用于多个突变的同时检测和基因分型，检测通量有所提高 2. 适用于检测多种突变类型，包括点突变插入、缺失、有限重复等 3. 操作简便，闭管完成，有效降低污染	1. 可以检出单个探针覆盖区的多个突变，但识别能力有限 2. 使用双标记的自淬灭探针会导致成本增加 3. 需要使用多通道实时荧光PCR仪
MLPA	1. 对待测核酸序列进行定性或半定量分析 2. 可检出FISH和Southern杂交技术难以检测的小片段重复或缺失；亦可检测Sanger测序不能检测的拷贝数变化 3. 操作简便、快速	1. 不能检测染色体平衡易位 2. 不适合检测未知的点突变类型 3. 不能用于单个细胞的检测
基因芯片	1. 可同时检测染色体缺失和重复，能准确、客观地界定CNV区间及大小，而不像染色体核型分析需要依赖主观判断，亦不需细胞培养 2. 分辨率较核型分析高出近千倍，达50 Kb 3. 可检测一个基因或多个基因的多个突变 4. 利用SNParray技术可同时检测杂合性缺失和>10%比例的嵌合体	1. 只能检测已知突变 2. 不能检测染色体平衡易位、倒位和复杂性重排 3. 不能检测点突变和小片段插入 4. 不能检测出低比例（<10%）嵌合体 5. 可能检出临床意义不明的CNV 6. 对实验环境要求高
Sanger测序	1. 可精确检测800 bp以内目标DNA片段上的碱基变异 2. 可检出未知突变 3. 快速准确，是目前确定基因序列的金标准	1. 对于GC含量较高和重复序列的检出较困难 2. 通量低
高通量测序	1. 通量高 2. 可根据临床需要，个性化定制针对不同临床表型、基因数目不同的捕获芯片，一次性检测几个到几万个基因	1. 存在假阳性和假阴性可能，需要用Sanger测序进行验证 2. 实验环境要求高 3. 对生物信息学分析能力要求高 4. 人员要求高，需要同时有实验室专业技术人员、临床医学和生物信息学不同背景的人员共同完成

总的来说，以基因拷贝数变异为主要遗传特征的遗传性疾病，可根据实际情况，选择染色体核型分析、FISH、基因芯片、MLPA等检测技术。以基因突变为主的遗传性疾病，对于具有典型临床表型、候选基因单一或突变位点已明确的病例，可选择PCR和Sanger测序；对于较为复杂的单基因和多基因疾病，可根据致病基因数目，权衡选择高通量测序技术，包括Panel测序、WES、WGS等。

第二节 高苯丙氨酸血症诊断

一、临床表现

患儿出生时一般表现正常，随着哺乳后血苯丙氨酸及其异常代谢产物的逐渐升高，未经治疗的患儿通常3~5个月开始出现症状，到1岁时症状表现明显。主要表现如下。

（一）神经系统

智力发育落后最为突出，智商常低于正常。如不及时治疗，PKU患儿随着年龄的增长其智力低下越来越明显，约60%有严重的智能障碍。有行为异常，如兴奋不安、忧郁、多动、孤僻等。可有小头畸形、癫痫小发作，少数呈现肌张力增高和腱反射亢进。

（二）皮肤

患儿在出生数月后因黑色素合成不足，头发由黑变黄，色淡而呈棕黄色，皮肤苍白干燥，常有湿疹和皮肤划痕症。

（三）体味

由于尿液和汗液中排出较多苯乙酸，可有明显鼠尿臭味。

BH_4 缺乏症患儿神经系统症状出现早且较严重，除表现 PKU 症状外，主要表现为嗜睡、难以控制的惊厥，躯干肌张力低下，四肢肌张力增高或低下，如吞咽困难、口水增多、松软、角弓反张等。如不经治疗，常在幼儿期死亡。

随着新生儿疾病筛查的普及，绝大多数患儿在无明显临床表现的新生儿期即被诊断并进行有效的饮食及药物干预，因此，临床上已经很难见到具有典型症状的 HPA 患儿。

二、实验室检测

所有新生儿在出生后均应接受高苯丙氨酸血症的筛查，以便能早期发现疾病并通过及时有效的饮食及药物干预从而避免神经系统的损伤。采集出生 72 h（哺乳 6~8 次以上）的新生儿足跟血滴于专用采血滤纸上，晾干后即寄送至筛查实验室进行苯丙氨酸浓度测定。各实验室的苯丙氨酸浓度阳性切值可能有所不同。一般 Phe > 120 μmol/L（2 mg/dL）或同时伴有 Phe/Tyr > 2.0（串联质谱方法），需召回复查。应当注意的是临床上可能出现一过性高苯丙氨酸血症，特别是早产儿，由于氨基酸代谢过程中所涉及的酶系统的不成熟，导致血液中 Phe 的短暂性升高，造成假阳性的筛查结果。此外，造成初筛假阳性的原因还有血片太厚、标本处理不合格、蛋白超负荷等。另外，对进行肠外营养支持、输血及处于疾病状态的新生儿疾病筛查结果也应该慎重解释，如果不清楚初筛时是否有足够的蛋白质摄入量，则应该进行二次筛查。

对新生儿疾病筛查或临床高危筛查血 Phe 增高者，建议采用定量法（荧光法或串联质谱法）测定其血 Phe、Tyr 浓度，计算 Phe/Tyr。排除其他原因所致的继发性血 Phe 增高，如酪氨酸血症、希特林蛋白缺乏症等（血 Phe < 120 μmol/L，Phe/Tyr < 2.0），血 Phe 浓度 > 120 μmol/L 及 Phe/Tyr > 2.0 确诊为 HPA。如仅有血 Phe 轻度增高，Phe/Tyr 正常，排除其他疾病后需定期复查；如仅有 Phe/Tyr > 2.0，血 Phe 正常，不支持 HPA。

三、影像学检查

头颅影像学检查有助于评估患儿脑损伤的程度。根据疾病的严重程度，患者头颅 CT 或 MRI 可无异常表现，也可出现不同程度的脑发育不良。MRI 对脑白质病变程度的评估优于 CT，未经治疗或疗效不良的患儿可有脑萎缩及脑白质的异常，髓鞘发育不良和（或）脱髓鞘病变，脑白质空泡变性及血管性水肿。未经早期治疗的患者常伴有脑电图异常，对合并癫痫患者应进行脑电图检查。智力测定有助于评估患儿的智力发育程度，从而为治疗效果的评价提供依据。

四、基因诊断

高苯丙氨酸血症的病因确诊方法。随着二代测序技术（next generation sequencing，NGS）的成熟及成本的降低，基因诊断已逐渐成为一项可在临床上常规开展的检测方法，尤其是对通过上述生化鉴别诊断仍无法明确诊断的患儿。同时，基因诊断也为这些生育 HPA 患儿的家庭的再生育提供了遗传学信息。

（一）PAH 基因

人类 PAH 基因定位于染色体 12q22~12q24.2，全长约 90 kb，是由 13 个外显子和 12 个内含子组成的断裂基因。转录形成仅仅包含外显子长度为 1 353 bp 的编码序列，翻译形成含有 452 个氨基酸的酶单体，单体聚合成有功能的苯丙氨酸羟化酶。

截至 2017 年 9 月，PAHvdb 共收录了 1 000 余种突变。这些突变不均匀地分布于 PAH 整个基因上，突变发生频率较高的为外显子 6、7 和 11，最常见的突变类型是错义突变，约占 62%。除了基因突变分布及突变类型的异质性外，PAH 基因在不同地区和种族之间的高频突变位点也存在明显差异。我国各地患儿 PAH 基因突变的分布也不同，但同时也发现 R243Q 在多个地区发生率均最高。

（二）BH_4 相关基因

BH_4 合成与代谢过程中需要一系列酶的参与，主要包括 GTPCH、PTPS、SR、PCD 和 DHPR，编码这些蛋白的基因分别为 GCH1（基因位于 14q22.1～22.2，含 6 个外显子）、PTS（基因位于 11q22.3～23.3，含 6 个外显子）、SPR（基因位于 2p14～12，含 3 个外显子）、PCBD（基因位于 10q22，编码 103 个氨基酸）和 QDPR（基因位于 4p15.3，含 7 个外显子）。至今已报道多种 BH_4 缺乏症相关基因突变。对中国内地 143 例 BH_4 缺乏型患者的基因突变类型分析结果显示 PTS 基因的热点突变为 c.155A > G、c.259C > T、c.286G > A 和 C.IVSI-291A > G（占 76.9%）。已报道的 QDPR 基因突变类型大约有 35 余种。

（三）基因检测方法

高苯丙氨酸血症的基因诊断对于指导分型、判断预后、预测 BH_4 治疗效果以及家系内遗传咨询等具有重要意义。目前，临床上常用的基因检测方法有以下几种。

1. 荧光定量 PCR

根据特定人群常见的突变位点设计带有荧光标记信号的突变型及野生型探针，可简单快速地检测出是否存在特定突变。该方法特异性及灵敏度高，但仅能针对特定的数个突变位点进行检测，考虑到高苯丙氨酸血症基因突变的异质性，该方法极易造成漏诊。

2. DNA 测序

Sanger 测序是目前基因诊断的金标准。由于高苯丙氨酸血症致病基因较多，且突变类型复杂，应用传统的 Sanger 测序成本高、周期长，需耗费大量的精力进行序列分析，难以在临床上推广。而近年来迅速发展起来的二代测序技术具有通量高、速度快、准确度高、灵敏度高、成本低等优势，可同时针对导致高苯丙氨酸血症的六种基因进行全面分析，但发现的变异位点需经 Sanger 测序（PAH 基因引物序列见表 2-2）进行验证以排除假阳性。目前 NGS 在研究和应用中主要存在的问题有：基于短序列比对的原则使得该技术对于重复数差异所致的变异（如三核苷酸重复突变）难以准确检出；SNP 的识别结合了概率统计的原理，可能会导致少量假阳性结果的产生；对大量意义不明的变异位点的解读。

表 2-2　PAH 基因引物序列续表

外显子	引物	Tm	PCR 产物长度
1	AATGAGAATCCTGACTGTTTCAGC GAGGACATTTGTCTGTTGACTTCC	61.0 61.3	715
2	AGAGTTCATGCTTGCTTTGTCC TGCCTGTTCCAGATCCTGTG	60.8 62.3	302
3	TCTGGTTCTGCATCTTTGGC CTTCCAAGGCATTATTTCCAATAC	61.3 60.1	425
4	ATCACCATTGGCTGGGATC AAACCTCCATAGATGTACACAGGC	60.7 60.6	506
5	GGAGGCTCATGCTAAATCAAAG CACACACAGAAGGCAGGACTC	60.2 60.9	405
6	ACTCCCTCTGCTAACCTAACCTG CTCCTCTGCCTCAATCCTCC	60.2 61.3	336
7	AGACATCTGAAGCCAAGTCTGC GAACCCAAACCTCATTCTTGC	61.0 60.9	358

续表

外显子	引物	Tm	PCR产物长度
8	CTGGCTTGGCTTAAACCTCC GATCTCCGAAATGGCTATTTAGC	61.1 60.2	303
9	TCTATGTGGGCTGTTCTGAAGG TAGGAAAGTTTCAAAGACCTGAGG	61.5 60.2	251
10	GTGTCCTGGTTCCAAGAGAGATAG AAACGGATACAAATAGGGTTTCAAC	60.5 60.7	481
11	GGCTGTGATGTAGAAGGAATCG GATGAGTGGCACCAGTCAGG	61.0 61.7	317
12	GCTGTTGAAGACCCTGCTCTAG CATGGCTTACATCGAGGTGC	60.6 61.5	383
13	CTCATCCAAGAAGCCCACTTATC AACCAAGCCTTTAGTCAACATCTG	61.3 60.9	886
3'UTR	AGAACTCATAAAGGAGCATATAAGGC TCATTCCAGGAAATAACTGAAACAG	59.6 60.7	547

3. MLPA

用于基因的大片段缺失或重复检测的常用方法。目前认为大片段缺失或重复约占PAH基因突变类型的1%~5%，对于Sanger测序未能检测出突变的患儿，可应用MLPA检测PAH基因是否存在大片段的缺失和重复。研究发现采用MIPA对经Sanger测序未找到致病突变的PKU患儿进行PAH基因外显子缺失或重复分析，可检出约52%的缺失或重复突变。

4. 连锁分析

对于先证者（保证临床诊断明确的前提下）仅检出一处突变或未发现突变的家系，在进行携带者筛查及产前基因诊断时，可通过连锁分析预测患病风险。PAH基因中存在PAH-STR、PAH9、PAH26、PAH32四个高度多态短串联重复序列（表2-3），联合分析这四个多态位点，可以对家系中突变位点进行连锁不平衡分析，进而准确进行基因诊断。此外，连锁分析作为一种间接诊断，可以验证测序结果，确保产前诊断的准确性。

表2-3 PAH基因内及旁侧的4个STR引物序列和重复单元

引物名称	引物序列	3重复单元
PAH-STR	F 5'-GCCAGAACAACTACTGGTTC-3' R 5'-AATCATAAGTGTTCCCAGAC-3'	(TCTA)n
PAH9	F 5'-CGAAATAAGTGGTAGAGAC-3' R 5'-TGGCACATAGTAGACAGTA-3'	(TA)n
PAH26	F 5'-TTTGCAGCATAGGATAGAA-3' R 5'-TAAGTGGCAGAAATGACAA-3'	(AC)n
PAH32	F 5'-TGGGGTCTTCTCCCTTCTTT-3 R 5'-TGGGGTCTTCTCCCTTCTTT-3'	(GT)n

五、鉴别诊断

PAH缺乏症和BH_4缺乏症的治疗方案完全不同。通过病因鉴别诊断将导致高苯丙氨酸血症的两种病因区分开来，有助于实施个体化治疗。因此所有确诊HPA的患儿在治疗前必须进行病因鉴别诊断。

（一）尿蝶呤谱分析

目前国内诊断 BH_4 缺乏症的重要生化鉴别方法，尤其是 BH_4 合成酶（GTPCH、PTPS）缺乏症。收集患儿新鲜尿液后，立即加入晶体维生素 C（每 1 mL 尿液加入 10~20 mg 维生素 C），避光混匀后，滴于新生儿疾病筛查滤纸上，使滤纸充分浸透、避光晾干后寄送至相关实验室检测。实验室采用高效液相色谱法测定尿中新蝶呤（neopterin，N）和生物蝶呤（biopterin，B），并计算生物蝶呤比值 B%［B/（B+N）×100%］。PTPS 缺乏时，尿中新蝶呤明显增加，生物蝶呤极低，B% < 10%（多 < 5%）；GTPCH 缺乏时，尿新蝶呤和生物蝶呤均极低，B% 正常；PCD 缺乏者在生物蝶呤波峰后出现 7-生物蝶呤峰（需要有特异内标）；SR 缺乏者尿蝶呤谱可正常；DHPR 缺乏者尿蝶呤谱表现为新蝶呤可正常或稍高，生物蝶呤明显增加，B% 增高。某些情况下，尤其是母乳喂养的新生儿也可能表现为正常的尿蝶呤谱。PAH 缺乏症的患儿可表现为新蝶呤和生物蝶呤正常或增高，B% 正常。

对于一些非典型尿蝶呤谱结果的判断需谨慎。例如，患有免疫系统疾病、感染等情况下，尿新蝶呤明显增高，而生物蝶呤正常或略低，B% 也会降低或介于 5%~10%，不能盲目诊断 PTPS 缺乏症。此外，由于尿标本处理不当或运输保存不当、污染等问题，也可能导致尿新蝶呤、生物蝶呤降低，从而被误诊为 GTPCH 缺乏症。因此，对于上述尿蝶呤谱结果难以判断的情况，需要规范尿标本的处理或留取新鲜尿液复查以排除。

（二）红细胞 DHPR 活性测定

本法是 DHPR 缺乏症的确诊方法。采用双光束分光光度计测定干滤纸血片中红细胞 DHPR 活性，DHPR 缺乏症的患儿该酶活性明显降低，多低于正常人活性的 5%~10%。如 DHPR 活性仅偏低于正常范围的低界，诊断要谨慎。例如抗肿瘤治疗或治疗风湿性疾病时应用甲氨蝶呤可抑制 DHPR 的活性，必要时需复查。

（三）BH_4 负荷试验

BH_4 缺乏症的辅助诊断方法及 BH_4 反应性 PKU/HPA 的判断方法。国际上 BH_4 负荷试验方法各异。国内通常采用喂奶前 30 min 口服 BH_4 片（10~20 mg/kg）后 24 h 内连续定点监测血 Phe 浓度，以血 Phe 浓度下降 30% 认为有效。在排除 BH_4 缺乏症后，通过 2 d 或更长时间的 BH_4 负荷试验有助于鉴别 BH_4 反应性 PKU/HPA。影响该实验结果的因素包括 BH_4 服用剂量、检测的持续时间、食物摄入量年龄、基因型等。研究表明轻度 HPA（非 PKU）及轻度 PKU（具有残存酶活性）对 BH_4 的反应比例较高，且某些 PAH 基因突变与 BH_4 反应性具有相关性，基因型可作为预测 BH_4 反应性的一种有用的辅助手段。虽然鉴别 BH_4 反应性 PKU 能够使这类患者通过口服 BH_4 药物达到血 Phe 浓度的明显下降甚至正常，但是从我国的现状来看，BH_4 药物价格昂贵且难以获得，使得这项检测的开展及治疗的应用受到一定的限制。

第三节　先天性甲状腺功能减退症诊断

先天性甲状腺功能减退（congenital hypothyroidism，CH）是常见的一种新生儿常见内分泌疾病，也是引起智力低下最常见的原因之一。主要是由于胚胎期在某些病因的作用下使甲状腺轴的发生、发育和功能代谢出现异常，致患儿血循环中甲状腺激素水平降低，临床表现为患儿生长发育迟滞和智能发育障碍。

一、临床表现

先天性甲低患儿出生时常无显著临床症状，这是由于母体的甲状腺激素能通过胎盘转运至胎儿，对胎儿具有保护性，但临床约 6% 的患儿在新生儿期可表现出临床症状。新生儿期甲低的临床表现不具有特征性，多数症状轻微。临床表现有过期产儿、巨大儿、囟门大、后囟未闭、哭声嘶哑、吸吮困难、便秘，新生儿黄疸持续时间长、肌张力低、少动、低体温。随着患儿生长，可表现为特殊面容，鼻梁低、鼻周、唇周发绀，巨舌，脐膨隆、脐疝，皮肤干燥、斑纹，智力低下、发育迟缓，呼吸、脉搏缓慢，精神差、嗜睡等代谢功能低下的表现。若合并有中线缺陷的体征，如唇裂、腭裂、视神经发育不良以及其他激素缺乏导致患儿出现低血糖、小阴茎、隐睾等症状，提示中枢性甲低可能性大。先天性心脏病是甲状腺发育不良最常见的合并畸形，特别以肺动脉狭窄、ASD及VSD多见。

此外，患儿的临床表现出现早晚及轻重程度与甲状腺组织先天性发育程度有关。若甲状腺缺如，患儿出生后到3个月内会出现超重、反应迟钝、喂养困难、肚子胀及脐疝等较为明显的症状。若患儿甲状腺组织存在，仅有甲状腺异位、甲状腺发育不良、甲状腺素合成障碍等异常，患儿新生儿期可无特异性临床症状或症状轻微，临床不易诊断，进而导致患儿未予以及时治疗，长大后发生体格及智力发育障碍，轻者愚笨，重者痴呆，对儿童的生存质量造成严重威胁。

二、影像学检查

（一）甲状腺超声诊断

甲状腺是人体最大的内分泌器官，位于气管前方，由2个呈锥形的侧叶及连接两侧叶的峡部构成，形似"H"形，甲状腺上端达甲状软骨中部，下端达第6软骨环水平，峡部位于第2~4软骨环的前面，有30%~80%的人自峡部向上伸出一个锥状叶，锥状叶是胚胎甲状舌管的残余，随年龄增长而萎缩，如锥状叶不与甲状腺相连，称之为异位甲状腺，异位甲状腺可发生在甲状舌管演化过程中的任何部位甚至下降至更低处。

甲状腺血液供应较丰富，主要由起自颈外动脉的甲状腺上动脉和起自锁骨下动脉的甲状腺下动脉呈两侧对称供血，也有部分人有甲状腺最下动脉，起自头臂干或主动脉弓，在气管前面上行至甲状腺峡部或一侧叶下极供血。甲状腺静脉回流主要有3对，甲状腺上静脉、中静脉和下静脉。甲状腺上静脉自甲状腺上极发出后与甲状腺上动脉伴行回流至颈内静脉。甲状腺中静脉常自甲状腺中下1/3处发出向外直接注入颈内静脉，但有部分人缺如甲状腺中静脉，左右甲状腺下静脉自甲状腺下极发出后分别注入左右无名静脉。

1. 正常甲状腺声像图

正常甲状腺呈均匀密集中等回声，边界清，表面有一层强回声包膜，峡部后方见气管呈一弧形衰减暗区，气管深面偏左为食管，两侧叶外后方依次可见颈总动脉和颈内静脉，呈管状无回声，甲状腺腺体内显示较丰富血流信号。

2. 甲状腺发育不全或缺如

颈部未探查到甲状腺组织，提示颈部甲状腺完全缺如；甲状腺各径线明显小于正常大小或一侧缺如，而内部回声无明显异常。

3. 腺体异位

甲状腺正常部位未探及甲状腺组织，或显示甲状腺明显小于正常。可在舌颈部、纵隔、胸骨后缘、主动脉旁、心包旁以及卵巢和腹股沟区探查到异位腺体回声，异位腺体90%位于舌根部。异位甲状腺回声与正常甲状腺回声相同。

（二）甲状腺扫描诊断

甲状腺形态对病因和预后判断很有价值，$^{99m}TcO_4-$甲状腺静态显像可以清楚地显示出甲状腺的位置、大小、发育情况及其占位性病变，有助于先天性甲状腺功能减退症的确诊。正常甲状腺组织能特异地摄取和浓聚碘离子用以合成和储存甲状腺激素，因此，将放射性碘引入人体后，即可被有功能的甲状腺组织所摄取，在体外通过显像仪器（γ相机或SPECT）探测从甲状腺组织内所发射出的γ射线的分布情况，获得甲状腺影像，了解甲状腺的位置、形态、大小及功能状态。锝和碘属于同族元素，也可被甲状腺摄取和浓聚，因此放射性锝（^{99}Tcm）也可用于甲状腺显像，只是^{99}Tcm不参与甲状腺激素的合成，而且锝还能被其他一些组织（如唾液腺、口腔、鼻咽腔、胃等的黏膜）摄取，故特异度不如放射性碘高。但小儿用^{131}I做甲状腺显像，甲状腺的吸收剂量相对地明显高于成年人，有可能出现损伤，故在儿童和孕妇应避免使用吸收剂量很大的^{131}I显像，可用^{99}Tcm或^{123}I显像。

1. 检查方法

患儿口服显像剂后1~2h应用SPECT仪进行颈部前位平面显像。采集条件为能峰140 keV，窗宽20%，计数10~50 K，采集矩阵128×128。

2. 影像判定标准

（1）甲状腺显影正常：甲状腺显影清晰，位于颈部正中，分为左右两叶，核素分布均匀，摄取显像剂功能好。

（2）甲状腺缺，如颈部、颌下、舌下均未见显像剂摄取灶，核素分布呈本底水平。

（3）甲状腺发育异常，包括位置异常及形态异常：前者指颈前未见甲状腺显影，而于颌下或舌下见显像剂摄取灶，常呈球形，无分叶，显像剂摄取功能正常或降低；后者指颈部正中可见甲状腺显影，但形态失常，表现为一叶缺如或呈球形无分叶，显像剂摄取功能正常或降低。

（4）甲状腺摄碘功能减退：甲状腺显影不良，轮廓模糊，位置正常，可见分叶，摄取显像剂功能明显降低，核素分布较周围本底稍高。

（5）单纯性甲状腺肿大：仅表现为甲状腺体积增大，位置正常、可见分叶，显像剂摄取功能正常，核素分布均匀。

（6）甲状腺肿大伴摄碘功能增强：甲状腺显影异常清晰，位置正常，分为左右两叶，体积增大，显像剂摄取功能明显增强。

甲状腺核素显像在先天性甲状腺功能减退症的诊断中不仅能够清楚地显示出甲状腺的位置、形态、大小，还可以反映出腺体的功能状态，对于先天性甲状腺功能减退症的病因分析，指导治疗及预后评估有一定价值。

三、实验室检查

1. 生化检查

生化检查主要是甲状腺功能检测。因 FT_4 浓度不受甲状腺结合球蛋白（TBG）水平影响，故目前主要根据血清 FT_4 和 TSH 浓度作为诊断标准。新筛 TSH 正常参考值：< 9 mU/L。甲状腺功能正常参考值：FT_4 8.37 ~ 29.6 pmol/L（1天 ~ 18岁），TSH 0.4 ~ 8 mU/L（1天 ~ 1岁），0.4 ~ 6 mU/L（2 ~ 8岁）。若血清 TSH 增高、FT_4 降低，诊断为先天性甲减；若血 TSH 增高、FT_4 正常，诊断为高 TSH 血症；若 TSH 正常或降低，FT_4 降低，诊断为中枢性或者继发性甲减。

2. 其他实验室辅助检查

（1）甲状腺球蛋白 Tg 测定：可反映甲状腺组织存在和活性，甲状腺发育不良患儿水平明显低于正常对照（5 ~ 40 μg/L）。

（2）抗甲状腺抗体测定：自身免疫性甲状腺疾病的母亲产生的受体阻滞抗体可通过胎盘影响胎儿甲状腺发育和功能，可引起暂时性甲减。

（3）胰岛素样生长因子 IGFs：是甲状腺生长重要的生长调节因子，可促进甲状腺细胞的蛋白质的合成增加，其水平可协助诊断并判断治疗效果。

（4）尿碘检测：如果可疑患儿出生于碘缺乏或碘过量暴露的地区，尿碘含量可以证实是否存在碘缺乏或过量，24 h 尿碘含量大致与碘吸收量相当，正常新生儿为 50 ~ 100 mcg。

四、基因诊断

我国 CH 的发病率为 1/（3 000 ~ 4 000），按照病因主要分为 2 类：第一类是甲状腺发育不良（thyroid dysplasia, TD），包括甲状腺不发育、发育不全或异位，占 80% ~ 85%，是造成 CH 最主要的原因，多与 TTF1、TTF2、PAX8、TSHR 及 NKX2.5 基因突变有关；第二类是甲状腺激素合成障碍，占 15% ~ 20%，多见于参与甲状腺激素合成和分泌过程中的酶，如甲状腺过氧化物酶（TPO）、双氧化酶2（DUOX2）、双氧化酶 A2（DUOXA2）、碘酪氨酸脱碘酶（DEHAII）、甲状腺球蛋白（Thyroglobulin, TG）、Pendrin 蛋白（SLC26A4）和人钠/碘转运体（hNIS）等，发生基因突变导致的缺陷，造成甲状腺激素合成不足，此类多为常染色体隐性遗传病。CH 主要致病基因基本信息及其与临床表型的关系见（表 2-4）。

表 2-4 CH 主要致病基因基本信息及其与临床表型的关系

	基因	位置	基因突变相临床表型				遗传方式
			FT$_4$	TSH	TG	症状	
甲状腺发育不良致病基因	TTF1（NKX2.1）	14q13.3	Dec	Inc	Dec	脑-甲状腺-肺综合征，表现为甲状腺功能减退并伴有智力受损、呼吸衰竭等症状	AD
	FOXE1（TTF2）	9q22.33	Dec	Inc	Dec	Bamforth-Lazarus综合征，表现为甲状腺发育不全，腭裂，刺猬头，伴或不伴鼻后孔闭锁和裂成两半的会厌	AR
	PAX8	2q14.1	Dec	Inc	Dec	甲状腺发育不良甚至不发育，表现为不同程度的甲状腺功能减退	AD, sporadic
	TSHR	14q31.1	Dec	Inc	Detectable	甲状腺功能减退，表现为甲状腺正常或发育不全，不能摄取高锝酸盐	AD, sporadic
	NKX2.5	5q35.1	Dec	Inc	Dec	表现为不同程度的甲状腺和心脏畸形	AD, Imprinting
	NIS	19p13.11	Dec	Inc	Inc	碘转运缺陷症，表现为不同程度的甲状腺功能减退、肿大以及智力损伤和运动障碍	AR
	PDS	7q22.3	N	N, Inc	Inc	Pendred综合征，表现为感音神经性耳聋，甲状腺肿大，部分碘离子有机化缺陷	AR
	TPO	2p25.3	Dec	N, Inc	N, Inc	表现为永久的甲状腺功能减退	AR
	TG	8q24.22	Dec	Inc	Dec	不同程度的甲状腺功能减退，并伴有TG血清浓度较低	AR
	DUOX2	15q21.1	Dec	Inc	N, Inc	引起单倍剂量不足而导致一过性的甲状腺功能减退，基因型-表型关系复杂	AR
	DUOXA2	15q21.1	Dec	Inc	N, Inc	影响DUOX2的正常功能，表型与DUOXA2类似	AR
	IYD（DEAHLA1）	6q25.1	Dec	Inc	N, Inc	甲状腺细胞碘离子循环利用能力差，在1.5~8岁时出现表型，表现为碘离子吸收速率显著提高，积累能力的相对降低	AR

续表缩写：AD，常染色体显性；AR，常染色体隐性；Chr，染色体；Dec，下降；Inc，上升。

五、鉴别诊断

（一）先天性巨结肠

先天性巨结肠患儿生长发育可滞后，可出现渐进性加重的顽固性便秘，且可随着开塞露等辅助措施使用的次数增多，这些措施可逐渐失效。体检时，腹部可触及质硬粪块，肛门狭窄，可触及直肠内粪块或直肠壶腹空虚，拔指后少有爆破样排气排便。钡剂灌肠是较为简单易行的诊断方式，灌肠后可以观察到结肠无正常蠕动波，肠管扩张如筒状，僵直，24 h 后钡剂可有残留。钡剂灌肠虽然简单易行但却不能仅凭此确诊。现普遍认为直肠黏膜组织活检乙酰胆碱酯酶（AChE）是先天性巨结肠诊断的金标准，95%以上的先天性巨结肠患儿表现为黏膜固有层及黏膜下层 AChE 阳性。正常肠黏膜内 AChE 为阴性，先天性巨结肠患儿表现为黏膜固有层及黏膜下层 AChE 阳性据此即可鉴别出先天性巨结肠与 CH。

（二）软骨发育不全

软骨发育不全患者可表现出肢体近端明显短缩，躯干相对狭窄、细长，手指呈三叉戟状，可伴有巨颅、前额突出、面中部发育不良。软骨发育不全胎儿多在孕 25 周后出现长骨生长滞后，超声检查对于软骨发育不全的产前诊断有一定意义，出生后的患儿骨骼 X 线片除可表现出上述特征外，还可表现出椎体变薄等，根据 X 线片表现可与 CH 鉴别。

（三）佝偻病

患儿均有动作发育迟缓、生长落后等表现。但佝偻病患儿智能正常，皮肤正常，常表现为不同程度的长骨干骺端软骨板和骨组织钙化不全，可通过摄入维生素 D 预防，血生化及 X 线可助诊断，血清 T_3、T_4、TSH 正常可鉴别。

（四）21 三体综合征

患儿均表现为智能及动作发育落后，但 21- 三体综合征患儿常有眼距宽、外眼角上斜、鼻梁低、舌伸出口外等特殊面容，但皮肤及毛发正常，无黏液性水肿、嗜睡、哭声嘶哑、喂养困难、皮肤粗糙、腹胀、便秘等症状，可检测血清 TSH、T_4 和染色体核型分析进行鉴别。

（五）低 T_3 综合征

指严重的非甲状腺疾病引起的甲状腺功能检查的异常，表现为 T_3、T_4 水平下降，而促甲状腺激素在正常范围，是机体的一种保护性反应，这类疾病包括营养不良、饥饿、精神性厌食症、糖尿病等全身性疾病，临床上常无甲状腺功能低下表现。

（六）黏多糖贮积症

黏多糖贮积症患者因先天性糖原代谢障碍而发病，可出现骨骼发育障碍和智力发育异常，肝脾等器官也可受累，近亲结婚者后代多见。患者尿液中可检测出硫酸皮肤素以及类肝素等物质，可通过尿液甲苯胺蓝定性法或尿液酶学分析进行鉴别。

（七）病理性黄疸

CH 可导致新生儿生理性黄疸时间延长，需要与病理性黄疸相鉴别。生理性黄疸一般足月儿出生后 2~3 d 出现，血胆红素水平一般低于 221μmol/L；早产儿 3~5 d 出现，血胆红素一般低于 256μmol/L。病理性黄疸出生后 24 h 内出现，血总胆红素每日上升超过 85μmol/L，黄疸可退而复现。新生儿败血症引起的黄疸除直接胆红素和间接胆红素都升高外患儿还可表现出发热或体温不升，肝脾大等，控制感染后黄疸可消退；溶血性黄疸中，ABO 溶血直接 Combs 试验阴性或弱阳性，间接 Combs 试验阳性，Rh 溶血多见于第二胎，直接及间接 Coomb 试验均阳性。据此可鉴别 CH 导致的新生儿生理性黄疸延长与病理性黄疸。

第四节 葡萄糖 -6- 磷酸脱氢酶缺乏症的诊断

葡萄糖 -6- 磷酸脱氢酶（G6PD）缺乏症（glucose-6-phosphate dehydrogenase deficiency）是最常见的人类酶缺陷病之一，1989 年 WHO 根据酶活性异常的程度及溶血的表现将 G6PD 异常分为 5 种类型。

Ⅰ型：酶活性完全缺乏，在无诱因下即有溶血发生慢性贫血，临床表现为遗传性非球型细胞溶血性贫血。

Ⅱ型：酶活性严重缺乏（<10%），有间断的溶血发作。

Ⅲ型：酶活性中度缺乏（10%~60%），平时无贫血，但常因感染或药物等诱因引发轻重程度不同的急性溶血性贫血。

Ⅳ型：酶活性轻度缺乏或正常（60%~150%），无溶血发作，但酶结构改变，如黑人中的 G6PD-A。

Ⅴ型：酶活性高于正常（>200%），仅发现于 G6PD-Hektoen。

中国南方地区主要以Ⅲ型为主，也有少数Ⅱ型。20 世纪 80 年代中期，Takizawa 等科学家克隆出 G6PD 的 cDNA 序列，1991 年 Chen 等报道了基因全序列，由此 G6PD 的分子基础得以阐明，诊断方法也从单纯的酶活性生化检测技术发展到分子检测技术。

G6PD 缺乏症为伴性 X 连锁不完全显性遗传，临床表型存在多样性，如何运用各种检测技术及对检测结果做出正确诊断及解释，必须对 G6PD 缺乏症检测技术的机制及 G6PD 的分子基础、生理生化特点及临床表型特征有深入了解。G6PD 缺乏症的诊断方法主要有以下几个方面。

一、临床表现

1. 慢性非球形红细胞溶血性贫血

该型的特点是在无诱因作用下即可产生不同程度的慢性溶血，酶活性完全缺乏（往往酶活性为 0%），临床上多表现为轻度至中度贫血，伴黄疸、肝脾肿大、网织红细胞增多等。

2. 特殊诱因下急性溶血性贫血

该型特点为酶活性严重或中度缺乏（酶活性 < 60%），此时不伴有慢性非球形红细胞溶血性贫血，但在食用蚕豆或服用某些药物（如伯氨喹啉类药物、磺胺类药物、呋喃类药物、砜类药物、解热镇痛药等）后可诱发急性溶血性贫血。

3. 新生儿高胆红素血症

G6PD 缺乏症 90% 可在新生儿早期（出生 2～3 d）出现黄疸，高胆红素血症发生率达 50%，中重度者占 25%，胆红素可通过血 – 脑屏障，严重可发生核黄疸，临床有脑瘫表现。

需要注意的是：大部分 G6PD 缺乏症患者一般平时无症状，以正常表型存在，除慢性非球形红细胞溶血性贫血者外，溶血的发生均有特殊诱因存在，但在相同诱因条件下不一定发生溶血，溶血发生还需具备的其他决定因素至今尚未明了，有待进一步研究，也是临床遗传咨询需注意的。

二、新生儿疾病筛查

荧光斑点法：葡萄糖 –6– 磷酸和辅酶 Ⅱ（NADP）同时存在时，G6PD 能使 NADP 还原成 NADPH，后者在波长 260～340 nm 的紫外线照射可观察到荧光，G6PD 缺乏时无荧光或荧光减弱。新生儿 G6PD 缺乏症筛查，样本采集可采用血滤纸片，血片 G6PD 酶活性随采集后时间的推移而较快衰减，存放 7 d 检测者 G6PD 活性衰减 1/3，14 d 检测者 G6PD 活性降低近半。

实施新生儿疾病筛查时注意事项：①筛查血片宜出生 3 d 采集，采用 EMS 加快血片递送，有条件者可冷链下运输，采集后 5 d 内送达筛查实验室；②实验检测应于收到血片当天或第 2 d 完成，并发出筛查报告；③筛查阳性判断，定性检测 G6PD 缺乏者荧光很弱或无荧光、杂合子或某些 G6PD 变异体者可能有轻到中度荧光，定量检测 G6PD ≤ 切值，判断为筛查阳性。

三、生化检查

G6PD 缺乏确诊一般做 G6PD 活性定量检测，常用的方法包括 G6PD/6PGD 比值法及葡萄糖 –6– 磷酸脱氢酶活性测定等，以 G6PD/6GPD 比值法最常用。G6PD 缺陷的男性半合子由于仅一条 X 染色体，G6PD 酶活性检测表现为重度缺乏，女性纯合子两条 X 染色体上的 G6PD 基因同时发生突变也有酶重度缺乏的表现。根据 Lyon 学说，女性杂合子两条 X 染色体其中一条会随机失活，即 G6PD 等位基因有一个处于失活状态，因为酶缺乏的红细胞与正常红细胞嵌合的比率差异，女性杂合子的酶活性有较大的变化，可呈现显著降低，也可以在正常范围。

（一）G6PD 活性测定

其原理是根据红细胞 G6PD 催化葡萄糖 –6– 磷酸（G-6-P）生成 6– 磷酸葡萄糖 –δ– 内脂，后者被氧化成 6– 磷酸葡萄糖酸（6-PGA），同时 NADP 被还原成 NADPH。在波长 340 nm 处监测 NADPH 的吸光度增高，同时以血红蛋白含量做底物，通过相对比计算 G6PD 活性值。红细胞 G6PD 活性正常值为 8～18 U/gHb。该检测为定量实验，取材需 EDTA-Na2、ACD 或肝素抗凝全血。

（二）G6PD/6GPD 比值法

本方法是国际上 WHO 推荐的 G6PD 活性的检测方法。鉴于人群中 G6PD 缺乏症杂合子频率较高，而且正常人的 G6PD 活性值范围较宽（60%～150%），因此，用均数 ±1 个标准差作为正常范围来判断 G6PD 是否缺乏较为困难。6-磷酸葡萄糖脱氢酶（6PGD）比较稳定，迄今未见在人类有缺乏的报道，因而在 G6PD 轻度降低甚至在正常下限的情况下，通过 G6PD/6PGD 的比值计算，大都可以检出。G6PD/6GPD 比值法检测，需采集 EDTA 抗凝全血，使用试剂盒进行检测，由于新生儿血红蛋白浓度高于成人，成人与新生儿有不同的检测参考值，结果判断见（表2-5）。

表2-5 G6PD/6GPD 比值结果判读

人群类型	显著缺乏（半合子或纯合子）	轻-中度缺乏（杂合子）	正常
成人	0～0.3	0.31～1.03	≥1.04
新生儿	0～0.4	0.41～1.290	≥130

注意事项：①该检测对 G6PD 正常、女性纯合子、男性半合子的灵敏度和特异度均很高，但对女性杂合子的检出率仅为 70% 左右。②G6PD 缺乏症患者在急性溶血期由于新生幼稚红细胞增多，G6PD 酶活性可偏高，因此，在急性溶血期重度缺乏者可能有酶学检测结果仅轻度缺乏现象，而女性杂合子酶活性可正常。③新生儿期有高胆红素血症者，大量红细胞溶血后新生红细胞产生，采血时间晚者可有假阴性；或筛查初筛阳性病例早期召回用酶活性诊断时，有酶活性仅表现轻度缺乏或正常，特别是女性杂合子常常有初筛阳性，全血复检为正常。④对急性溶血期患者及女性杂合子诊断建议生化检查和基因诊断同步进行。

四、基因诊断

（一）致病基因及突变特征

G6PD 缺乏症发生的根本原因是编码 G6PD 蛋白的基因变异，导致其结构变异所引起的，该基因定位于 Xq28，全长约 20 kb，由 13 个外显子和 12 个内含子组成，属于 X 连锁不完全显性遗传。变异类型主要以单个碱基置换的错义突变为主，还未发现 G6PD 基因缺失的类型。迄今为止全世界已报道了 210 多种 G6PD 基因的致病突变，中国人群突变类型就有 20 余种，常见突变包括 95A＞G、274C＞T、392C＞T、487G＞A、493A＞C、517T＞C、519C＞T、592C＞T、835A＞T、871G＞A、1004C＞T、1024C＞T、1360C＞T、1376C＞T、1381A＞G、1387C＞T、1388G＞A、196T＞A、202G＞A、703C＞T、1414A＞C、442G＞A 等，其中 1376G＞T、1388G＞A 和 95A＞G 这三种突变占 60%～72% 以上。392G＞T、592C＞T、871G＞A、1024C＞T 这四种突变占 10%～20%，其他稀少突变和未知突变占 20%。突变具有显著的种族和地域差异，男性突变半合子和女性突变纯合子 G6PD 呈显著性缺乏，女性杂合子酶活性变化范围较大，可呈显著降低，也可在正常范围。不同突变位点对 G6PD 活性的影响也有所不同，中国人已发现 27 种 G6PD 缺乏症的突变类型（表2-6）。

表2-6 中国人已发现 27 种 G6PD 缺乏症的突变类型

突变名称	位置	cDNA 碱基置换	氨基酸置换	WHO 分型
Gaohe	Exon2	95A＞G	Arg＞His	Ⅱ
Songklanagarind	Exon4	196T＞A	Phe＞Ile	未知
Asahi	Exon4	202G＞A	Val＞Met	Ⅲ
NR	Exon5	274C＞T	Pro＞Ser	Ⅲ
Chinese-4	Exon5	392G＞T	Gly＞Val	Ⅲ
Valladolid	Exon5	406C＞T	Arg＞Cys	Ⅲ
Liuzhou	Exon5	442G＞A	Glu＞Lys	未知
Mahidol	Exon6	487G＞A	Gly＞Ser	Ⅲ
Chinese-3	Exon6	493A＞G	Asn＞Asp	Ⅱ
Nankang	Exon6	517C＞T	Phe＞Leu	Ⅲ

续 表

突变名称	位置	cDNA 碱基置换	氨基酸置换	WHO 分型
Miaoli	Exon6	519C > T	Phe > Leu	Ⅲ
Shunde	Exon6	592C > T	Arg > Cys	Ⅱ
Shanghai	Exon7	691G > C	Ala > Pro	NR
Nanning	Exon7	703C > T	Leu > Phe	未知
Haikou	Exon8	835A > G	Thr > Ser	未知
Chinese-1	Exon8.	835A > T	Thr > Ser	Ⅱ
Viangchan	Exon9	871G > A	Val > Met	Ⅲ
Fushan	Exon9	1104C > T	Ala > Asp	Ⅱ
Chinese-5	Exon9	1024C > T	Leu > Phe	Ⅲ
Unnamed	Exon10	1088A > T	Asn > lle	Ⅰ
Jiangxi	Exon11	1340G > T	Gly > Val	Ⅱ
Union	Exon11	1360C > T	Arg > Cys	Ⅱ
Canton	Exon12	1376G > T	Arg > Leu	Ⅱ
Yannan	Exon12	1381G > A	Thr > Ser	Ⅲ
Kamiube	Exon12	1387C > T	Arg > Cys	Ⅲ
Anant	Exon12	1388G > A	Arg > His	Ⅱ
Laibin	Exon12	1414A > C	lle > Leu	未知

（二）常用突变检测方法

G6PD 基因检测的方法目前临床上使用的有等位基因特异性扩增技术（allele-specific PCR，AS-PCR）、PCR-反向斑点杂交（PCR-reverse dot blot，PCR-RDB）技术、多色探针荧光 PCR 熔解曲线法（multicolor melting curve analysis，MMCA）及基因测序技术。AS-PCR 技术要求引物特异性高，对 PCR 扩增体系要求严格，且检测突变位点单一，不适于 G6PD 基因多突变位点的检测。PCR-RDB 技术是将多种野生型探针和突变型探针固定在膜条上，与检测突变目的基因所在的基因片段 PCR 产物杂交，能一次实验检出多种不同突变位点，具灵敏度高、特异性强、稳定性好的特点，目前也是临床上检测 G6PD 基因的主要诊断技术之一。MMCA 技术是近年来兴起的一种 G6PD 基因突变检测手段，可判断基因突变位点类型，同时由于标记有不同颜色生物素探针，在荧光 PCR 仪上可直接分析结果，可减少 PCR 后实验分析结果的流程，单次实验就可检测中国人常见的十多个突变位点，且为闭管检测，可减少污染，实验简便、快捷、灵敏度高、特异性强。

由于目前 G6PD 缺乏者尚有 20%～30% 的分子缺陷类型未被证实，上述基因检测技术尚不能完成对未确定基因型的突变诊断，针对未知突变的检测可靠的方法是 Sanger 测序技术。Sanger 测序技术是公认的基因突变检测的金标准，但受成本、速度、通量等因素的限制，很难在临床大规模的开展，一般应用于 G6PD 基因罕见突变的检测或是分子流行病学的研究以及各种科研。随着技术的不断创新，高通量测序技术也被用于 G6PD 缺乏症的检测，该技术通量高，能对 G6PD 基因进行全基因测序，检出罕见基因突变及杂合子 G6PD 基因突变携带者，并可与多种目标疾病基因同时检测。G6PD 基因检测最主要是解决了常规生化检测漏检的杂合子携带者的检出，并解决了急性溶血期假阴性患者的漏诊，同时还可发现罕见型 G6PD 基因突变，为 G6PD 缺乏症的深入研究提供了条件。

介于各种诊断技术的特异性、临床意义及不同的检测对象，在临床我们可合理选择不同的诊断方法。随着高通量检测技术费用的下降，我们期待该技术在不久的将来能应用于新生儿疾病筛查、产前筛查及个体化治疗前筛查等预防保健实践工作中。

第五节　先天性肾上腺皮质增生症诊断

一、临床表现

典型失盐型患儿在生后约 2 周出现呕吐、腹泻、脱水、皮肤色素沉着、体重不增，难以纠正的低血钠、高血钾、代谢性酸中毒。单纯男性化型主要表现为雄激素增高的体征即女性男性化（阴蒂肥大），男性假性性早熟（阴茎增大）。非典型者在儿童后期或青少年期出现为雄激素增高的症状，女性月经过少或闭经等。

二、影像学诊断

（一）肾上腺 CT 或 MRI

CAH 患儿肾上腺 CT 或 MRI 可显示肾上腺皮质增厚。由于新生儿肾上腺皮质较小，判断困难，可不作为常规检查项目。

（二）左手及腕骨正位 X 线片

用于骨龄评估。新生儿及婴儿不作为常规检查项目。

（三）超声检查

性腺 B 超探查子宫、卵巢或睾丸的存在与否，辅助鉴别性别。

三、生化检查

（一）血标本采集

因 ACTH、皮质醇具有昼夜分泌节律，清晨分泌最高，下午及晚上较低。糖皮质激素治疗可降低 ACTH 及 17-羟孕酮浓度。因此，为了提高诊断的可靠性，建议早晨 8 时前、糖皮质激素服用前采血。

（二）电解质及酸碱平衡

失盐型 21-羟化酶缺乏症患儿可表现为低血钠、高血钾、代谢性酸中毒，单纯男性化型及非典型者电解质及酸碱平衡正常。

（三）17-羟孕酮

血 17-羟孕酮浓度持续增高是 21-OHD 的重要诊断指标。通常 17-羟孕酮 > 300 nmol/L 为经典型，6~300 nmol/L 主要见于非经典型，或 21-羟化酶缺乏杂合子，或假阳性，< 6 nmol/L 为非经典型者或正常者；但由于 17-羟孕酮易受多种因素（如体质、应激、感染、情绪、疾病、服药时间、检测方法等）影响而波动，研究发现即使基因型相同，17-羟孕酮浓度差异也很大，故不能单纯用 17-羟孕酮浓度进行分型。

（四）ACTH 及皮质醇

失盐型患儿血 ACTH 多增高，伴皮质醇降低；但单纯男性化型或非经典型患儿其 ACTH 及皮质醇可正常。

（五）血浆肾素、醛固酮

评估盐皮质激素储备情况，并非是 21-OHD 特异性的诊断依据，其血浓度受年龄、饮食钠的摄入量、抽血时体位及其他因素影响。正常新生儿及婴儿早期肾素及醛固酮可增高，无诊断意义。失盐型及部分单纯男性化型患儿其肾素水平有不同程度增高；一些患儿虽有不同程度醛固酮合成缺陷而导致醛固酮水平降低，但临床可无失盐症状。

（六）雄烯二酮、硫酸脱氢表雄酮

两者属于肾上腺雄激素，21-OHD 患儿此类激素水平有不同程度的增高。雄烯二酮受影响因素较少，浓度相对较稳定，与 17-OHP 有较好的相关性；而硫酸脱氢表雄酮不敏感，不建议作为诊断的指标。

（七）睾酮

该雄激素主要来源于睾丸分泌，少量由肾上腺雄烯二酮经 17β- 羟类固醇转变而来。21-OHD 患儿睾酮水平均增高。但出生 5 个月内男婴存在生理学睾酮增高，不能作为 21-OHD 诊断依据。

四、基因诊断

（一）外周血 21- 羟化酶基因诊断

基因检测是 CAH 确诊的金标准，建议常规开展，尤其对于临床疑似而生化诊断困难者，或诊断不明已用糖皮质激素治疗者，通过基因分析有助确诊。在先证者及父母基因型明确的基础上可为需要再生育的 CAH 家庭提供产前诊断。

1. 检测方法

21-OHD 是由于 CYP21A2 基因的突变导致。CYP21A2 位于染色体 6p21.3，与不具活性的假基因 CYP21AlP 相邻。真假基因均含有 10 个外显子，具有 98% 的相同序列。CYP21A2 基因突变分析需采用长片段 PCR 扩增，序列分析，以及多重连接探针扩增技术（multiplex ligation-dependent probe amplification，MLPA）联合分析，以便同时检出基因点突变或缺失/重复。

2. 基因型与表型

CYP21A2 基因突变可分为三种类型：①点突变，中国患者中约占 70%；②大片段的基因缺失和基因转换，占 20%～30%；③自发突变，少见，占 4%～5%。

基因型与表型（尤其失盐型或轻型）有较好的相关性，临床表型与两个等位基因中导致残余酶活性较高的突变相关。如大的基因缺失/转换突变、p.Q318X、p.R356W、E6cluster、Exon3De18bp 及 I2G 可导致残存酶活性 0～1%，多与失盐型有关；p.1172N 突变导致残存酶活性为 1%～5%，多与单纯男性化型相关；p.V28IL、p.P30L 和 p.P453S 导致残存酶活性为 20%～50%，多与非典型相关。

（二）产前诊断

在先证者及父母基因型明确的基础上可进行产前诊断。在孕 10～14 周取绒毛膜细胞或孕 18～22 周抽取羊水，提取胎儿基因组 DNA，进行 CYP21A2 基因突变分析，对胎儿进行诊断。

五、鉴别诊断

（一）与其他 17- 羟孕酮增高的 CAH 鉴别

1. 11β- 羟化酶缺乏（11β-OHD）所致 CAH

该酶缺乏可产生肾上腺皮质功能低下和失盐症状，占 CAH 5%～8%；该酶缺乏也可导致皮质醇合成障碍、17- 羟孕酮及雄激素水平增高的症状和体征；但不同的是该酶缺乏可导致肾上腺球状带产生的、具有较强盐皮质激素作用的去氧皮质酮增高，临床表现为高血钠、低血钾、高血压，易与 21-OHD 鉴别。

2. 3β- 羟类固醇脱氢酶缺乏症

该酶为肾上腺类固醇激素合成过程第二个酶，极少见。该酶缺乏可导致低血钠、高血钾、代谢性酸中毒；但该酶在外周组织（肝）有一定表达活性，血 17- 羟孕酮浓度增高及合成部分的雄激素，外生殖器可表现为女性男性化，男性女性化；血脱氢表雄酮增高、雄烯二酮降低可鉴别于 21-OHD。

（二）失盐型与其他疾病的鉴别

1. 先天性肥厚性幽门狭窄

患者表现为喷射性呕吐，重者脱水，钡造影剂发现狭窄的幽门，但无 21-OHD 的皮肤色素沉着，外生殖器两性难辨和其他类固醇激素的异常。

2. 先天性肾上腺皮质功能减退症

有肾上腺皮质功能不全及失盐的症状，色素沉着，低血钠、高血钾、代谢性酸中毒，但无男性假两性畸形或女性男性化，17-OHP 正常。通过 DAX-1 或 SF-1 基因分析可以明确诊断。

(三)单纯男性化型需与其他疾病鉴别

1. 男性真性性早熟

睾丸和阴茎异常增大,FSH、LH 及睾酮增高达青春期水平,但 17-OHP 正常。

2. 真两性畸形

外生殖器男女性别难辨,但 17-OHP、睾酮等雄激素水平可正常。染色体检查及性腺 B 超有助诊断。

3. 肾上腺雄性化肿瘤鉴别

出生后雄性化症状逐渐发展,女性患儿可有阴蒂肥大,但无阴唇融合,血雄激素水平,如睾酮等增高,尿 17-KS 可增高,17-OHP 正常,B 超或 CT 可发现一侧肾上腺肿块。

(四)非典型患者需要鉴别多囊性卵巢综合征

该综合征多发于生育年龄妇女,为常染色体显性遗传,具有高雄激素及胰岛素抵抗症状;17-OHP 正常,B 超显示多囊卵巢有助诊断。

第三章
新生儿疾病

第一节 新生儿窒息

凡是造成母体与胎儿间血液循环和气体交换障碍的原因，皆可造成胎儿宫内窒息，进而导致新生儿窒息。由于呼吸障碍，血氧含量迅速下降，造成血液重新分布。非生命器官，如肠、肾、肌肉及皮肤血管收缩，以保证脑、心肌、肾上腺等生命器官的供血。当缺氧继续加重，乳酸积累，造成代谢性酸中毒，pH 值明显下降。窒息早期由于儿茶酚胺释放，可出现高血糖症。上述诸因素可导致心功能衰竭，心率减慢，血压下降，静脉压上升，生命器官供血不足，加重脑损害，可遗留后遗症，甚至死亡。

一、诊断精要

1. 临床表现

（1）胎儿缺氧（宫内窒息）：早期有胎动增加，胎心率增快，≥160/min；晚期胎动减少甚至消失，胎心率变慢，羊水被胎粪污染呈黄绿或墨绿色。

（2）Apgar 评分：内容包括心率、呼吸、对刺激反应、肌张力和皮肤颜色 5 项，每项 0~2 分，总共 10 分；评分越高表示窒息程度越轻，0~3 分为重度窒息，4~7 分为轻度窒息（表 3-1）。

表 3-1 新生儿 apgar 评分表

体征	0 分	1 分	2 分
皮肤颜色	青紫或苍白	身体红，四肢青紫	全身红
心率	无	< 100/min	> 100/min
弹足底或插鼻管反应	无反应	有些动作如皱眉	哭，喷嚏
肌张力	松弛	四肢略屈曲	四肢活动
呼吸	无	慢，不规则	正常，哭声响

（3）各器官受损表现：见表 3-2。

表 3-2 围生期窒息对各系统可能的损害

系统	损害
中枢神经	缺氧缺血性脑病、颅内出血、脑水肿
肾	肾小球滤过率和（或）肾小管重吸收功能下降、肾小管坏死和肾衰竭
心血管	三尖瓣关闭不全、心肌坏死、心力衰竭、休克
肺	肺动脉高压、胎粪吸入综合征、肺出血、呼吸衰竭

续 表

系统	损害
消化	应激性溃疡、坏死性小肠结肠炎、肝功能损害
代谢	酸中毒、低血糖、低血钙、抗利尿激素分泌增加
皮肤	皮下脂肪坏死
血液	弥散性血管内凝血

2. 实验室检查

（1）对宫内缺氧胎儿，可通过羊膜镜或胎头露出宫颈口时取头皮血测 pH 值，以决定娩出后的抢救措施。

（2）出生后立即取动脉血做血气分析，同时测定血糖、电解质、血尿素氮和肌酐。

（3）动态进行头颅 B 超、CT 或磁共振检查。

二、治疗精要

1. 治疗原则

窒息复苏是产、儿、麻醉三科医护人员必须掌握的技术，全部培训合格上岗，复苏才能争分夺秒；遇到高危孕妇有胎儿宫内窘迫，估计娩出时有窒息可能者，应通知儿科医生到场抢救。

2. ABCDE 复苏方案

A：尽量吸净呼吸道黏液、建立通畅的呼吸道。B：建立呼吸，增加通气，保证供氧。C：建立正常循环，保证足够的心搏出量。D：药物治疗，纠正酸中毒。E：评价、监护、注意保暖、减少氧耗。A 是根本，B 是关键。

3. 初步复苏步骤

①保暖，生后即置于保暖台上；②温热干毛巾揩干头部及全身，减少散热；③摆好体位，肩部垫高 2～3 cm，使颈部轻微伸仰；④婴儿娩出后即吸净口、鼻、咽黏液，吸引时间不超过 10 s；⑤触觉刺激，经上述处理后仍无呼吸，可采用拍打足底两次和摩擦儿背来促使呼吸出现。以上各步骤要求在 20 s 内完成。

三、处方选择

（一）复苏的基本程序

以下程序贯穿复苏的整个过程。评估主要基于 3 个体征：呼吸、心率、肤色。

（二）复苏的步骤

1. 快速评估

出生后立即用几秒钟的时间快速评估 4 项指标：

（1）羊水清吗？

（2）是否有哭声或呼吸？

（3）肌张力是否好？

（4）肤色是否红润？

如以上任何 1 项为"否"，则进行以下初步复苏。

2. 初步复苏

（1）保暖：将新生儿放在辐射保暖台上或因地制宜采取保温措施，如用预热的毯子裹住新生儿以减少热量散失等。因会引发呼吸抑制也要避免高温。

（2）体位：置新生儿头轻度伸仰位（鼻吸气位）。

（3）吸引：在肩娩出前助产者用手挤捏新生儿的面、颏部排出（或用吸球吸出）新生儿的口咽、鼻中的分泌物。娩出后，用吸球或吸管（8F 或 10F）先口咽后鼻清理分泌物。过度用力吸引可能导致喉痉挛和迷走神经性的心动过缓并使自主呼吸出现延迟。应限制吸管的深度和吸引时间（< 10 s），吸引器的负压不超过 100 mmHg（1 mmHg = 0.133 kPa）。羊水胎粪污染时的处理：当羊水有胎粪污染时，无论胎粪是稠或稀，头部一旦娩出，先吸引口、咽和鼻，可用大孔吸管（12F 或 14F）或吸球吸胎粪。接着评估新生儿有无活力：新生儿有活力时，继续初步复苏；如无活力，采用胎粪吸引管进行气管内吸引。

（4）擦干：快速擦干全身。

（5）刺激：用手拍打或手指弹患儿的足底或摩擦背部两次以诱发自主呼吸，如这些努力无效表明新生儿处于继发性呼吸暂停，需要正压人工呼吸。

3. 气囊面罩正压人工呼吸

（1）指征。

有活力的定义是：呼吸规则或哭声响亮、肌力张力好，心率 > 100/min。

①呼吸暂停或抽泣样呼吸。

②心率 < 100/min。

③持续的中心性青紫。

（2）方法。

①最初的几次正压呼吸需要 30 ~ 40 cmH$_2$O（1 cmH$_2$O = 0.098 kPa），以后维持在 20 cmH$_2$O。

②频率 40 ~ 60/min（胸外按压时为 30/min）。

③充分的人工呼吸应显示双肺扩张，由胸廓起伏、呼吸音、心率及肤色来评价。

④如正压人工呼吸达不到有效通气，需检查面罩和面部之间的密闭性，是否有气道阻塞（可调整头位，清除分泌物，使新生儿的口张开）或气囊是否漏气；面罩型号应正好封住口鼻，但不能盖住眼睛或超过下颌。

⑤经 30 s 100% 氧的充分人工呼吸后，如有自主呼吸，且心率 ≥ 100/min，可逐步减少并停止正压人工呼吸。如自主呼吸不充分，或心率 < 100/min，需继续用气囊面罩或气管导管施行人工呼吸；如心率 < 60/min，继续正压人工呼吸并开始胸外按压。

⑥持续气囊面罩人工呼吸（> 2 min）可产生胃充盈，应常规插入 8F 胃管，用注射器抽气和在空气中敞开胃管端口来缓解。

新生儿复苏成功的关键是建立充分的正压人工呼吸，用 90% ~ 100% 氧快速恢复缺氧症状，如不能得到氧可给新生儿用空气进行正压通气。有条件最好配备压力表。要达到高浓度氧（90% ~ 100%）需要连接储氧器。

4. 喉镜下经口气管插管

（1）气管插管指征。

①需要气管内吸引清除胎粪时。

②气囊面罩人工呼吸无效或要延长时。

③经气管注入药物时。

④特殊复苏情况，如先天性膈疝或超低出生体重儿。

（2）准备。

进行气管插管必需的器械和用品应存放一起，在每个产房、手术室、新生儿室和急救室应随时备用。常用的气管导管为上下直径一致的直管、不透射线和有厘米（cm）刻度。如使用金属管芯，不可超过管端。

（3）方法。

①左手持喉镜，使用带直镜片（早产儿用 0 号，足月儿用 1 号）的喉镜进行经口气管插管。将喉镜夹在拇指与前 3 个手指间，镜片朝前，小指靠在新生儿颏部提供稳定性；喉镜镜片应沿着舌面右边滑入，将舌头推至口腔左边，推进镜片直至其顶端达会厌软骨谷。

②暴露声门，采用一抬一压手法，轻轻抬起镜片：上抬时需将整个镜片平行朝镜柄方向移动使会厌

软骨抬起即可暴露声门和声带。如未完全暴露，操作者用自己的小指或由助手的食指向下稍用力压环状软骨，使气管下移有助于看到声门。在暴露声门时不可上撬镜片顶端来抬起镜片。

③插入有金属管芯的气管导管，将管端置于声门与气管隆凸之间，接近气管中点。

④整个操作要求在 20 s 内完成，并常规做一次气管吸引。插入导管时，如声带关闭，可采用 Hemlish 手法，助手用右手食、中两指在胸外按压的部位向脊柱方向快速按压一次促使呼气产生，声门就会张开。

5. 胸外按压

（1）指征：100% 氧充分正压人工呼吸 30 s 后心率 < 60/min。在正压人工呼吸同时需进行胸外按压。

（2）疗法：应在胸骨体下 1/3 进行按压。

①拇指法：双手拇指端压胸骨。根据新生儿体型不同，双手拇指重叠或并列，双手环抱胸廓支撑背部。此法不易疲劳，能较好地控制压下深度，并能较好地增强心脏收缩和冠状动脉灌流的效果。

②双指法：右手食、中两个手指尖放在胸骨上，左手支撑背部。其优点是不受患儿体型大小及操作者手大小的限制。按压深度约为前后胸直径的 1/3，产生可触及脉搏的效果。按压和放松的比例为按压时间稍短于放松时间，放松时拇指或其他手指应不离开胸壁。

（3）胸外按压和正压人工呼吸需默契配合，避免同时施行。胸外按压和人工呼吸的比例应为 3∶1，即 90/min 按压和 30/min 呼吸，达到每分钟约 120 个动作。因此，每个动作约 1/2 s，2 s 内三次胸外按压一次正压呼吸。30 s 后重新评估心率，如心率仍 < 60/min，除继续胸外按压外，考虑使用肾上腺素。

6. 药物

在新生儿复苏时，很少需要用药。新生儿心动过缓通常是因为肺部充盈不充分或严重缺氧，而纠正心动过缓的最重要步骤是充分的正压人工呼吸。

（1）肾上腺素。

①指征：心搏停止或在 30 s 的正压人工呼吸和胸外按压后，心率持续 < 60/min。

②剂量：静脉或气管注入的剂量是 0.1～0.3 mL/kg 的 1∶10 000 溶液（0.01～0.03 mg/kg），需要时 3～5min 重复一次。浓度为 1∶1 000 肾上腺素会增加早产儿颅内出血的危险。

③用药方法：首选气管导管内注入，如效果不好可改用外周静脉，有条件的医院可经脐静脉导管给药。

（2）扩容剂。

①指征：对怀疑失血或休克（苍白、低灌注、脉弱）的低血容量的新生儿，如对其他复苏措施无反应要考虑扩充血容量。

②扩容剂的选择：可选择等渗晶体溶液，推荐生理盐水。大量失血则需要输入与患儿交叉配血阴性的同型血或 O 型血红细胞悬液。

③方法：首次剂量为 10 mL/kg，经外周静脉或脐静脉（> 10min）缓慢推入。在进一步的临床评估和反应观察后可重复注入一次。给窒息新生儿和早产儿不恰当的扩容会导致血容量超负荷或发生并发症，如颅内出血。

（3）碳酸氢钠。

①指征：在一般的心肺复苏（CPR）过程中不鼓励使用碳酸氢钠，如在对其他治疗无反应时或严重代谢性酸中毒时使用。

②剂量：2 mmol/kg，用 5%（0.6 mmol/mL）碳酸氢钠溶液 3.3 mL/kg，用等量 5%～10% 葡萄糖溶液稀释后经脐静脉或外周静脉缓慢注射（> 5 min）。

③注意：A. 碳酸氢钠的高渗透性和产生 CO_2 的特性可对心肌和大脑功能有害，应在建立充分的人工呼吸和血液灌流后应用；B. 再次使用碳酸氢钠治疗持续代谢性酸中毒或高血钾时应根据动脉血气或血清电解液等而定；C. 因有腐蚀性不能经气管导管给药。

（4）纳洛酮。

①指征：为麻醉药拮抗剂。需两个指征同时出现：A. 正压人工呼吸使心率和肤色恢复正常后，仍出现严重的呼吸抑制；B. 母亲分娩前 4 h 有注射麻醉药史。在注射纳洛酮前，必须要建立和维持充分的

人工呼吸。

②剂量：0.1 mg/kg 经静脉、气管导管或肌内、皮下给药。由于麻醉药药效时间通常比纳洛酮长，可能需要重复注射纳洛酮防止呼吸暂停复发。

③注意：母亲疑似吸毒者或持续使用美沙酮（镇静剂）的新生儿不可用纳洛酮，否则会导致新生儿严重惊厥。

（5）脐静脉插管：脐静脉是静脉注射的最佳途径，用于注射肾上腺素或纳洛酮以及扩容剂和碳酸氢钠。可插入 3.5F 或 5F 的不透射线的脐静脉导管，导管尖端应仅达皮下进入静脉，轻轻抽吸就有回血流出。插入过深，则高渗透性和影响血管的药物可能直接损伤肝脏。务必避免将空气推入脐静脉。

四、经验指导

1. Apgar 评分

不是决定是否要复苏的指标，出生后应立即评价呼吸、心率、肤色等来商定复苏措施。

2. 复苏成功必须做到以下几点

（1）每个分娩都有受过复苏训练的人在场，并要反复强化技能和知识。

（2）复苏及时，不断正确评价呼吸、心率和皮色来决定下一步操作。

（3）备足所需器械并检查后依次定点安置以便随时取用。

3. 用药

只有极少数重度窒息儿在气管插管加压给氧和胸外按压心脏 30 s 后无反应时才需用药。对于临产前有胎心、出生时已无心跳者，则需在气管插管胸外按压心脏的同时立即用药。

4. 复苏后监护

重症监护至少 3 d，监护主要内容为体温、呼吸、心率、血压、尿量、肤色和窒息所导致的神经系统症状，注意酸碱失衡、电解质紊乱、大小便异常、感染及喂养等问题。

5. 接受复苏的早产儿尤需关注的问题

（1）体温管理：置于合适中性温度的暖箱。

（2）对 < 1 500 g 的极低出生体重儿、< 1 000 g 的超低出生体重儿因缺乏肺泡表面活性物质可发生呼吸窘迫综合征，出生后有可能立即需要气管插管进行肺泡表面活性物质（PS）防治。

（3）由于生发层基质的存在，易造成室管膜下脑室内出血。心肺复苏时注意操作轻柔。

（4）围生期窒息的早产儿易发生坏死性小肠结肠炎，应密切观察、适量喂养。

（5）早产儿对高动脉氧分压非常敏感，易造成氧损害。需要规范用氧，进行经皮氧饱和度或血气的动态监测及定时眼底检查随访。

第二节　新生儿湿肺

新生儿湿肺又称暂时性呼吸困难。由于肺内液体吸收延迟，在肺内滞留引起，是早期新生儿呼吸窘迫常见原因之一。多见于足月儿、剖宫产，或因新生儿窒息缺氧，均可使肺泡内液体增多。

一、诊断要点

（一）多见于

足月剖宫产儿或接近足月儿的早产儿，为自限性疾病。

（二）临床症状

出生 2 ~ 5 h 后出现呼吸急促，唇周青紫，呼吸每分钟 60 ~ 80 次以上，但反应正常，哭声响。症状重者青紫明显、呻吟、反应较差。体征：有呼吸音减低或湿音。临床症状于生后 48 ~ 72 h 消失。

(三)辅助检查

1. 血气分析

pH、$PaCO_2$、PaO_2 和 BE 值一般都在正常范围，重症者可有低氧血症，呼吸性和代谢性酸中毒。

2. X 线表现

X 线胸片显示肺气肿，肺门纹理增粗和斑点状云雾影，常见毛发线（叶间积液）。

二、鉴别诊断

1. 肺透明膜病

此病多见于早产儿，常有宫内窘迫史，病情呈进行性发展，胸部 X 线检查有特殊改变，病情重，预后差，均与新生儿湿肺不同。

2. 羊水吸入综合征

此病有窒息或呼吸窘迫史，呼吸急促在复苏后发生；而新生儿湿肺则出生时正常，呼吸窘迫发生较晚，X 线检查亦有助于鉴别。

三、治疗精要

原则是加强监护和对症治疗，青紫者供氧，吸吮困难时静脉补液。Ⅰ型呼吸衰竭给予 CPAP，Ⅱ型呼吸衰竭给予 IPPV+PEEP。两肺湿音多时，用呋塞米 1 mg/kg，静注，1～2 次。

四、经验指导

（1）本症预后良好，病程短者为 5～6 h 或 1 d 内呼吸正常，长者 4～5 d 恢复。

（2）早产儿湿肺症的临床特点为发病早、症状重、反应差，可以发生呼吸衰竭、心力衰竭，甚至死亡，要注意鉴别，治疗。

（3）临床上应注意剖宫产儿，尤其是选择性剖宫产儿，既缺乏产道的挤压，又缺乏应激反应，发生湿肺的概率较高。

第三节　胎粪吸入综合征和新生儿感染性肺炎

胎粪吸入综合征是指胎儿在宫内或娩出过程中吸入混有胎粪的羊水后所发生的肺部炎症和气体交换障碍，而出现呼吸困难的症状。新生儿感染性肺炎是新生儿的常见疾病。感染性肺炎可发生在宫内、分娩过程中或出生后，由细菌、病毒或原虫引起。严重胎粪吸入综合征和感染性肺炎都是引起新生儿死亡的重要原因。

一、诊断精要

（一）胎粪吸入综合征

1. 临床表现

（1）呼吸系统表现：常在数小时内出现呼吸增快、呼吸困难、鼻翼扇动及青紫，可有呼气性呻吟、吸气性三凹征，两肺先常有粗湿音、鼾音，以后出现中、细湿音。呼吸困难、气急、青紫突然明显加重者，是由于并发气胸和（或）纵隔气胸所致。

（2）循环系统表现：急性严重缺氧、酸中毒可使肺小动脉痉挛，过期产儿宫内慢性缺氧可使小动脉平滑肌增厚。两者均可造成肺动脉高压，除形成持续胎儿循环，使青紫加重外，还可出现心脏扩大、肝大等心力衰竭表现。

（3）中枢神经系统表现：可有意识改变、凝视、尖叫、惊厥、前囟饱满、颅缝增宽等缺氧缺血性脑病和（或）颅内出血表现。

2. X 线检查

两肺有不规则斑片状或粗大结节阴影，分布广泛而不均匀。肺气肿明显，横膈下移，膈底变平，心影可缩小。若伴持续胎儿循环则心影可扩大，可有节段性肺不张、间质性肺气肿、叶间胸膜及肋膈角少量积液。

（二）感染性肺炎

1. 宫内感染性肺炎

母孕期受细菌、病毒、原虫等感染，羊膜早破 24 h 以上或羊膜绒毛膜炎污染羊水，污染发生率高达 50%～80% 以上；孕母在妊娠后期受到感染，但病原体可通过胎盘屏障经血行传播给胎儿，使胎儿发生感染。婴儿出生时常有窒息史，复苏后呼吸快，常伴呻吟、体温不稳、无咳嗽、憋气、呼吸暂停、黄疸等。约半数病儿可有音，呼吸音粗糙或降低，严重病例出现呼吸衰竭。

2. 分娩过程中感染性肺炎

分娩时的感染经过一定潜伏期才发病。如 II 型疱疹病毒感染在分娩后 5～10 d 出现症状，开始为皮肤疱疹，肺炎的症状有呼吸暂停、肺部音，严重者出现呼吸衰竭；衣原体肺炎常在生后 3～12 周发病；细菌感染发病多在生后 3～5 d 内，可伴有败血症。

3. 出生后感染性肺炎

可先有上感，亦可以肺炎起病。常见呼吸浅速、鼻翼扇动、青紫、点头呼吸、口吐白沫、吸气性三凹征。足月儿、体壮儿可有发热，早产儿、衰弱儿则常体温不升。肺部体征可不明显，深吸气时在脊柱两旁有时可听到细湿啰音。

二、治疗精要

（1）呼吸道管理，保持呼吸道通畅。
（2）供氧。
（3）抗病原体治疗。
（4）纵隔气肿的治疗：并发气胸时应先作胸腔闭式引流。
（5）持续胎儿循环的治疗：纠正酸中毒，降低肺动脉压力，无效时可用体外循环膜氧合器。
（6）支持疗法。

三、处方选择

（1）大肠杆菌肺炎三代头孢菌素 50～100 mg/（kg·d），分两次，静注，疗程 10 d。
（2）B 组链球菌肺炎青霉素 20 U/（kg·d），氨苄西林 150～200 mg/（kg·d），分 2～3 次，静注，疗程 10 d。
（3）衣原体肺炎红霉素 50 mg/（kg·d），2～3 周，或阿奇霉素 10 mg/（kg·d），口服，共 3 d。

四、经验指导

1. 羊膜早破

羊膜炎孕妇分娩前可用抗生素预防胎儿感染。

2. 根据分泌物培养及涂片修改抗生素

严重感染者给予丙种球蛋白 400 mg/（kg·d），静脉滴注，连用 3～5 d。

3. 胸部物理治疗

（1）体位引流：根据重力作用的原理，通过改变体位的方法，促使肺部分泌物从小支气管向大的支气管方向引流，适用于肺炎、肺不张等，每 2 h 更换体位一次，俯卧位有利于肺扩张及分泌物引流，改善通气。

（2）叩击/震动：胸部叩击是应用非损伤性叩击器或以手指、手掌紧贴患儿胸壁，在婴儿呼气时，通过有节奏的震动促使分泌物排出。

第四节　新生儿肺透明膜病

新生儿肺透明膜病（HMD）又称新生儿呼吸窘迫综合征（NRDS），系指出生后不久即出现进行性呼吸困难、青紫、呼气性呻吟、吸气性三凹征和呼吸衰竭；主要见于早产儿，尤其胎龄32周以下的极低出生体重儿。由于肺发育不成熟，肺表面活性物质产生或释放不足导致进行性肺不张、肺萎陷。常见诱发因素：窒息、缺氧、酸中毒、肺灌流不足、低温、母亲糖尿病、甲状腺功能及肾上腺皮质功能低下等。

一、诊断精要

1. 临床表现

（1）症状：刚出生时哭声可能正常，生后不久或6~12 h内出现呼吸增快，呼吸困难，呈进行性加重，伴呻吟，呼吸不规则，间有呼吸暂停。

（2）体征：面色因缺氧而变得灰白或青灰，发生右向左分流时，青紫明显，供氧不能使之减轻；鼻翼扇动，胸廓吸气性凹陷。胸廓开始时隆起，以后肺不张加重，胸廓随之下陷，以腋下较明显。肺呼吸音减低，吸气时可听到细湿音，缺氧重者四肢肌张力低下。严重病例呼吸极度困难，重度缺氧，可发生肺水肿甚至死亡。

2. 实验室检查

（1）X线检查：两肺透光度普遍下降，内有均匀的细小颗粒状阴影，以后融合成较大结节状影，两肺病变可不对称，肺底可较肺尖明显。最后两肺均不透光而全部变白，但仍可见空气充盈的黑色支气管影由肺门向外周放射伸展至末梢气道，形成"支气管充气征"。根据严重度将X线病变分为四级。

Ⅰ级：仅有小颗粒状阴影的轻微改变。

Ⅱ级：支气管充气征越过心脏边缘。

Ⅲ级：病变进一步加重，心膈模糊不清。

Ⅳ级：普遍密度增加称"白肺"。

（2）胃液振荡试验（泡沫稳定试验）：胃液1 mL加95%乙醇1 mL，振荡15 s后静置15 min；如果沿管壁仍有一圈泡沫为阳性，可初步除外HMD，阴性则提示本病。

（3）血气、电解质检查：血pH、HCO_3^-、PaO_2降低而PCO_2、BE增高，血钾早期常增高，恢复期利尿后可降低。

二、鉴别诊断

1. B组β溶血性链球菌感染

本病经宫内感染引起新生儿肺炎或败血症，症状和肺部X线表现与肺透明膜病相似，病理检查肺部也有透明膜形成。但本病婴儿的孕母在妊娠晚期有感染病史或分娩前有胎膜早破史。如无这些病史很难鉴别，可按败血症或肺炎用抗生素做诊断性治疗，有助鉴别。

2. 持续肺动脉高压症

持续肺动脉高压症又称持续胎儿循环，是指新生儿出生后较长时间保持肺动脉高压，维持从胎儿型到成人型的过渡性血循环，存在右向左分流；均发生于足月儿，多数无产时窒息；出生时或出生24 h内即出现发绀、气促，心脏听诊偶闻肺动脉高压所致的收缩期杂音。X线胸片可见心影增大，由于肺膨胀不全或羊水吸入，两肺可见斑点状阴影。超声心动图检测肺动脉高压可资鉴别。

三、治疗精要

（一）一般护理

1. 注意保温

将患儿置于中性温度的环境中，相对湿度保持在50%~60%；保持呼吸道通畅，防止窒息。

2. 不能吸吮者应静脉输注葡萄糖或高营养液

第1、2天液体总量为 60～70 mL/(kg·d)，第3天以后增至 80～100 mL/(kg·d)；能哺乳者应按时喂奶。

3. 密切观察病情变化

特别要注意呼吸频率及节律、心率、肤色、体温、血压和尿量。应监测血氧、血糖、血电解质浓度。使用呼吸机时，随时检查呼吸机工作是否正常，插管有无移位、松脱、堵塞以及有无气胸等发生。

（二）氧气治疗和人工辅助呼吸

1. 一般给氧

给氧可用鼻导管、面罩、头罩、氧帐等进行。使 PaO_2 保持在 10.64 kPa（80mmHg），氧气应加温并湿化。

2. 持续呼吸道正压（CPAP）

主要是增加功能残气量，预防肺萎缩和不张，使 PaO_2 上升。若X线胸片显示 Ⅰ、Ⅱ 度表现，或吸入 60% 浓度的氧而 PaO_2 仍 < 6.65～7.9 kPa（50～60 mmHg），即应采用 CPAP。

3. 间歇正压通气（IPPV）

这是保证有效通气的最强有力的手段，除具有 CPAP 的作用外，其升高 PaO_2 的作用显著。若X线胸片显示 Ⅳ 度表现时，CPAP 治疗失效；$PaCO_2$ > 7.9 kPa（60mmHg）或迅速升高，频发呼吸暂停或无自主呼吸，即应采用 IPPV。

（三）纠正酸中毒和电解质的紊乱

改善通气功能，纠正呼吸性酸中毒。在用 CPAP 后可给予 5% 碳酸氢钠溶液。

（四）防治感染

本病易合并肺炎，部分 HMD 又难与 B 族溶血性链球菌败血症鉴别，且两者有同时存在的可能，故应常规给予青霉素 C 加氨苄西林或阿米卡星，或根据病原菌选择有效抗生素。

四、处方选择

处方1：PS 第一次剂量 120～200 mg/kg，第二次和第三次剂量可减到 100～120 mg/kg，各次间隔 6～12 h。PS 配生理盐水（NS）3～5 mL/kg，气管内滴入。

处方2：吲哚美辛（消炎痛）每次 0.2 mg/kg，每次间隔 12 h，共三次，静注或口服，药物不能关闭动脉导管则需手术治疗。

五、经验指导

（1）本病多见于早产儿，足月儿仅占 5%，围生期窒息、糖尿病母亲的患儿、产程未开始的剖宫产以及男婴的发病率均较高。

（2）对高危儿应采用联合预防：产前为孕妇用肾上腺皮质激素，产后为新生儿用 PS。

（3）本病为自限性疾病，能生存 3 d 以下的恢复希望颇大，病情严重者死亡大多在 3 d 以内，以生后第 2 d 病死率最高。

第五节　新生儿溶血病

新生儿溶血症是由于母亲体内存在着的与其胎儿不配合的 IgG 性质的血型抗体引起的同种被动免疫性疾病。凡是以 IgG 性质出现的血型抗体都可引起新生儿溶血症。目前已经发现人类血型抗原有 400 种以上，分为 26 个血型系统和三组血型抗原。引起新生儿溶血症的抗体以 ABO 和 RH 系统的抗体为多见，其他血型则少见。过去未认识本病的病因时，曾称为"胎儿溶血症"，"胎儿全身性水肿"，"先天性新生儿贫血"、"先天性新生儿重症黄疸"或"胎儿有核红细胞增多症"，现今称为"新生儿母子血型不合溶血症"。此病是一种同族免疫性溶血，与遗传有关。以黄疸、贫血、水肿、肝脾肿大为特征，是新生儿期特有的病理性黄疸之一。

一、Rh 血型不合溶血病

Rh 血型系统包括 6 种抗原，C 与 c、D 与 d、E 与 e，其中 D 抗原最早被发现且抗原性最强，故具有 D 抗原时称为 Rh 阳性；缺乏 D 抗原为 Rh 阴性。6 种抗原的抗原性依次为 D > E > C > c > e，临床以 RhD 溶血病最常见。Rh 阴性的频率在种族中有差别，我国汉族人群中低于 0.5%，而在有少数民族中约占 5% 以上。

Rh 血型不合时，如胎儿为 Rh 阳性（传自父亲）而母为 Rh 阴性，孕晚期或分娩时，Rh 抗原进入母体血液循环，刺激母体发生初发免疫反应，从而产生较弱的 IgM 抗体，因不能通过胎盘，故不产生胎儿溶血。若再次妊娠有 Rh 抗原进入母体时，即发生次发免疫反应，此反应快作用强，且为 IgG 抗体，可经胎盘入胎儿循环，使胎儿红细胞大量溶解，引起溶血症。母亲 Rh（D）阳性，也可缺乏 Rh 其他抗原，而当胎儿又有该抗原时，仍可发生 Rh 溶血病。

（一）诊断精要

1. 病史

母亲为 Rh 阴性，父亲为 Rh 阳性；既往史流产、死胎，或曾分娩过婴儿有胎儿水肿的孕产史，了解 Rh 阴性母亲既往有无输血或血液制品史。

2. 临床表现

（1）胎儿水肿：重型患儿出生时全身水肿，苍白，皮肤瘀斑，胸腔积液，腹水，心音低，心率快，呼吸困难，肝脾肿大。不少胎儿水肿常为死胎，活产的大多为早产，若不及时治疗常于生后不久死亡。水肿的发生于低蛋白血症及心力衰竭有关。

（2）黄疸：生后 24 h 内（常在 4~5 h）出现并迅速加重，于生后 3~4 d 达高峰；血清总胆红素超过 340 μmol/L（20 mg/dL）者不少，以间接胆红素升高为主。

（3）贫血：程度不一，脐带血红蛋白轻度溶血 > 140 g/L；中度溶血 < 140 g/L，重度可 < 80 g/L，且常伴有胎儿水肿。出生后溶血继续进展，贫血程度加重，部分 Rh 溶血病患儿在生后 2~6 周发生明显贫血（Hb < 80 g/L），称为晚期贫血。

（4）肝脾肿大：轻者轻度肿大，重者肿大明显。

（5）胆红素脑病：见于高胆红素血症；表现为嗜睡，哭声小，拒奶，吸吮反射、拥抱反射减弱或消失，肌张力改变，角弓反张，抽搐，发热等。

（6）出血倾向：见于重者，表现为皮肤瘀斑、瘀点、颅内出血、肺出血等。

3. 辅助检查

（1）血常规：红细胞计数、血红蛋白下降，网织红细胞、有核红细胞增多。

（2）血清胆红素：总胆红素升高，以间接胆红素升高为主。

（3）血型测定：母婴之间是否存在 Rh 血型不合。

（4）血型抗体测定：可用溶血病 3 项试验以确诊。

①直接抗人球蛋白试验。阳性，说明婴儿红细胞被血型抗体致敏。

②释放试验。此法较为敏感，并可以了解是哪种 Rh 血型抗体。

③游离抗体检测。阳性结果表示有血型抗体存在，并可了解抗体类型。

（二）治疗精要

抑制溶血，降低血清胆红素，防止胆红素脑病发生，纠正贫血。如出生时胎儿有水肿、贫血、腹水、心功能不全，要尽快给予交换输血；若以黄疸为主要表现时可应用光疗、交换输血及某些辅助药物；新生儿晚期的贫血则需输血治疗。

（三）处方选择

（1）丙种球蛋白 0.5~1 g/kg，静脉滴注。因 IgG 可阻断 Pc 受体，抑制溶血过程。

（2）白蛋白 1~2 g/kg/d，静脉滴注，用 2~3 d。用于预防胆红素脑病。

（四）经验指导

（1）光疗时增加皮肤暴露面积可提高疗效。光源以蓝光最常用。灯管与小儿的距离及灯管寿命均与疗效有一定关系。

（2）光疗不能阻止溶血。

二、ABO 血型不合溶血病

新生儿母婴血型不合溶血病以 ABO 溶血最多见，主要发生在母为 O 型血，胎儿 A 型或 B 型。

（一）诊断精要

1. 病史

母亲为 O 型血，父亲为 A 型、B 型或 AB 型；既往孕产史有 ABO 溶血患儿等，提示新生儿有发生 ABO 溶血的可能。

2. 临床表现

与 Rh 溶血相比，症状较轻；以黄疸为主要症状，轻者易被忽略为"生理性黄疸"。黄疸出现时间较早（< 24 ~ 36 h），并较快加深，血清胆红素可达 255 μmol/L（15 mg/dL）以上，少数超过 340 μmol/L（20 mg/dL），若不及时处理亦可并发胆红素脑病。贫血、肝脾肿大程度均较轻，发生胎儿水肿者更为少见。

3. 辅助检查

（1）血型测定：确定母、婴 ABO 血型不合。

（2）血型抗体试验：直接抗人球蛋白试验、抗体释放试验及游离抗体 3 项试验，其中前 2 项试验阳性表明小儿红细胞已致敏，可以确诊，以释放试验阳性率高。若仅游离抗体阳性只能表明小儿体内有抗体，并不一定致敏，故不能作为确诊依据。

（3）血常规、血清胆红素检查同 Rh 溶血病。

（二）治疗精要

治疗原则同 Rh 溶血病，重点是降低血清胆红素，防止胆红素脑病。

（三）处方选择

同 Rh 溶血病。

（四）经验指导

同 Rh 溶血病。ABO 溶血病在新生儿后期可出现贫血，需定期检测血常规。

第四章
儿科常见疾病和危重症

第一节 发热

发热（fever）是小儿常见的症状，许多疾病均可引起发热。小儿时期的正常体温较成人稍高，因为小儿的新陈代谢较成人相对旺盛，体温调节中枢发育未完善，昼夜之间体温有一定的波动。通常晨间稍低，下午稍高，但波动范围不超过1℃。饮食、剧烈运动、哭闹、情绪激动、室温过高、衣被过厚等均可使小儿体温暂时性升高，这些不属于病理性发热。正常情况下肛表体温比口表体温稍高，腋表体温最低差异范围在0.3～0.5℃之间。随着体温升高，三者基本一致。

目前发热的分度尚未统一，一般以37.5～38℃为低热，38.1～39℃为中度发热，39.1～40.4℃为高热，40.5℃以上为超高热，低于35℃为体温过低。目前儿科临床多采用腋表测温。

按发热时间长短分：①短期发热。发热<2周，多伴有局部症状及体征。②长期发热。发热≥2周，有的可无明显症状及体征，需实验室检查帮助诊断。③原因不明发热。发热持续或间歇超过3周，经体格检查、常规实验室检查不能确诊者。④慢性低热。低热持续1个月以上。

发热常见热型有：①稽留热。热度在39℃以上，每天体温波动在1℃以内，可持续数天或数周。②弛张热。高热每日体温波动在2℃以上，但未回到正常。③间歇热。发热39℃以上，经数小时后降至正常，经1d到数天后又再次发热，如此反复发作。④不规则热。发热持续时间不定，体温波动较大，热型无一定规律。⑤双峰热。在24h内有两次波动，形成双峰。⑥双相热。发热持续数天后，经1d至数天热退期，然后又发热数天，再次退热。⑦波浪热。体温在数天内逐渐上升至高峰后又逐渐下降至正常，经过一段时间间歇后，再次发生，反复持续呈波浪状。

一、病因及发病机制

不同病因的发热其发热机制各有不同。

（一）感染性发热

感染性发热是发热的最常见原因，由各种病原体，如细菌、病毒、真菌、支原体、衣原体、立克次体、螺旋体、寄生虫及其代谢产物等外源性致热原所引起，可诱导机体宿主细胞、中性粒细胞、单核细胞等产生引起发热的递质，称之为内源性致热源。内源性致热源为白细胞介素-1、白细胞介素-6及肿瘤坏死因子等，当致热源进入血循环后，作用于血管内感受器或直接作用于下丘脑体温调节中枢而引起发热。

（二）非感染性发热

1. 结缔组织与变态反应性疾病的发热

系抗原-抗体复合物激活中性粒细胞，释放内源性致热源所致。

2. 肿瘤性疾病的发热

可能是组织损伤部位的炎症反应中的白细胞及肿瘤坏死因子释放内源性致热源引起，也可能是肿瘤细胞的自身免疫因素激活白细胞释放内源性致热源所引起。

3. 产热过多如惊厥或癫痫持续状态的发热

由于肌肉抽搐，短时间内产热量大于散热量而致发热。甲状腺功能亢进的发热，由于甲状腺分泌增多，基础代谢增高致产热过多，且产生的热量不能以高能磷酸化合物的形式储存，故导致体温增高。

4. 散热减少

散热减少如广泛性皮炎、鱼鳞病、先天性外胚层发育不良汗腺缺乏症，由于汗腺功能缺乏，同时皮肤的辐射传导、对流的散热受到影响而出现发热。

5. 体温调节中枢功能失常

体温调节中枢功能失常如大脑发育不全、脑性瘫痪、颅脑损伤、颅内出血、暑热症可影响或损伤下丘脑体温中枢，致散热发生障碍出现发热。

6. 自主神经功能紊乱

自主神经功能紊乱如功能性低热、感染后低热等，使自主神经功能紊乱，影响体温调节致发热。

二、诊断要点及注意事项

（一）病史

对发热的诊断与鉴别诊断提供重要线索。

1. 详细询问病史

注意发病年龄、性别、季节、发病地区、传染病接触史、预防接种史。

2. 了解发热

缓急、高低、类型、时限规律性及发展过程。

3. 发热的伴随症状。

（1）发热伴皮疹：见于败血症、川崎病、伤寒或副伤寒、风湿病、结缔组织病、药物热等。

（2）发热伴淋巴结肿大：见于传染性单核细胞增多症、白血病、恶性淋巴瘤、淋巴结结核等。

（3）发热伴肝、脾肿大：见于传染性单核细胞增多症、白血病、恶性淋巴瘤、结缔组织病、急性血吸虫病、疟疾、黑热病等。

（4）发热伴关节痛：见于化脓性关节炎、结核性关节炎、变态反应性关节炎、药物过敏性关节炎等。

（5）其他：发热伴昏迷、腹痛、黄疸、腹泻、脑膜刺激征等。

（二）体格检查

体格检查必需系统和全面，防止重要遗漏。

（1）注意面容、表情、精神和意识状态、营养状况。

（2）皮肤有无皮疹、出血点、黄疸，皮肤及软组织的化脓病灶。

（3）眼、鼻、口咽、扁桃体红肿、外耳道分泌物。

（4）淋巴结肿大部位、大小、硬度、活动情况及有否压痛。

（5）心、肺部位异常体征。

（6）腹部情况：膨隆或舟状、腹肌张力及是否压痛、反跳痛，肝脾大小；性质、压痛否及腹部有否包块。

（7）肛门及周围有无炎症及外生殖器情况。

（8）脑膜刺激征及病理神经反射。

（三）辅助检查

辅助检查可补充病史与体格检查的不足，对诊断与鉴别诊断有重要意义，根据病情选做下列检查。

（1）血、尿、大便常规检查或细菌培养。

（2）血钠、血氯、血钾、血糖、尿酮体、血尿酸、肝肾功能检查、血气分析、血沉。

（3）影像学检查：脑、胸、腹 X 线，CT，MRI。

（4）心电图，超声心动图。

（5）脑电图，肌电图。

（6）骨髓检查及淋巴结、皮肤、包块活检。

（7）脑脊液、胸腔穿刺液、心包穿刺液、腹水、关节腔穿刺液的检查。

（8）特殊检查：细胞免疫，体液免疫，抗链球菌溶血素"O"（ASO），C-反应蛋白（CRP），类风湿因子（RF），肥达反应（WFR），TORCHES，EBV-IgM，G 试验，甲胎蛋白测定（AFP），酶联免疫吸附试验（ELISA），补体结合试验（CVF），血凝抑制试验（HIT），抗核抗体（ANA），梅毒反应（VDRL、VISR、RPR），各种皮肤试验（PPD 皮试、肺吸虫皮试，包虫皮试等），酶学测定［肌酸磷酸激酶（CPK）、乳酸脱氢酶（LDH1-5）、碱性磷酸酶（AKP）］，支原体抗体 IgM、IgG，衣原体抗体 IgM 等。

三、鉴别诊断

（一）短期发热

短期发热只要仔细询问病史、流行病学、传染病接触史，结合体征、实验室检查，诊断一般多无困难。常见的短期发热疾病如下。

1. 川崎病

发病以婴幼儿多见，发热 5 d 以上，并有以下症状。①四肢变化。急性期掌跖红斑，手足硬性水肿，恢复期指（趾）端及肛周膜状脱皮。②多形性红斑。③眼结合膜充血，非化脓性。④唇充血皲裂，口腔黏膜弥漫性充血，舌乳头呈草莓舌。⑤颈部淋巴结肿大。伴 5 项中 4 项者，排除其他疾病即可诊断。如 5 项中不足 4 项，但超声心动图有冠状动脉损害，亦可确诊为川崎病。

2. 传染性单核细胞增多症

多见于 3 岁以上儿童，由 EB 病毒感染所致。临床上有发热、咽峡炎，淋巴结及肝脾肿大，外周血早期白细胞总数正常或稍低；发病 5 d 后白细胞总数升高，淋巴细胞增加并出现异性淋巴细胞增多，以 10% 以上为特征，EBV 抗体 IgM 阳性有诊断意义。

（二）感染性疾病

感染性疾病是长期发热最常见的原因，可由细菌、病毒、真菌、支原体、衣原体、立克次体、螺旋体、寄生虫等感染所致。其中最常见感染性疾病如下。

1. 败血症

小儿常见急性全身严重感染性疾病之一，常见细菌有金黄色葡萄球菌、大肠杆菌、变形杆菌、绿脓杆菌等，但广泛应用抗生素后溶血性链球菌、肺炎链球菌明显减少。起病急，可伴寒战，发热呈稽留热型或弛张热型；可出现皮疹，皮疹可见红斑疹、荨麻疹、猩红热样皮疹，甚至瘀点、瘀斑、小脓疱；可伴关节痛及腹痛、肝脾肿大，一般呈轻度肿大，可有压痛，部分迁徙病灶如肺脓肿、脓胸、化脓性心包炎、肝脓肿、脑脓肿、骨髓炎等。外周血白细胞总数及中性粒细胞增高，且有核左移，甚至胞质中有中毒性颗粒，红细胞及血红蛋白降低，严重者血小板减少。血、骨髓、炎性渗出物、脓肿液、脑脊液、胸心包、腹水等标本细菌培养阳性，现多因早期应用抗生素血培养及其他培养阳性率一般不高。当怀疑细菌 L 型败血症时，应及时用高渗 L 型培养基进行血培养和厌氧菌培养。临床经验诊断：凡遇原因不明的寒战、高热、中毒症状重、白细胞总数及中性粒细胞增高，而无某一系统的急性感染时，应警惕本病可能性，如皮肤、黏膜、呼吸道、泌尿道等处有感染性病灶，同时伴有高热，严重全身中毒症状，经一般抗生素治疗效果不好者；有全身感染表现，病程中出现皮肤、黏膜瘀点、肝脾肿大、迁徙病灶，甚至休克或 DIC 者，临床诊断基本成立。

2. 结核病

结核病由结核菌所致。近年我国发病率有增加趋势。儿童结核病常见原发型肺结核、急性粟粒型肺结核、结核性胸膜炎、结核性脑膜炎。典型结核病诊断：未接种过卡介苗，有结核病人接触史，临床表现有结核慢性中毒症状，低热、盗汗、食欲不振、咳嗽、消瘦、精神差、颈淋巴结肿大、CT或PPD皮试阳性、胸X线有结核征象，诊断较易。但急性粟粒型肺结核大部分急性起病，持续高热，中毒症状重，持续时间长，肺部体征不多，X线胸片早期仅表现为肺纹理增多、变粗或织成网状影，因免疫力低下约1/3患儿CT或PPD皮试阴性。有时原发性肺结核肺部原发灶小，直径仅2～3 mm，肺门淋巴结肿大，小于1.5 cm时，纵隔不增宽，肺门阴影不增大，X线也很难发现，加上接种过卡介苗后感染的结核常易误诊败血症、伤寒等。临床经验诊断：儿童有急性发热，呼吸气促，发绀，脉搏加快，查体时心肺体征轻微无法加以解释，X线胸片未见结核病变，仍需考虑急性粟粒型肺结核或原发型肺结核，建议发病后2周左右再做胸CT或MRI，有助进一步诊断；如有结核病接触史，其他治疗效果不好，宜试行抗结核治疗，从治疗效果判断结核的可能性。

感染性疾病还有伤寒或副伤寒、EB病毒感染、细胞病毒（CMV）感染、真菌感染，螺旋体病、血吸虫病、肺吸虫病、疟疾、黑热病。局限性感染有慢性肾盂肾炎、肾周围脓肿、肛周脓肿、心内膜炎、心包炎及中枢神经系统感染（脑炎、脑膜炎）等。

（三）非感染性疾病

1. 结缔组织病与变态反应性疾病

（1）风湿热：是A组乙型溶血性链球菌感染后发病，好发年龄在学龄儿童，根据Jones诊断标准包括3个部分。①主要指标。心肌炎、多关节炎，环形红斑、皮下小结、舞蹈病。②次要表现。发热、关节痛、血沉增高、CRP阳性、P-R间期延长。③链球菌感染证据。咽拭子培养阳性或快速链球菌抗原试验阳性、抗链球菌抗体滴度升高。若有2项主要表现或1项主要表现伴2项次要表现即可诊断。由于近年风湿热不典型和轻症病例较多，易造成漏诊，故应结合具体病例综合判断，减少误诊。

（2）幼年特发性关节炎。①全身型，见于3岁以下，发热超过39℃并持续1周以上，每天体温波动较大，热退后如正常儿，发热持续数周至数月。发热时常伴皮疹，热退皮疹消失可有关节痛，肝、脾、淋巴结轻度肿大。外周血白细胞总数和中性粒细胞增高，肝功能异常，类风湿因子（RF）和抗核抗体（ANA）阴性。②多关节炎型。女性多见，5个或5个以上关节受累，先累及踝、膝、腕、肘大关节，肿痛，局部不发红，特点为慢性、多发性、对称性关节炎。随着病情进展逐渐累及指（趾）小关节，形成梭形肿胀，反复发作后留有关节畸形，全身症状不重，可有低热，生长迟缓、肝脾轻度肿大，轻度贫血，X线检查早期仅显示软组织肿胀，晚期关节面骨破坏。部分类风湿因子（RF），抗核抗体（ANA）阳性。③少关节炎型：受累关节≤4个，好发踝，膝大关节，常为非对称性，少有全身症状，部分发生虹膜睫状体炎，多数组织相容性抗原（HLA）DR、6、8及B_{27}阳性。凡关节炎型需观察6周以上，排除其他疾病后才可诊断。

（3）系统性红斑狼疮（SLE）：是一种自身免疫性疾病，女性、学龄儿童多见；临床表现多种多样，有的全身症状突出，表现发热、皮疹、关节肿痛和多器官损害，有的以器官系统症状为著。若以某器官为主，常诊断为狼疮性肾炎、狼疮性肺炎、狼疮性脑病等。国内、美国诊断标准虽有不同，但大同小异，国内标准为：a. 蝶形红斑或盘状红斑；b. 光敏感；c. 口、鼻腔黏膜溃疡；d. 非畸形性关节炎或多关节痛；e. 胸膜炎或心包炎；f. 癫痫或精神症状；g. 蛋白尿或管型尿或血尿；h. 白细胞<$4×10^9$/L或血小板<$100×10^9$/L或溶血性贫血；i. 免疫荧光抗核抗体阳性；j. 抗ds-DNA阳性或LE细胞现象，抗SM抗体阳性；k. 皮肤狼疮带试验（非病损部位）阳性或肾活检阳性。符合上述中任何4项者可确诊SLE。

（4）皮肌炎：是一种自身免疫性疾病，以全身广泛性血管炎为病理基础，以皮肤和横纹肌受累为主，如仅累及肌肉而无皮肤损害，则称为多发性肌炎。一般起病缓慢，早期以上眼睑持续水肿、淡紫红色斑为特征，肌肉无力、疼痛和压痛，为对称性、进行性，出现穿衣、上楼、下蹲困难等。诊断标准，主要标准：①特征性皮肤表现，上眼睑红斑，末梢血管扩张症，手指伸侧紫红斑疹及躯干四肢的大片斑疹；②四肢近端肌力减退，肌痛，异常硬结及肌萎缩；③肌肉活检的典型病理表现；④血清肌酶升高；⑤肌电图异常。次要标准：①钙质沉着；②吞咽困难。确诊依据：主要标准3项以上，或主要标准2项加次要标准2项，可诊断本病。疑诊依据：①主要标准1项；②主要标准2项；③主要标准1项加次要标准 2 项。具备上述三条之一，还需除外其他肌病和结缔组织病。

（5）药物热：有长期应用药物史如抗生素、磺胺等，可引起长期发热，常伴有药物性皮疹、痒感、淋巴结肿大，血嗜酸性粒细胞增高，IgE 增高，继续用药则持续发热。若疑有药物热时，停止应用有关药物后体温可降至正常，如再次给药又可再次复发，则可肯定诊断。

结缔组织疾病还有结节性多动脉炎、血清病等。

2. 组织破坏或坏死

（1）郎格汉细胞组织细胞增生症常分为 3 型：①勒－雪病，多见于 1 岁以内，起病急，病情重，有发热，热型不规则；皮疹多见于头皮、发际；躯干为红色或棕黄色斑丘疹，继呈出血性或湿疹样、脂溢性皮疹，最后色素沉着；肝、脾中重度肿大及淋巴结肿大，常伴中耳炎，反复呼吸道感染、贫血。皮疹压片和淋巴结活检是诊断重要根据。②韩－薛－柯病（HSC），多见于 2～4 岁，5 岁以后少见。起病缓慢，眼球凸出，尿崩（口渴、多饮、多尿），颅骨缺损。③骨嗜酸性细胞肉芽肿，多见于 4～7 岁，任何骨均可受累，但以扁平骨较多见，颅骨最常见，其他有下颌骨、四肢骨和脊椎等。诊断需结合临床、X 线和病理三方面，其中病理检查是诊断最可靠的依据。

（2）恶性组织细胞病：急性起病，表现为发热、面色苍白、消瘦、皮疹及出血，肝、脾、淋巴结肿大，以脾大明显，外周血白细胞、红细胞、血小板三系减少，有时可找到恶性组织细胞或异常单核细胞。骨髓检查是诊断主要依据，可以找到恶性组织细胞。肝、脾、淋巴结活检可见多核巨细胞和异常组织细胞。

组织破坏或坏死还有白血病、恶性淋巴瘤、各种恶性肿瘤、大面积烧伤、大手术后、内出血、血管栓塞等。

3. 产热过多

见于惊厥或癫痫持续状态、甲状腺功能亢进、肾上腺皮质功能亢进等。

4. 散热减少

见于广泛性皮炎，鱼鳞病、先天性外胚叶发育不良、大量失水、失血等。

5. 体温调节中枢功能失常

如暑热病、大脑发育不全、脑性瘫痪、颅脑损伤、颅内肿瘤、蛛网膜下腔出血等。

6. 自主神经功能紊乱

如功能性低热、感染后低热、慢性非特异性淋巴细胞增多症等。

第二节 呕吐

呕吐是婴儿和儿童常见的临床症状，由多种病因引起。严重呕吐可致新生儿和婴儿发生呼吸暂停、发绀或吸入性肺炎，反复呕吐常导致水、电解质和酸碱平衡紊乱。

一、病因及发病机制

呕吐是一复杂的反射动作。呕吐中枢位于延髓，其活动受大脑皮质的控制。呕吐中枢接受传入冲动后，通过传出神经到达食管、胃、膈肌、腹肌、肋间肌，以及咽、腭、会厌等处，通过一系列复杂而协调的神经肌肉活动引起呕吐。呕吐的病因较复杂。

（一）消化系统疾病

1. 消化道感染性疾病

如急性胃肠炎、急性细菌性痢疾、急性阑尾炎等，由于炎症刺激胃、肠黏膜致反射性呕吐，可同时伴有腹泻、腹痛或发热等症。

2. 消化道梗阻

先天性消化道畸形如食管闭锁、肠闭锁、肛门狭窄等，小儿肠套叠，肠扭转或腹腔系膜、韧带压迫肠腔等消化道梗阻时，由于食管、胃或肠内容物下行受阻，积聚于梗阻的上端致逆蠕动而引起呕吐。

（二）中枢神经系统疾病

中枢神经系统感染、颅内占位性病变、颅脑损伤、新生儿颅内出血等是由于颅内病变和颅内高压刺激呕吐中枢所致，或脑脊膜受刺激致反射性呕吐。

（三）代谢障碍和体内、外界毒素刺激

糖尿病酮症酸中毒、尿毒症、急性中毒、急性全身性感染等时，因代谢产物、毒物、毒素等刺激延髓化学感受区引起呕吐。

（四）其他系统疾病

呼吸系统、泌尿系统疾病如支气管肺炎、扁桃体炎、中耳炎、急性尿路感染等时，可因炎症、细菌毒素等刺激呕吐中枢或化学性刺激引致呕吐。

（五）其他因素

新生儿出生过程中吞咽母血或羊水，药物影响可刺激胃黏膜引起呕吐。晕车、晕船刺激呕吐中枢可致呕吐。少数儿童发生神经性呕吐。

二、诊断要点及注意事项

（一）病史

（1）新生儿应询问有无胎儿宫内窘迫及难产史。
（2）有无颅脑外伤史。
（3）呕吐剧烈或较缓，呕吐为持续性或间歇性。
（4）呕吐与进食的关系。
（5）呕吐与食物、药物、精神因素的关系，有无误服药物、毒物史。
（6）有无伴随症状，如发热、头痛、腹泻、腹胀、腹痛及排大便情况、大便性状、腹痛部位、时间和性质、尿量及尿色等。
（7）呕吐物性质，如奶汁、奶凝块，有无呕吐胆汁、粪便、血液等。

（二）体格检查

（1）注意面容、表情，精神和意识状态，营养状况。
（2）有无脱水、黄疸、酸中毒体征。
（3）注意皮肤色泽，有无发绀、苍白，皮疹。
（4）生命体征。
（5）有无咽、扁桃体红肿及分泌物，外耳道分泌物。
（6）心、肺部异常体征。
（7）前囟平坦或突起，张力有否增加。
（8）脑膜刺激征及病理性神经反射征。
（9）注意检查腹部。
①腹部是否膨隆。
②有无胃型、肠型、胃肠蠕动波。
③有无腹肌紧张、压痛和反跳痛。
④有无腹腔脏器肿大或肿块。
⑤肠鸣音有无增加或减少、亢进或减弱、高调或气过水声等。
⑥有无肛门闭锁或肛门狭窄。

（三）辅助检查 根据病情选做下列检查

（1）血、尿、大便常规检查或细菌培养。
（2）血钠、氯、钾、尿素氮，血糖，尿酮体，血气分析。
（3）X线腹部、胸部摄片。
（4）B型超声腹部、胸部检查及早产儿经前囟头颅扫描。

（5）X线腹部造影检查。
（6）腹部、颅脑CT检查。
（7）脑脊液检查或培养。
（8）呕吐物化验或毒物分析。
（9）肛门指检。
（10）内窥镜检查。

三、鉴别诊断

（1）新生儿生后不久出现呕吐胃内容物和黏液，多为咽入羊水。

（2）婴儿间歇性呕吐多见于幽门痉挛及喂养方法不当，持续性呕吐常见于消化道和神经系统器质性病变。学龄儿童呕吐与情绪波动密切相关时，注意神经性呕吐。

（3）喷射性呕吐多见于颅内高压，先天性幽门肥厚性狭窄。

（4）呕吐物性质：呕吐物为奶汁、奶凝块及食物，多见于贲门失弛缓、幽门痉挛及幽门梗阻。呕吐物含胆汁见于呕吐剧烈者、高位小肠梗阻和胆道蛔虫症。呕吐物含粪便多见于下段或更低位的肠梗阻。

（5）呕吐伴随症状：伴有腹泻常见于胃肠道感染性疾病，伴发热注意急性感染如急性扁桃体炎、中耳炎、急性痢疾、急性阑尾炎等，伴呼吸道症状多见于急性呼吸道感染，伴有腹痛见于胃肠道感染、急性胰腺炎、胃肠梗阻，伴便血见于肠套叠、痢疾、急性出血性坏死性肠炎、过敏性紫癜，伴有腹部包块，见于先天性幽门肥厚性狭窄、肠套叠、肠扭转、腹腔脓肿及肿瘤等。呕吐同时有剧烈头痛应注意颅内高压症。

（6）在食用特殊食物，如蕈类、白果等后出现剧烈的呕吐应考虑急性中毒。

（7）有口服药物，如抗生素、阿司匹林及应用环磷酰胺等类药物的历史，呕吐应考虑药物的影响。

第三节　腹痛

腹痛是小儿常见临床症状之一，多由腹腔器质性或功能性疾患引起；也可因腹外疾病所致，如大叶性肺炎、胸膜炎、风湿热、败血症等。对腹痛的小儿，需仔细采集病史和体检及进行必要的辅助检查，以明确病因。

一、病因及发病机制

腹痛是一种主观感觉，与腹痛部位躯体感觉神经和自主神经受刺激有关。

（一）按传入神经及临床表现分

1. 内脏性腹痛

腹腔内脏性疼痛主要由交感神经传导。空腔器官平滑肌的强烈收缩，使腔内压力增加，引起管壁膨胀或血管痉挛与阻塞，致组织局部缺血。这些刺激通过交感神经，再通过内脏神经，相应脊髓节段至中枢神经而产生腹痛感觉。内脏性疼痛一般比躯体感觉迟钝、模糊、定位差，常见于内脏痉挛或梗阻，亦见于消化性溃疡病和早期阑尾炎。

2. 感应性腹痛

感应性腹痛也称为反射性疼痛或牵扯性疼痛。指内脏性腹痛牵扯到身体体表某些部位，甚至在相隔很远的部位产生疼痛或出现皮肤痛觉过敏。感应性腹痛常与内脏性腹痛同时或相继发生，如小肠病变时，该处痛觉纤维受刺激，冲动沿内脏大神经传入胸脊髓节9~10，使位于脐部的体表感应区产生疼痛。由于感应性腹痛的部位与病变脏器部位相一致，临床上可以较准确推断腹痛为某一脏器疾病引起。此外，腹外病变如胸膜炎也可引起感应性腹痛，应注意识别。

（二）按病程分

分为急性和慢性腹痛。

1. 急性腹痛

发病急骤，常较剧烈，病情一般较严重。多见于空腔脏器穿孔、破裂、梗阻、严重炎症。多为外科性疾病，需外科方法治疗。

2. 慢性腹痛

起病缓慢，病程长，可发作性加重，如慢性胃炎、寄生虫感染等。

二、诊断要点及注意事项

（一）病史

（1）发病年龄：婴幼儿或年长儿。

（2）起病情况：急性或慢性起病。

（3）腹痛的性质、部位：持续性或阵发性，持续时间长短，严重程度，及有无放射痛。与呼吸、体位有无关系。

（4）伴随症状：有无发冷、发热，是否有恶心、呕吐、腹胀、腹泻、便秘、呕血及便血，是否呼吸困难。

（5）有无尿血、阴道出血。

（6）有无呕吐或粪便蛔虫史，有无溃疡病、腹部手术史。

（7）是否服用某些药物，进食不清洁食物，饮食过量或不当的历史。

（8）有无腹部外伤史。

（9）青春期女孩应询问月经史。

（二）体格检查

（1）注意表情、神志、精神及营养状况、体位。

（2）有无皮疹、脱水、水肿、黄疸。

（3）生命体征。

（4）胸廓、心、肺、脊椎有无异常。

（5）腹部检查应重点注意如下情况。

①腹部是否膨隆，腹壁皮肤颜色是否有变化，腹壁静脉是否明显，有无胃型、肠型、胃肠蠕动波。

②腹肌有无紧张，腹部有无压痛、反跳痛。

③肝浊音界是否消失。

④腹部是否可触及肿大的脏器或肿物。

⑤有无血管杂音或摩擦音。

（6）肛门、外生殖器检查，必要时做妇科检查。

（三）辅助检查

根据病情需要选做以下检查。

（1）血、尿、粪便常规检查，尿三胆检查。

（2）血钠、钾、氯，血糖、尿素氮、肌酐、血气分析、肝功能。

（3）腹部X线透视、照片，胸部X线照片。

（4）腹部超声检查。

（5）血、尿淀粉酶测定。

（6）X线造影检查。

（7）CT检查。

（8）心电图检查。

（9）腹水穿刺检查。

三、鉴别诊断

（一）发病

不同年龄小儿的常见腹痛原因有不同。新生儿以肠痉挛所致腹痛多见，也可见到先天性消化道畸形引起的肠梗阻，胎粪性腹膜炎。婴儿期以肠炎、肠套叠、嵌顿疝多见。幼儿及儿童则以肠蛔虫、胆道蛔虫、肠炎、阑尾炎、溃疡病等为多。

（二）起病时间及发作情况

1. 起病急骤

考虑急腹症，如急性胃肠炎、急性阑尾炎、急性胰腺炎、肠套叠、肠梗阻、急性出血性坏死性肠炎、急性痢疾、尿路结石等。突然发病应考虑胃肠穿孔，肝脾破裂、胆道蛔虫症等。

2. 慢性腹痛

常见于慢性胃炎、消化性溃疡、慢性阑尾炎、蛔虫病、肠结核、结核性腹膜炎等。

3. 腹痛的性质

（1）婴儿腹痛：多表现为啼哭，烦躁不安，表情痛苦。

（2）阵发性剧烈绞痛：多见于肠蛔虫、胆管蛔虫、急性出血性坏死性肠炎、肠套叠、尿路结石等。

（3）钝痛：多由于腹腔脏器肿胀，如肝脾肿大，隐痛多见于消化性溃疡。

（4）持续性剧烈腹痛：常见于胃肠穿孔、腹膜炎。

（5）腹痛时辗转不安，喜按，见于绞痛，如胆道蛔虫；拒按，不敢动，多见于腹膜炎。

4. 腹痛的部位

一定部位的腹痛与该处脏器疾病有关，最先疼痛的部位大多为病变所在部位。不固定腹痛多见于肠道疾病。此外，腹痛部位的变化，对诊断也有参考价值，如阑尾炎，疼痛最早可在脐周或上腹部，以后转移至右下腹。输尿管结石，随着结石的下移，腹痛的部位也可有改变。

5. 影响腹痛的因素

呕吐后腹痛减轻，见于急性胃肠炎、幽门不全梗阻；排便后减轻，见于急性肠炎、急性痢疾。

6. 腹痛的伴随症状

（1）伴有发热：起病即有发热，提示为炎症性疾病，如急性痢疾、急性阑尾炎、急性肠系膜淋巴结炎等；病初不发热，以后发热者，多为继发感染。

（2）伴有呕吐：见于急性胃炎、急性胰腺炎、胃肠道梗阻、输尿管结石等。高位肠梗阻呕吐出现早，低位肠梗阻呕吐出现较晚。呕吐物的性状与病变部位及性质有关，如幽门以上梗阻呕吐物为胃内容物；十二指肠壶腹以下梗阻，呕吐物常带胆汁；结肠梗阻，呕吐物含粪汁；溃疡病出血，呕吐物有血液；肠蛔虫可呕吐蛔虫。

（3）伴有腹泻：见于肠炎、痢疾、溃疡性结肠炎、肠结核、食物中毒、急性出血性坏死性肠炎等。

（4）伴有便血：见于溃疡病、痢疾、肠套叠、过敏性紫癜、急性出血性坏死性肠炎。

（5）伴有黄疸：见于肝胆炎症或梗阻性疾病。

（6）伴有血尿：见于泌尿系统感染或结石。

（7）伴有腹部肿块：见于腹腔内脓肿、肿瘤、肠套叠、肠扭转、蛔虫性肠梗阻、卵巢囊肿扭转等。

（8）伴有贫血：肝、脾破裂，腹腔血管破裂等。

（9）伴有休克：管状器官穿孔，脏器破裂，肠、睾丸、有蒂肿瘤或囊肿扭转，严重炎症，大叶性肺炎、急性心肌梗死等。

（10）腹部外伤后出现腹痛，应考虑腹腔脏器穿孔、破裂。

第四节 急性呼吸衰竭

急性呼吸衰竭（ARF）是由许多原因引起呼吸功能异常，不能有效地进行气体交换，造成动脉低氧血症和（或）二氧化碳潴留，导致机体产生一系列生理功能和代谢紊乱的临床综合征，是小儿时期常见危重症之一。

正常人动脉血 pH 值 7.35～7.45，动脉血氧分压（PaO_2）11.3～14.0 kPa（85～105 mmHg），二氧化碳分压（$PaCO_2$）4.7～6.0 kPa（35～45 mmHg）。若 PaO_2 < 10.6 kPa（80 mmHg），$PaCO_2$ > 6.0 kPa（45 mmHg）可认为呼吸功能不全。如 PaO_2 < 6.7 kPa（50 mmHg），$PaCO_2$ > 6.7 kPa（50 mmHg）；婴幼儿 PaO_2 < 6.7 kPa（50 mmHg），$PaCO_2$ > 60 kPa（45 mmHg），可诊断为呼吸衰竭。

一、病因及发病机制

ARF 的病因很多，呼吸道梗阻、肺实质病变和呼吸泵（包括胸壁、呼吸肌、控制呼吸肌的中枢神经系统）异常是呼吸衰竭的三大原因。

ARF 常见病因为新生儿窒息、新生儿呼吸窘迫综合征，颅内出血和感染、上呼吸道梗阻、异物吸入、毛细支气管炎、重症肺炎、哮喘持续状态、多发性神经根炎及脑炎等。

ARF 分为中枢性呼吸衰竭和周围性呼吸衰竭。前者由呼吸中枢病变所致，后者由呼吸器官或呼吸肌病变引起。

1. 呼吸衰竭的分型

呼吸衰竭根据血气分析分为两型。

Ⅰ型：PaO_2 降低，$PaCO_2$ 正常或偏低。多因肺泡换气功能障碍，通气/血流比例失调，气体弥散功能障碍和肺内动静脉分流导致引起。常见呼吸衰竭的早期和轻症。

Ⅱ型：PaO_2 下降，$PaCO_2$ 升高。系通气及换气功能障碍，多见于重症。

2. 呼吸衰竭对各系统的影响

（1）中枢神经系统：可使脑血管扩张，脑血流量增加，脑膜通透性增加，导致脑水肿、颅压升高；当 $PaCO_2$ > 10.6 kPa（80 mmHg）对中枢神经系统有抑制作用，临床表现嗜睡、谵语、昏迷。

（2）心血管：早期轻度时，反射性兴奋血管运动中枢和交感神经，使心率加快，心搏出量增加，血压升高。重度时导致心律不齐、心肌收缩力减弱，心搏出量减少、血压下降。

（3）肾脏：肾血管收缩，肾血流量减少，尿量减少，甚至肾功能衰竭。

（4）酸碱平衡：严重缺氧时细胞能量代谢障碍丙酮酸不能进入三羧酸循环，乳酸堆积，酮体增加，发生代谢性酸中毒，钠泵失灵，Na^+ 和 H^+ 进入细胞，而 K^+ 向细胞外液移动，细胞外血钾增加，细胞内酸中毒；急性 CO_2 潴留，血中 $PaCO_2$ 升高，使 HCO_3^-/H_2CO_3 比例下降，血 pH 值降低，导致呼吸性酸中毒。

二、诊断精要

（1）有可能引起呼吸衰竭的原发疾病。

（2）临床表现。

①呼吸困难：呼吸频率比正常增加 30% 及以上或呼吸节律不齐。

②青紫征：发绀、鼻翼扇动、胸部三凹征。

③其他：烦躁、嗜睡、神志淡漠、惊厥、昏迷，心率增快、心音低钝以及低氧血症和高碳酸血症的症状。

（3）伴有酸碱平衡紊乱：常伴有呼吸性酸中毒、代谢性酸中毒、混合性酸中毒和混合性碱中毒。

（4）动脉血气分析。

Ⅰ型：PaO_2 < 7.89 kPa（60 mmHg），$PaCO_2$ 正常或偏低。

Ⅱ型：$PaO_2 < 7.89\ kPa$（60 mmHg），$PaCO_2 > 7.89\ kPa$（60 mmHg）。

三、治疗精要

（一）治疗原则

在保持气道通畅条件下，纠正缺氧和二氧化碳潴留，以及代谢功能紊乱，为原发疾病和诱发因素的治疗争取时间和条件。在呼吸衰竭失代偿期，危及生命时，必需迅速采取各种有效的抢救措施，以挽救生命。

（二）治疗措施

1. 保持呼吸道通畅，随时清除分泌物

（1）湿化：给氧宜温化、湿化；生理盐水或蒸馏水超声雾化吸入，每次 15～20 min，每日 2～4 次；插管患儿可间隔 10～15 min 一次，经气管导管滴 0.5～1 mL 生理盐水或蒸馏水，一天入量不超过 100 mL。

（2）降低痰黏稠度：可经静脉、口服或超声雾化吸入盐酸氨溴索（沐舒坦），＜2 岁每次 7.5 mg，每天两次；2～6 岁每次 7.5 mg，每天三次；6 岁以上每次 15 mg，每天 2～3 次，严重者每次 30 mg，每天 2～3 次。

（3）解除支气管痉挛：可用 β_2 受体激动剂，如 0.5% 沙丁胺醇（舒喘灵）每次 0.01～0.03 mL/kg，最大量 1 mL，加生理盐水 2 mL 稀释，每 6～8 h 雾化吸入一次；抗胆碱药如溴化异丙托品溶液，＜3 岁每次 0.5 mL，3～6 岁每次 0.5～1 mL，6～14 岁每次 1 mL，一天三次雾化吸入。茶碱如氨茶碱每次 3～5 mg/kg + 10% 葡萄糖溶液静注或静滴。

（4）排痰：定期翻身拍背以利排痰，口鼻、咽部的黏稠痰可用吸痰管吸出，气管深部黏痰常需配合超声雾化，甚至经气管导管吸痰。

2. 氧气疗法

（1）氧气疗法原则。

①Ⅰ型呼吸衰竭（单纯缺氧）可吸入较高浓度氧（35%～50%）或吸入高浓度氧（＞50%）。

②Ⅱ型呼吸衰竭（缺氧和二氧化碳潴留）宜采用有创或无创机械通气氧疗。

（2）给氧方法。

①鼻导管持续给氧。吸入氧浓度 30%～40%，氧流量婴幼儿 0.5～1 L/min，儿童 1～2 L/min。

②面罩给氧。氧浓度 40%～60%，氧流量 2～5 L/min。

③头罩给氧。氧浓度 40%，氧流量 5～7 L/min。

④呼吸道持续正压（CPAP）给氧。用普通给氧方法效果不好时，CPAP 可通过鼻塞、面罩、气管插管进行，其中以鼻塞最常用。

3. 气管插管及气管切开

由于气管切开并发症较多，现多采用气管插管；应注意管径不要过大，以免压迫声门，但又不要太小，以防漏气太多，一般 8～10 岁以下的儿童多选用小带气囊的气管导管。

4. 机械通气

（1）指征。

①呼吸骤停或呼吸即停止。

②新生儿呼吸暂停＞20 s，经内科治疗仍频繁发作。

③吸入纯氧时动脉氧分压（PaO_2）＜6.7 kPa（50 mmHg）。

④ARF $PaCO_2$ ＞7.98 kPa（60 mmHg），pH＜7.3 经治疗无效。

（2）呼吸机分型：有定压型、定时型，定容型三种类型。定压、定时呼吸机主要用新生儿和小于 10 kg 的婴儿，定容呼吸机可用于任何年龄患儿。

（3）机械通气方式：有间歇正压通气（IPPV）、呼气末正压通气（PEFP）、持续加压通气（CPAP）、间歇指令通气（IMV）。

（4）根据 ARF 不同临床表现，选择适宜的机械通气方式。

①呼吸机的调节。一种血气的改变，可有数种纠正方法，具体调节哪个参数，要根据患儿病情而定。

②呼吸机的撤离。临床情况，引起呼吸衰竭的原发病基本控制，肺部无严重并发症，呼吸能力有相当恢复；血气分析，动脉血二氧化碳分压（$PaCO_2$）< 6.7 kPa（50 mmHg）、吸入氧气浓度（FiO_2）≤ 0.4 时，PaO_2 > 7.98 kPa（60 mmHg）、pH > 7.3；通过 IMV、压力支持呼吸（PSV）或间断使用呼吸机的方法，过渡到完全停用呼吸机，停止机械通气后可给予 CPAP 治疗。

5. 纠正酸碱失衡和电解质紊乱

（1）呼吸性酸中毒最为常见，治疗主要应从改善通气功能入手。代谢性酸中毒或呼酸、代酸混合性酸中毒当 pH < 7.20 时，可静脉滴注 5% 碳酸氢钠 2～5 mg/kg，通常稀释为 1.4% 等渗溶液静脉滴注，或按公式计算：碳酸氢钠（mmol）= 0.3 × BE（mmol）× 体重（kg）。（5% 碳酸氢钠溶液 1.68 mL = 1mmol）。BE：剩余碱注意只有在相当的通气功能时才能发挥纠正酸中毒的作用。

（2）补液：适当补液是避免呼吸道分泌物过分黏稠的重要措施。补液量按 60～80 mL/（kg·d），并发脑水肿应限制补液量 30～60 mL/（kg·d）为宜。补液原则"边脱边补"，保持轻度脱水为宜。

（3）电解质补充：呼吸衰竭早期常有血钾增高，低血钠、低血氯；呼吸衰竭纠正后除低血钠、低血氯外，常合并低血钾，注意补钾。

6. 病因治疗

针对引起 ARF 的病因及诱因治疗。呼吸道感染是引起呼吸衰竭的常见原因，也是呼吸衰竭治疗过程中重要并发症。必需常规抗感染，根据痰细菌培养和药物敏感试验选择有效的抗生素控制感染；但不能等待痰细菌培养结果才使用抗生素，可先根据痰细菌涂片结果，结合临床经验，先用二联抗生素。

7. 药物治疗

（1）呼吸兴奋药的应用：对中枢性呼吸衰竭有一定作用，常用有尼可刹米（可拉明）每次 0.125～0.25 g，肌内注射或静注；盐酸山梗茶碱（洛贝林）每次 1～3 mg 静注。

（2）肾上腺糖皮质激素：多主张早期、足量、短程治疗，常用药有地塞米松 0.5～1 mg/（kg·d），每 6～8 h 一次；氢化可的松 5～10 mg/（kg·d）静滴。疗程不超过 3～5 d。

（3）利尿药及脱水药：呼吸衰竭易发生肺水肿，常用利尿药呋塞米（速尿）每次 1～2 mg/kg，先稀释，缓慢静脉注入，每天 2～4 次。对脑水肿常用脱水药甘露醇每次 0.5～1 g/kg 静注或静滴，每 6～8 h 一次。甘露醇与呋塞米合用或交替使用，有相辅相成的作用。

（4）强心药及血管活性药物的应用：合并心力衰竭时宜用毛花苷 C（西地兰）、毒毛花苷 K、地高辛等，剂量宜偏小，避免中毒，伴肺水肿加用利尿药；血管活性药物可扩张动静脉，减轻心脏前、后负荷。α-受体阻滞剂酚妥拉明能改善微循环，减轻心脏前、后负荷，减轻肺动脉高压、肺淤血及肺水肿，增加肾血流量，缓解支气管痉挛，改善通气；对中毒性肠麻痹严重腹胀者，可改善肠微循环，减轻肠壁水肿，促进肠蠕动。酚妥拉明每次 0.3～0.5 mg/kg，一般每次不超过 10 mg，加入 5%～10% 葡萄糖溶液静注或静滴，根据病情 1～6 h 一次。亦可用东莨菪碱或 654-2（山莨菪碱）。

8. 呼吸衰竭治疗新方法

（1）肺表面活性物质（PS）：PS 由 Ⅱ 型肺泡细胞组成，其作用是降低肺泡表面张力，防止肺萎陷。用于新生儿肺透明膜病（HMD）、新生儿胎粪吸入综合征（MAS）、重症肺炎等。目前 UPS 治疗成为 HMD 治疗的常规方法。PS 首剂 120～200 mg/kg，第 2 剂可减至 100～120 mg/kg，经气管导管滴入或雾化吸入，间隔 6～8 h，视病情使用 1～3 次。给药后肺泡扩张，换气功能改善，血氧分压升高，二氧化碳分压下降。

（2）吸入一氧化氮（NO）：NO 是由血管内皮细胞产生的一种内皮源性舒张因子，可降低肺动脉压。吸入 NO 对持续性肺动脉高压和先天性心脏病肺动脉高压效果最好，对新生儿呼吸窘迫综合征（NRDX）和重症肺炎所致低氧血症有效。NO 起始浓度为 10～20 mg/kg 或更低，在取得疗效后降至最低有效浓度 1～5 mg/kg，浓度过高可引起肺水肿，酸中毒。

（3）液体通气：为全氟化碳的一种，其氧溶解度为 500 mL/L，二氧化碳溶解度为 2 100 mL/L。全氟化碳经气管插管给药，使其在肺内充满功能残气部分，用呼吸机以纯氧进行常规机械通气。主要用于NRDS、MAS、重症肺炎等。

（4）体外膜式氧合器（ECMO）：ECMO是将体内血液从体外引到肺膜中，血液充分摄取氧气并有效排除二氧化碳后，再由泵将血液注入体内，是真正能取代肺呼吸功能的呼吸机。主要用于新生儿呼吸衰竭、呼吸窘迫综合征、持续性肺动脉高压、顽固性心力衰竭。ECMO费用昂贵，技术复杂，加之可引起颅内出血和神经系统后遗症，故限制了它的应用。

四、经验指导

（1）ARF的确诊，主要依靠动脉血气分析，而不是临床症状、体征。

（2）血气分析各项指标中以 PaO_2、$PaCO_2$ 和 pH 值最为重要，加上 BE 就可以反映出低氧血症、二氧化碳潴留和酸碱失衡情况。

（3）ARF的预后与血气和酸碱失衡情况有密切关系，血 pH 值越低，低氧血症愈重，呼吸、代谢混合性酸中毒越高，预后越差。

（4）保持呼吸道通畅至关重要。Ⅰ型呼吸衰竭吸入高浓度或较高浓度氧（35%～50%）纠正缺氧，Ⅱ型呼吸衰竭宜采用有创或无创机械通气。

（5）正确应用机械通气。

（6）必需常规应用抗生素控制感染，针对原发疾病进行治疗。

第五节　急性肾功能衰竭

急性肾功能衰竭（ARF）是指由于各种原因引起的肾功能在短期内（数小时或数天）急剧下降，不能维持水、电解质平衡和代谢废物的排出，表现为氮质血症、水电解质紊乱和代谢性酸中毒的一组临床综合征。

ARF常见的病因可分为肾前性、肾实质性和肾后性三大类。

肾前性：指任何原因引起有效血循环量急剧下降，以致肾血流量不足、肾小球滤过率（GFR）显著降低所导致的急性肾功能衰竭。

肾实质性：也称肾性肾功能衰竭，指各种肾实质病变所导致的肾功能衰竭，或肾前性肾衰竭未能及时去除病因，病情进一步发展所致。

肾后性：各种原因所致泌尿道梗阻引起的肾功能衰竭，如输尿管结石、乳头坏死组织堵塞、尿道狭窄、膀胱颈梗阻、前列腺肿大等。

一、诊断精要

（一）临床表现

根据尿量减少与否，可分为少尿型和非少尿型。前者指急性肾功能衰竭伴少尿或无尿；后者指血尿素氮、肌酐迅速升高，肌酐清除率迅速降低但不伴少尿表现。临床以少尿型多见，分为三期。

1. 少尿期

少尿期一般持续1～2周，也可长达4～6周，持续时间越长，肾损害越重。此阶段的症状如下。

（1）小便表现：少尿、无尿或蛋白尿，可伴有红细胞、白细胞、上皮细胞和颗粒管型。严重挤压伤或大量肌肉损伤者，可有肌红蛋白尿及肌红蛋白管型。

（2）水钠潴留：表现为全身水肿、高血压、肺水肿、脑水肿和心力衰竭，是本病主要死因之一。

（3）电解质紊乱：常表现为高钾、低钠、低钙、高镁、高磷和低血氯，也可出现稀释性低钠血症。

（4）代谢性酸中毒：酸性代谢产物在体内潴留所致，表现为恶心、呕吐、乏力、嗜睡、呼吸深快、食欲不振等，血 pH 值降低。

（5）尿毒症：因肾脏排泄障碍各种毒性物质在体内积聚所致，可出现各系统中毒症状。

①消化系统：食欲不振、恶心、呕吐和腹泻等，严重者可出现消化道出血或黄疸，消化道出血又可加重氮质血症。

②心血管系统：主要因水钠潴留所致，表现为高血压和心力衰竭，也可出现心律失常和心包炎表现。

③神经系统：可有嗜睡、神经混乱、焦虑不安、抽搐、昏迷和自主神经功能紊乱表现，如多汗、皮肤干燥等。

④血液系统：由于红细胞产生减少、血管外溶血、血液稀释和消化道出血等，常出现正细胞正色素性贫血，贫血程度随肾功能减退而加重。因血小板减少、血小板功能异常和DIC，可有出血倾向。ARF早期白细胞总数常增高，中性粒细胞比例增高及核左移。

（6）感染：是ARF最常见的并发症，以呼吸道和泌尿道感染最多见，致病菌以金黄色葡萄球菌和革兰氏阴性杆菌为主。

2. 利尿期

尿量增多达 250 mL/m² 以上时即为利尿期。一般持续 1～2 周（长者可达 1 个月）。此阶段早期肾单位尚未恢复，氮质血症可能持续加重，警惕水和电解质紊乱，如脱水、低钠和低钾血症，后期肾功能逐渐恢复。

3. 恢复期

尿量、血尿素氮和肌酐逐渐恢复正常，但肾小管功能需数月才能恢复，少数患者可遗留不可逆性肾功能损害。患者可表现为虚弱无力、消瘦、营养不良、贫血和免疫功能低下。

（二）实验室检查

1. 尿液检查

有助于鉴别肾前性和肾实质性。

2. 血液生化检查

注意监测电解质、血尿素氮和肌酐。

3. 肾脏影像学检查

采用腹部 X 线平片、CT、磁共振等了解肾脏的大小、形态、血管情况，了解泌尿道有无梗阻。

4. 肾活检

可帮助诊断和评估预后。

（三）诊断标准

（1）尿量显著减少。少尿：尿量 < 250 mL/（m²·d）或无尿：尿量 < 50 mL/（m²·d）；

（2）氮质血症。血肌酐 ≥ 176 μmol/L，血尿素氮 ≥ 15 mmol/L；或每日血肌酐增加 ≥ 44 μmol/L，尿素氮增加 ≥ 3.57 mmol/L；或肾小球滤过率（内生肌酐清除率）≤ 30 mL/1.73m²。

（3）伴酸中毒，水、电解质紊乱表现。

二、治疗精要

治疗原则：积极治疗原发病，减轻症状，改善肾功能，防止并发症。由于急性功能衰竭多为可逆的，任何治疗手段都应注意不要加重肾损害。重点在少尿期，去除原发因素，纠正水、电解质和酸碱平衡紊乱，积极治疗心力衰竭、心律失常、脑病、应激性溃疡病大出血等严重的并发症。有条件者应尽量采取透析疗法，选择高糖、低蛋白、富含维生素的食物，尽可能供给足够的能量。多尿期的治疗主要是防止电解质及水的负平衡，缺什么补什么，同时还应当防止感染。恢复期由于时间长，应尽量保护肾功能不受损害，这点不可忽视。

1. 少尿期

（1）保持液体平衡：坚持"量入为出"的原则，严格限制水、钠摄入。每日液体需要量 = 尿量 + 显性失水量 + 不显性失水量 − 内生水量。无发热者不显性失水量为 300 mL/（m²·d），体温每升高 1℃，不显性失水增加 75 mL/m²；内生水一般为 250～350 mL/（m²·d）。血钠的监测为补液量提供依据。不明原因的血钠骤降提示入液量过多，尤其是输入水分过多，导致稀释性低钠血症。血钠的增高表明处于缺水状态，引起浓缩性高钠血症，则不必过分严格限制低张液体的摄入。

（2）纠正代谢性酸中毒：当血 HCO_3^- < 12 mmol/L 或动脉血 pH < 7.2，可补充 5% 碳酸氢钠 5 mL/kg，提高 CO_2CP_5 mmol/L。酸中毒纠正后，血中钙离子浓度降低，可出现手足搐搦，故可配合 10% 葡萄糖酸钙 10 mL 静脉注射。

（3）纠正电解质紊乱：根据血电解质情况予以纠正。轻度高钾血症（< 6 mmol/L）只需密切观察及严格限制含钾量高的食物和药物的应用，同时积极控制感染，清除坏死组织，避免输陈旧库存血，纠正酸中毒。如血钾 > 6.5 mmol/L，心电图出现 QRS 波增宽等不良征兆时，应及时处理。措施有 10% 葡萄糖酸钙 0.5 mL/kg 缓慢静脉注射；5% 碳酸氢钠 2 ~ 4 mL/kg 缓慢静脉注射；葡萄糖和胰岛素混合液静脉注射，胰岛素 0.5 ~ 1 U/kg，1 U 胰岛素需供给葡萄糖 4 g；或及早行透析治疗。

（4）透析治疗：透析指征①严重水钠潴留，有肺水肿、脑水肿倾向；②血钾 ≥ 6.5 mmol/L；③血尿素氮 > 28.6 mmoL/L，或血肌酐 > 707.2 μmoL/L；④严重酸中毒，血 HCO_3^- < 12 mmolL。脉血 pH < 7.2；⑤药物或毒物中毒，该物质能通过透析去除。多数学者主张尽早行透析治疗透析。治疗有血透和腹透。血透比较常用，但对于血流动力学不稳定，血压下降、心力衰竭或有出血倾向者，应行腹膜透析治疗；高代谢型急性肾衰竭、腹腔脏器开放性损伤或腹腔手术后 3 d 内，以血透为宜。持续性动静脉血液滤过（CAVH）对急性肾小管坏死治疗较佳，且耐受性良好。尤适于体液负荷过重、多器官衰竭和腹部术后患者。

2. 利尿期

最初 1 ~ 2 d 仍按少尿期的治疗原则处理。尿量明显增多后要特别注意水及电解质的监测，尤其是钾的平衡。尿量过多可适当补给葡萄糖、林格液，用量为尿量的 1/3 ~ 2/3，并给予足够的热量及维生素，适当增加蛋白质，以促进康复。

3. 恢复期

此期无须特殊治疗，应注意休息，加强营养，防治感染，避免使用肾脏毒性药物，根据患者的情况加强调养和增加活动量，每 1 ~ 2 个月复查肾功能。受损的肾脏细胞结构和功能完全恢复大约需要 0.5 ~ 1 年时间。

三、经验指导

1. ARF 中的急性心力衰竭

多由水、钠过多，心脏负荷加重所致，或由电解质紊乱引发的心律失常，代谢性酸中毒等亦与心力衰竭有关。其临床表现与一般急性心力衰竭大致相同，处理措施亦基本相同，但需按照内生肌酐清除率来调整洋地黄类药物的剂量，但最佳治疗措施还是尽早做透析治疗。

2. 感染是 ARF 的常见病因和并发症

一般不应用抗生素来预防，但一旦有感染迹象应尽早选用抗菌效果强、肾脏毒性低的抗生素，并根据肾功能调整剂量和用药时间；同时，做好预防工作，如严格床边无菌操作和隔离，注意口腔、皮肤、阴部的清洁，帮助患者多翻身。许多药物可经透析排除，透析后应补充丢失的剂量。

3. ARF 时可出现应激性溃疡

为了及时发现隐匿的消化道出血，应经常观察大便，并做潜血试验及监测红细胞压积。选择 H_2 受体拮抗剂可明显地防止严重急性肾衰竭患者的胃肠道出血。

第五章
呼吸系统疾病

第一节　急性支气管炎

急性支气管炎为儿科常见病，常继发于上呼吸道感染之后，也为肺炎的早期表现。气管常同时受累，故诊断应为急性气管、支气管炎，是某些急性传染病如麻疹、百日咳、白喉等的常见并发症。

一、病因

病原体多为病毒、细菌，临床多见为细菌和病毒混合感染。凡能引起上呼吸道感染的病原体均可引起支气管炎。

二、临床表现

起病可急可缓。发病早期常有上呼吸道症状，最常见的症状是发热、咳嗽。体温多波动在38.5℃左右，可持续3～5d。咳嗽初为干咳，以后随分泌物增多而出现咳痰，初期为白色黏痰，随着病情进展渐转成脓痰。婴幼儿晨起时或兴奋时咳嗽加剧，偶有百日咳样阵咳。全身症状表现为精神不振，食欲低下，呼吸急促、呕吐、腹泻等，年长儿全身症状较轻，但可诉有头痛、乏力、咽部不适、胸痛等。体征可有咽部充血，肺部听诊早期为呼吸音粗糙，随病情进展可闻及散在干啰音及粗湿啰音，但啰音的部位多不固定，随着咳嗽及体位改变啰音可减少或消失。

婴幼儿时期有一种特殊类型的支气管炎，称为哮喘性支气管炎，是指婴幼儿时期有哮喘表现的支气管炎。多发生在2岁以下，体质虚胖以及有湿疹或过敏史的小儿。患儿除有急性支气管炎临床表现外，往往伴有哮喘症状及体征，如呼气性呼吸困难，三凹征阳性，口唇发绀，双肺可闻哮鸣音及少量湿性啰音，以哮鸣音为主，肺部叩诊呈鼓音。本病有反复发作倾向，每次发作症状、体征类同，但一般随年龄增长而发作减少，仅有少数至年长后发展为支气管哮喘。

三、辅助检查

胸片显示正常，或者肺纹理增粗，肺门阴影增深。病毒感染者周围血白细胞总数正常或偏低，细菌感染或混合感染者周围血白细胞总数及中性粒细胞均可增高。

四、诊断与鉴别诊断

根据临床症状与体征主要为发热、咳嗽及肺部不固定粗的干、湿啰音，诊断不难。婴幼儿急性支气管炎病情较重时与肺炎早期不易鉴别，应按肺炎处理。哮喘性支气管炎应与支气管哮喘鉴别，后者多见于年长儿，起病急骤，反复发作，用皮质激素等气雾剂可迅速缓解或用肾上腺素皮下注射有效。

五、治疗

（一）一般治疗

需经常改变体位，使呼吸道分泌物易于排出。

（二）控制感染

对考虑为细菌感染或混合感染者可使用抗生素，首选青霉素类抗生素，如青霉素、氨苄西林、阿莫西林（羟氨苄青霉素），病原菌明确为百日咳杆菌或肺炎支原体、衣原体者选用大环内酯类，如红霉素、罗红霉素、阿奇霉素等。

（三）对症治疗

对频繁干咳者可给镇咳药，而呼吸道分泌物多者一般尽量不用镇咳剂或镇静剂，以免抑制咳嗽反射，影响黏痰咳出。常用止咳祛痰药有复方甘草合剂、急支糖浆，川贝枇杷露。对痰液黏稠者可行超声雾化吸入（含 α-糜蛋白酶、庆大霉素、利巴韦林、肾上腺皮质激素等），亦可用 10% 氯化铵，每次 0.1～0.2 mL/kg 口服。对哮喘性支气管炎，可口服氨茶碱，每次 2～4 mg/kg，每 6 h 一次，伴有烦躁不安者可与异丙嗪合用，每次 1 mg/kg，每 6 h 一次，哮喘严重者可口服泼尼松或用氢化可的松（或地塞米松）加入 10% 葡萄糖溶液中静脉滴注，疗程 1～3 d。

六、预防

对反复发作者可用气管炎疫苗，在发作间歇期开始注射，每周一次，每次 0.1 mL，若无不良反应，以后每次递增 0.1 mL，至每次 0.5 mL 为最大量，10 次为 1 疗程。效果显著者可再用几个疗程。

第二节　急性毛细支气管炎

急性毛细支气管炎是 2 岁以下婴幼儿特有的一种呼吸道感染性疾病，尤其以 6 个月内的婴儿最为多见，是此年龄最常见的一种严重的急性下呼吸道感染。以呼吸急促、三凹征和喘鸣为主要临床表现。主要为病毒感染，50% 以上为呼吸道合胞病毒（RSV），其他副流感病毒、腺病毒亦可引起，RSV 是本病流行时唯一的病原。寒冷季节发病率较高，多为散发性，也可成为流行性。发病率男女相似，但男婴重症较多。早产儿、慢性肺疾病及先天性心脏病患儿为高危人群。

一、诊断

（一）表现

1. 症状

①2 岁以内婴幼儿，急性发病。②上呼吸道感染后 2～3 d 出现持续性干咳和发作性喘憋，咳嗽和喘憋同时发生，症状轻重不等。③无热、低热、中度发热，少见高热。

2. 体征

①呼吸浅快，60～80 次/分，甚至 100 次/分以上；脉搏快而细，常达 160～200 次/分。②鼻扇明显，有三凹征；重症面色苍白或发绀。③胸廓饱满呈桶状胸，叩诊过清音，听诊呼气相呼吸音延长，呼气性喘鸣。毛细支气管梗阻严重时，呼吸音明显减低或消失，喘憋稍缓解时，可闻及弥漫性中、细湿啰音。④因肺气肿的存在，肝脾被推向下方，肋缘下可触及，合并心力衰竭时肝脏可进行性增大。⑤因不显性失水量增加和液体摄入量不足，部分患儿可出现脱水症状。

（二）辅助检查

1. 胸部 X 线检查

可见不同程度的梗阻性肺气肿（肺野清晰，透亮度增加），1/3 的患儿有肺纹理增粗及散在的小点片状实变影（肺不张或肺泡炎症）。

2. 病原学检查

可取鼻咽部洗液做病毒分离检查，呼吸道病毒抗原的特异性快速诊断，呼吸道合胞病毒感染的血清学诊断，都可对临床诊断提供有力佐证。

二、鉴别诊断

患儿年龄偏小，在发病初期即出现明显的发作性喘憋，体检及X线检查在初期即出现明显肺气肿，故与其他急性肺炎较易区别。但本病还需与以下疾病鉴别。

（一）婴幼儿哮喘

婴儿的第一次感染性喘息发作，多数是毛细支气管炎。毛细支气管炎当喘憋严重时，毛细支气管接近于完全梗阻，呼吸音明显降低，此时湿啰音也不易听到，不应误认为是婴幼儿哮喘发作。如有反复多次喘息发作，亲属有变态反应史，则有婴幼儿哮喘的可能。婴幼儿哮喘一般不发热，表现为突发突止的喘憋，可闻及大量哮鸣音，对支气管扩张药及皮下注射小剂量肾上腺素效果明显。

（二）喘息性支气管炎

发病年龄多见于1~3岁幼儿，常继发于上呼吸道感染之后，多为低至中等度发热，肺部可闻及较多不固定的中等湿啰音、喘鸣音。病情多不重，呼吸困难，缺氧不明显。

（三）粟粒性肺结核

有时呈发作性喘憋，发绀明显，多无啰音。有结核接触史或家庭病史，结核中毒症状，PPD试验阳性，可与急性毛细支气管炎鉴别。

（四）可发生喘憋的其他疾病

如百日咳、充血性心力衰竭、心内膜弹力纤维增生症、吸入异物等。

①因肺脏过度充气，肝脏被推向下方，可在肋缘下触及，且患儿的心率与呼吸频率均较快，应与充血性心力衰竭鉴别。②急性毛细支气管炎一般多以上呼吸道感染症状开始，此点可与充血性心力衰竭、心内膜弹力纤维增生症、吸入异物等鉴别。③百日咳为百日咳鲍特杆菌引起的急性呼吸道传染病。人群对百日咳普遍易感。目前我国百日咳疫苗为计划免疫接种，发病率明显下降。百日咳典型表现为阵发、痉挛性咳嗽，痉咳后伴一次深长吸气，发出特殊的高调鸡啼样吸气性吼声俗称"回勾"。咳嗽一般持续2~6周。发病早期外周血白细胞计数增高，以淋巴细胞为主。采用鼻咽拭子法培养阳性率较高，第1周可达90%。百日咳发生喘憋时需与急性毛细支气管炎鉴别，典型的痉咳、鸡啼样吸气性吼声、白细胞计数增高以淋巴细胞为主、细菌培养百日咳鲍特杆菌阳性可鉴别。

三、治疗

该病最危险的时期是咳嗽及呼吸困难发生后的48~72 h。主要死因是过长的呼吸暂停、严重的失代偿性呼吸性酸中毒、严重脱水。病死率为1%~3%。

（一）对症治疗

吸氧、补液、湿化气道、镇静、控制喘憋。

（二）抗生素

考虑有继发细菌感染时，应想到金黄色葡萄球菌、大肠杆菌或其他院内感染病菌的可能。对继发细菌感染的重症患儿，应根据细菌培养结果选用敏感抗生素。

（三）并发症的治疗

及时发现和处理代谢性酸中毒、呼吸性酸中毒、心力衰竭及呼吸衰竭。并发心力衰竭时应及时采用快速洋地黄药物，如毛花苷C。对疑似心力衰竭的患儿，也可及早试用洋地黄药物观察病情变化。

（1）检测心电图、呼吸和血氧饱和度，通过监测及时发现低氧血症、呼吸暂停及呼吸衰竭的发生。一般吸入氧气浓度在40%以上即可纠正大多数低氧血症。当患儿出现吸气时呼吸音消失，严重三凹征，吸入氧气浓度在40%仍有发绀，对刺激反应减弱或消失，血二氧化碳分压升高，应考虑做辅助通气治疗。病情较重的小婴儿可有代谢性酸中毒，需做血气分析。1/10的患者有呼吸性酸中毒。

（2）毛细支气管炎患儿因缺氧、烦躁而导致呼吸、心跳增快，需特别注意观察肝脏有无在短期内进行性增大，从而判断有无心力衰竭的发生。小婴儿和有先天性心脏病的患儿发生心力衰竭的机会较多。

（3）过度换气及液体摄入量不足的患儿要考虑脱水的可能。观察患儿哭时有无眼泪，皮肤及口唇黏膜是否干燥，皮肤弹性及尿量多少等，以判断脱水程度。

（四）抗病毒治疗

利巴韦林、中药双黄连。

1. 利巴韦林

常用剂量为每日 10～15 mg/kg，分 3～4 次。利巴韦林是于 1972 年首次合成的核苷类广谱抗病毒药，最初的研究认为，它在体外有抗 RSV 作用，但进一步的试验却未能得到证实。目前美国儿科协会不再推荐常规应用这种药物，但强调对某些高危、病情严重患儿可以用利巴韦林治疗。

2. 中药双黄连

北京儿童医院采用双盲随机对照方法的研究表明，双黄连雾化吸入治疗 RSV 引起的下呼吸道感染是安全有效的方法。

（五）呼吸道合胞病毒（RSV）特异治疗

1. 静脉用呼吸道合胞病毒免疫球蛋白（RSV-IVIG）

在治疗 RSV 感染时，RSV-IVIG 有两种用法：①一次性静滴 RSV-IVIG1 500 mg/kg。②吸入疗法，只在住院第 1 d 给予 RSV-IVIG 制剂吸入，共两次，每次 50 mg/kg，20 min，间隔 30～60 min。两种用法均能有效改善临床症状，明显降低鼻咽分泌物中的病毒含量。

2. RSV 单克隆抗体

用法为每月肌注一次，每次 15 mg/kg，用于整个 RSV 感染季节，在 RSV 感染开始的季节提前应用效果更佳。

（六）支气管扩张药及肾上腺糖皮质激素

1. 支气管扩张药

过去认为支气管扩张药对毛细支气管炎无效，目前多数学者认为，用 β 受体兴奋药治疗毛细支气管炎有一定的效果。综合多个研究表明，肾上腺素为支气管扩张药中的首选药。

2. 肾上腺糖皮质激素

长期以来对糖皮质激素治疗急性毛细支气管炎的争议仍然存在，目前尚无定论。但有研究表明，糖皮质激素对毛细支气管炎的复发有一定的抑制作用。

四、疗效分析

1. 病程

一般为 5～15 d。恰当的治疗可缩短病程。

2. 病情加重

如果经过合理治疗病情无明显缓解，应考虑以下方面：①有无并发症出现，如合并心力衰竭者病程可延长。②有无先天性免疫缺陷或使用免疫抑制剂。③小婴儿是否输液过多，加重喘憋症状。

五、预后

预后大多良好。婴儿期患毛细支气管炎的患儿易于在病后半年内反复咳喘，随访 2～7 年有 20%～50% 发生哮喘。其危险因素为过敏体质、哮喘家族史、先天小气道等。

第三节 肺炎

一、支气管肺炎

支气管肺炎是小儿时期最常见的肺炎，2岁以内儿童多发。一年四季均可发病，北方多发生于冬春寒冷季节及气候骤变时。室内居住拥挤、通风不良、空气污浊、致病微生物较多，易发生肺炎。此外有营养不良、维生素D缺乏性佝偻病、先天性心脏病等并存症及低出生体重儿、免疫缺陷者均易发生本病。

（一）病因

病因最常为细菌和病毒，也可由病毒、细菌"混合感染"。发达国家中小儿肺炎病原以病毒为主，主要有RSV、ADV、流感及副流感病毒等。发展中国家则以细菌为主，细菌感染仍以肺炎链球菌多见，近年来肺炎支原体、衣原体和流感嗜血杆菌有增加趋势。病原体常由呼吸道入侵，少数经血行入肺。

（二）病理

肺炎的病理变化以肺组织充血、水肿、炎性细胞浸润为主。肺泡内充满渗出物，经肺泡壁通道（Kohn孔）向周围组织蔓延，呈点片状炎症灶。若病变融合成片，可累及多个肺小叶或更广泛。当小支气管、毛细支气管发生炎症时，可导致管腔部分或完全阻塞引起肺气肿或肺不张。

不同的病原造成的肺炎病理改变亦有不同：细菌性肺炎以肺实质受累为主；而病毒性肺炎则以间质受累为主，亦可累及肺泡。临床上支气管肺炎与间质性肺炎常同时并存。

（三）病理生理

病理生理的主要变化是由于支气管、肺泡炎症引起通气和换气障碍，导致缺氧和二氧化碳潴留，从而造成一系列病理生理改变（图5-1）。

1. 呼吸功能不全

由于通气和换气障碍，氧进入肺泡以及氧自肺泡弥散至血液均发生障碍，血液含氧量下降，动脉血氧分压（PaO_2）和动脉血氧饱和度（SaO_2）均降低，致低氧血症。当$SaO_2 < 85\%$，还原血红蛋白超过5.0 g/L时，则出现发绀。肺炎的早期，以通气功能障碍为主，仅有缺氧，无明显CO_2潴留，为代偿缺氧，呼吸和心率加快以增加每分通气量和改善通气血流比。随着病情的进展，换气功能严重障碍，在缺氧的基础上出现CO_2潴留，此时PaO_2和SaO_2下降，$PaCO_2$升高，当$PaO_2 < 6.7$ kPa（50 mmHg），$PaCO_2 > 6.7$ kPa（50 mmHg），$SaO_2 < 85\%$时即为呼吸衰竭。为增加呼吸深度，以吸进更多的氧，呼吸辅助肌也参加活动，因而出现鼻翼扇动和三凹征。

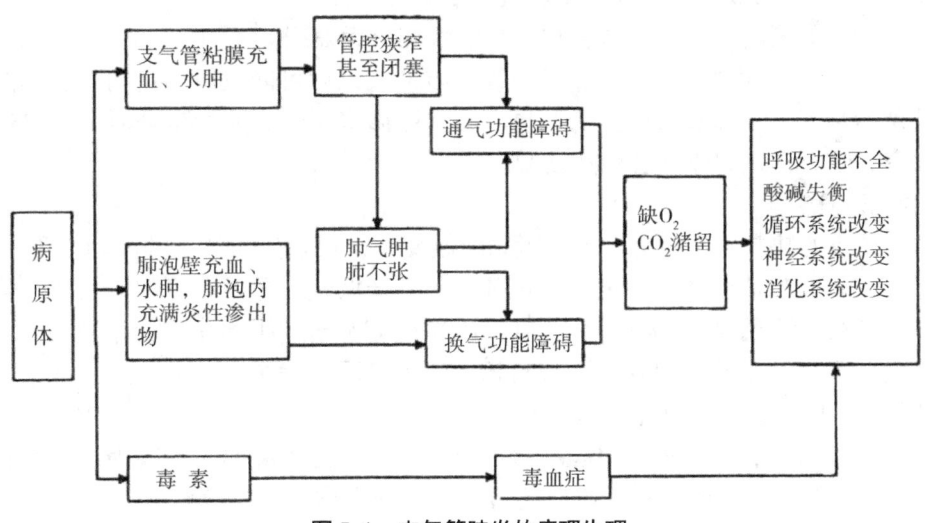

图5-1 支气管肺炎的病理生理

2. 酸碱平衡失调及电解质紊乱

严重缺氧时，体内需氧代谢发生障碍，无氧酵解增加，酸性代谢产物增加，加上高热、进食少、脂肪分解等因素，常引起代谢性酸中毒。同时由于二氧化碳排出受阻，可产生呼吸性酸中毒，因此，严重者存在不同程度的混合性酸中毒。6个月以上的小儿，因呼吸代偿功能稍强，通过加深呼吸，加快排出二氧化碳，可致呼吸性碱中毒，血pH变化不大，影响较小；6个月以下的小儿，代偿能力较差，二氧化碳潴留往往明显，甚至发生呼吸衰竭。缺氧和二氧化碳潴留导致肾小动脉痉挛而引起水钠潴留，且重症肺炎缺氧时常有抗利尿激素（ADH）分泌增加，加上缺氧使细胞膜通透性改变、钠泵功能失调，使Na^+进入细胞内，造成稀释性低钠血症。

3. 循环系统

病原体和毒素侵袭心肌，引起心肌炎；缺氧使肺小动脉反射性收缩，肺循环压力增高，使右心负荷增加。肺动脉高压和中毒性心肌炎是诱发心衰的主要原因。重症患儿常出现微循环障碍、休克甚至弥散性血管内凝血。

4. 神经系统

严重肺炎缺氧和二氧化碳潴留使血与脑脊液pH降低，高碳酸血症使脑血管扩张、血流减慢、血管通透性增加，致使颅内压增加。严重缺氧使脑细胞无氧代谢增加，造成乳酸堆积、ATP生成减少和Na^+-K^+离子泵转运功能障碍，引起脑细胞内钠、水潴留，形成脑水肿。病原体毒素作用亦可引起脑水肿。

5. 胃肠道功能紊乱

低氧血症和病原体毒素可使胃肠黏膜糜烂、出血、上皮细胞坏死脱落，导致黏膜屏障功能破坏，使胃肠功能紊乱，出现腹泻、呕吐，甚至发生中毒性肠麻痹。毛细血管通透性增高，可致消化道出血。

（四）临床表现

2岁以下的婴幼儿多见，起病多数较急，发病前数日多先有上呼吸道感染，主要临床表现为发热，咳嗽，气促，肺部固定性的中、细湿啰音。

1. 主要症状

（1）发热：热型不定，多为不规则发热，亦可为弛张热或稽留热。值得注意的是新生儿、重度营养不良患儿体温可不升或低于正常。

（2）咳嗽：较频繁，在早期为刺激性干咳，极期咳嗽反而减轻，恢复期咳嗽有痰。

（3）气促：多在发热、咳嗽后出现。

（4）全身症状：精神不振，食欲减退，烦躁不安，轻度腹泻或呕吐。

2. 体征

（1）呼吸增快：40~80次/分，并可见鼻翼扇动和三凹征。

（2）发绀：口周、鼻唇沟和指、趾端发绀，轻症病儿可无发绀。

（3）肺部啰音：早期不明显，可有呼吸音粗糙、减低，以后可闻及较固定的中、细湿啰音，以背部两侧下方及脊柱两旁较多，于深吸气末更为明显。肺部叩诊多正常，病灶融合时，可出现实变体征（语颤增强，叩诊浊音，呼吸音减弱或有管性呼吸音）。

3. 重症肺炎的表现

重症肺炎由于严重的缺氧及毒血症，除呼吸系统改变外，可发生循环、神经和消化系统功能障碍。

（1）循环系统：可发生心肌炎，表现为面色苍白、心音低钝，严重者可闻奔马律。重症肺炎所表现的心率增快、呼吸增快、呼吸困难、烦躁不安和肝脏增大，应与心力衰竭相鉴别，要进行综合判断。

（2）神经系统：发生脑水肿时出现烦躁或嗜睡、意识障碍、惊厥、前囟隆起、球结膜水肿、瞳孔对光反射迟钝或消失，呼吸节律不齐甚至呼吸停止。

（3）消化系统：一般为食欲减退、呕吐和腹泻，发生中毒性肠麻痹时表现为严重腹胀、膈肌升高，加重了呼吸困难。听诊肠鸣音消失，重症患儿还可呕吐咖啡样物，大便潜血阳性或柏油样便。

（4）发生DIC时，可表现为血压下降，四肢凉，脉速而弱，皮肤、黏膜及胃肠道出血。

（5）抗利尿激素异常分泌综合征（syndrome of inappropriate cretion of antidiuretic hor-mone, SIADH）：

表现为全身性浮肿，可凹陷性，血钠不高于130 mmol/L，血渗透压低于270 mol/L，尿钠不低于20 mmol/L，尿渗透摩尔浓度高于血渗透摩尔浓度。血清抗利尿激素（ADH）分泌增加。若ADH不升高，可能为稀释性低钠血症。

（五）并发症

早期合理治疗者并发症少见。若延误诊断或病原体致病力强者可引起并发症，如脓胸、脓气胸、肺大泡等。在肺炎治疗过程中，若中毒症状或呼吸困难突然加重，体温持续不退，或退而复升，均应考虑有并发症的可能。

1. 脓胸

常由金黄色葡萄球菌引起，革兰氏阴性杆菌次之。临床表现为：高热不退、呼吸困难加重、患侧呼吸运动受限、语颤减弱、叩诊呈浊音、听诊呼吸音减弱，其上方有时可听到管性呼吸音。当积脓较多时，患侧肋间隙饱满，纵隔和气管向健侧移位。胸部X射线（立位）示患侧肋膈角变钝，或呈反抛物线阴影。胸腔穿刺可抽出脓液。

2. 脓气胸

肺脏边缘的脓肿破裂与肺泡或小支气管相通即造成脓气胸，表现为突然出现呼吸困难加剧、剧烈咳嗽、烦躁不安、面色发绀。胸部叩诊积液上方呈鼓音，听诊呼吸音减弱或消失。若支气管破裂处形成活瓣，气体只进不出，形成张力性气胸，可危及生命，必需积极抢救。立位X射线检查可见液气面。

3. 肺大泡

由于细支气管形成活瓣性部分阻塞，气体进的多、出的少或只进不出，肺泡扩大，破裂而形成肺大泡，可1个亦可多个。体积小者无症状，体积大者可引起呼吸困难。X射线可见薄壁空洞。以上3种并发症多见于金黄色葡萄球菌肺炎和某些革兰氏阴性杆菌肺炎。

（六）辅助检查

1. 外周血检查

（1）白细胞检查：细菌性肺炎白细胞升高，中性粒细胞增多，并有核左移现象，胞质可有中毒颗粒。病毒性肺炎的白细胞大多正常或偏低，亦有少数升高者，时有淋巴细胞增高或出现变异淋巴细胞。

（2）四唑氮蓝试验（NBT）：激活的中性粒细胞吞噬和氧化NB染料，形成棕褐色颗粒，细菌感染时阳性细胞数升高（>10%），病毒感染不升高。

（3）C反应蛋白（CRP）：细菌感染时血清CRP浓度上升，而非细菌感染时则上升不明显。

2. 病原学检查

（1）细菌培养和涂片：采取气管吸取物、肺泡灌洗液、胸腔积液、脓液和血标本做细菌培养和鉴定，同时进行药物敏感试验是明确细菌性致病菌最标准的方法。亦可作涂片染色镜检，进行初筛试验。

（2）其他检查：已用于临床的有对流免疫电泳法测定肺炎球菌多糖抗原和葡萄球菌磷壁酸抗体［滴度不低于（1:4）为阳性，特异性高，准确率为94.6%］。试管凝集试验对军团菌的诊断为目前首选的简易方法，双份血清抗体滴度4倍以上升高或单份血清抗体滴度不低于（1:320）为阳性。鲎珠溶解物试验可检测革兰阴性菌内毒素。

（3）病毒学检查：①病毒分离和血清学试验。取气管吸取物、肺泡灌洗液接种于敏感的细胞株，进行病毒分离是诊断病毒性病原体的金标准。于急性期和恢复期（14 d后）采取双份血清测定特异性IgG抗体水平，若抗体升高不低于4倍为阳性。传统的病毒分离和检测双份血清滴度的结果可靠，但由于费时太长，往往只能作为回顾性诊断，限制其临床实际应用。②快速诊断。检测抗原方法为采取咽拭子、鼻咽分泌物、气管吸取物或肺泡灌洗液涂片，或快速培养后使用病毒特异性抗体（包括单克隆抗体）免疫荧光技术、免疫酶联法或放射免疫法可发现特异性病毒抗原。检测抗体方法为血清中IgM特异性病毒抗体出现较早（最早2~4 d即可出现），消失较快，若病毒特异性IgM抗体阳性说明是新近感染。分直接ELISA-IgM和IgM抗体捕获试验（MCA-IgM）。其他快速诊断方法，如核酸分子杂交技术或聚合酶链反应（PCR）技术的敏感性很高，但易于污染而出现假阳性，要求较高的实验室条件方可防止污染的发生。

(4）其他病原学检查：①肺炎支原体（MP）。冷凝集试验不低于（1：64）有很大参考价值，该试验为非特异性，可作为过筛试验。特异性诊断包括 MP 分离培养或特异性 IgM 和 IgG 抗体测定。补体结合抗体检测是诊断 MP 的常规方法，基因探针及 PCR 技术检测 MP 的特异性差而敏感性强，但应避免发生污染。②衣原体。衣原体分为沙眼衣原体（CT）、肺炎衣原体（CP）和鹦鹉热衣原体。细胞培养用于诊断 CT 和 CP。直接免疫荧光或姬姆萨染色法可检查 CT。其他方法有酶联免疫吸附试验、放射免疫电泳法检测双份血清特异性抗体或抗原、核酸探针及 PCR 技术检测抗原。

3. X 射线检查

早期肺纹理增强，透光度减低，以后两肺下野、中内带出现大小不等的点状或小片絮状影，或融合成片状阴影（图 5-2）。有肺气肿、肺不张，伴发脓胸、脓气胸或肺大泡者则有相应的 X 射线改变。

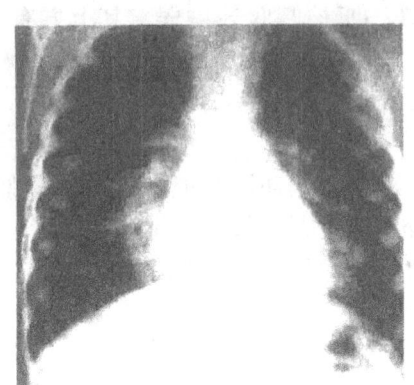

图 5-2 支气管肺炎

（七）诊断和鉴别诊断

支气管肺炎的诊断比较简单，一般有发热、咳嗽、呼吸短促的症状，肺部听到中、细啰音或 X 射线有肺炎的改变均可诊断为肺炎。

确诊支气管肺炎后应进一步了解引起肺炎的可能病原体。若为反复发作者，还应尽可能明确导致反复感染的原发疾病或诱因，如原发或继发性免疫缺陷病、呼吸道局部畸形或结构异常、支气管异物、先天性心脏病、营养性障碍和环境因素等。此外，还要注意有无并发症。应与以下疾病鉴别。

1. 急性支气管炎

一般不发热或低热，全身状况好，以咳嗽为主要症状，肺部可闻及干、湿啰音，多不固定，随咳嗽而改变。X 射线示肺纹理增多、排列紊乱。若鉴别困难，则按肺炎处理。

2. 支气管异物

有异物吸入史，突然出现呛咳，可有肺不张和肺气肿，可资鉴别。但有的病程迁延，有继发感染则类似肺炎或合并肺炎，需注意鉴别。

3. 支气管哮喘

婴幼儿和儿童哮喘可无明显喘息发作，主要表现为持续性咳嗽，X 射线示肺纹理增多、排列紊乱和肺气肿，易与本病混淆。患儿具有过敏体质，肺功能激发和舒张试验有助于鉴别。

4. 肺结核

一般有结核接触史，结核菌素试验阳性，X 射线示肺部有结核病灶可资鉴别。粟粒性肺结核可有气急和发绀，从而与肺炎极其相似，但肺部啰音不明显。

（八）治疗

采用综合治疗为原则，控制炎症、改善通气功能、对症治疗、防止和治疗并发症。

1. 一般治疗及护理

室内空气要流通，温度 18℃～20℃，湿度 60% 为宜。给予营养丰富的饮食，重症患儿进食困难者，可给予肠道外营养。经常变换体位，以减少肺部瘀血，促进炎症吸收。注意隔离，以防交叉感染。

应注意水和电解质的补充，纠正酸中毒和电解质紊乱，适当的液体补充还有助于气道的湿化。当血钠低于 120 mmol/L，且有明显低钠血症症状时（SIADH），按 3% 氯化钠 12 mL/kg 计算，可提高血钠 10 mmol/L，先给予 1/2 量于 2～4 h 由静脉滴注，必要时 4 h 后可重复一次。

2. 抗感染治疗

（1）抗生素治疗：明确为细菌感染或病毒感染继发细菌感染者应使用抗生素。

原则：在使用抗菌药物前应采集咽拭子、鼻咽分泌物或下呼吸道吸取物进行细菌培养和药物敏感试验，以便指导治疗。在未获培养结果前，可根据经验选择敏感的药物；选用的药物在肺组织中应有较高的浓度；重者患儿宜静脉联用药。

根据不同病原选择抗生素：肺炎链球菌——青霉素敏感者首选青霉素或羟氨苄青霉素（阿莫西林）；青霉素低度耐药者仍可首选青霉素，但剂量要加大；青霉素过敏者选用红霉素类。金黄色葡萄球菌——甲氧西林敏感者首选苯唑西林钠或氯唑西林钠，耐药者选用万古霉素或联用利福平。流感嗜血杆菌——首选阿莫西林加克拉维酸（或加舒巴坦）。大肠杆菌和肺炎杆菌——首选头孢曲松或头孢噻肟，绿脓杆菌肺炎首选替卡西林加克拉维酸。肺炎支原体和衣原体——首选大环内酯类抗生素如红霉素、罗红霉素及阿奇霉素。

用药时间：一般应持续至体温正常后 5～7 d，症状、体征消失后 3 d 停药。支原体肺炎至少使用抗菌药物 2～3 周。葡萄球菌肺炎在体温正常后 2～3 周可停药，一般总疗程不少于 6 周。

（2）抗病毒治疗：利巴韦林，可滴鼻、雾化吸入、肌注和静脉点滴，肌注和静点的剂量为 10～15 mg/（kg·d），可抑制多种 RNA 和 DNA 病毒。α-干扰素（interferon-a，IFN-a）分为人白细胞 α-干扰素和基因工程 α-干扰素，常用基因工程 α-干扰素肌注，5～7 d 为一疗程，亦可雾化吸入。

3. 对症治疗

（1）氧疗：有缺氧表现，如烦躁、口周发绀时需吸氧，多用鼻前庭导管给氧，经湿化的氧气的流量为 0.5～1 L/min，氧浓度不超过 40%。新生儿或婴幼儿可用面罩、氧帐、鼻塞给氧，面罩给氧流量为 2～4 L/min，氧浓度为 50%～60%。

（2）气道管理：及时清除鼻痂、鼻腔分泌物和吸痰，以保持呼吸道通畅，改善通气功能。气道的湿化非常重要，有利于痰液的排出。雾化吸入有助于解除支气管痉挛和水肿。分泌物堆积于下呼吸道，经湿化和雾化仍不能排除，使呼吸衰竭加重时，应行气管插管以利于清除痰液。严重病例宜短期使用机械通气（人工呼吸机）。接受机械通气者尤应注意气道湿化、变换体位和拍背，保持气道湿度和通畅。

（3）其他：高热患儿可用物理降温，如 35% 酒精擦浴，冷敷，冰袋放在腋窝、腹股沟及头部，口服对乙酰氨基酚或布洛芬等。若伴烦躁不安可给予氯丙嗪、异丙嗪各 0.5～1.0 mg/（kg·次）肌注，或苯巴比妥 5 mg/kg 一次肌注。

（4）腹胀的治疗：低钾血症者，应补充钾盐。中毒性肠麻痹时，应禁食和胃肠减压，亦可使用酚妥拉明 0.3～0.5 mg/（kg·次）加 5% 葡萄糖 20 mL 静脉滴注。

4. 糖皮质激素

糖皮质激素可减少炎症渗出，解除支气管痉挛，改善血管通透性和微循环，减轻颅内压。使用指征为：①严重憋喘或呼吸衰竭；②全身中毒症状明显；③合并感染中毒性休克；④出现脑水肿。上述情况可短期应用激素。可用琥珀酸氢化可的松 5～10 mg/（kg·d）或用地塞米松 0.1～0.3 mg/（kg·d）加入瓶中静脉点滴。疗程 3～5 d。

5. 并发症及并存症的治疗

（1）发生感染中毒性休克、脑水肿和心肌炎者，应及时予以处理。

（2）脓胸和脓气胸者应及时进行穿刺引流，若脓液黏稠，经反复穿刺抽脓不畅或发生张力性气胸时，宜考虑胸腔闭式引流。

（3）对并存佝偻病、贫血、营养不良者，应给予相应治疗。

6. 生物制剂

转移因子或胸腺素的确切疗效并不肯定。血浆和静脉注射用丙种球蛋白（IVIG）含有特异性抗体，如 RSV-IgG 抗体，可用于重症患儿。

二、几种不同病原体所致肺炎特点

(一)病毒性肺炎

1. 呼吸道合胞病毒(RSV)肺炎

简称合胞病毒性肺炎,是最常见的病毒性肺炎。

(1)病因:病原为RSV,它只有一个血清型,但有A、B两个亚型,我国以A亚型为主。

(2)发病机制:一般认为是RSV对肺的直接侵害引起间质性炎症,而非变态反应所致,与RSV毛细支气管炎不同。

(3)临床表现:本病多见于婴幼儿,尤多见于1岁以内小儿。轻症患者表现为发热、呼吸困难等症状;中、重症者呼吸困难较明显,出现喘憋、口唇发绀、鼻扇及三凹症。发热可为低中度热或高热。肺部听诊多有中、细湿啰音。

(4)辅助检查:白细胞检查总数大多正常。

X射线检查:表现为两肺可见小点片状、斑片状阴影,部分病儿有不同程度的肺气肿(图5-3)。

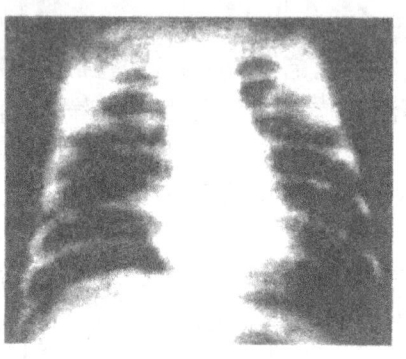

图5-3 呼吸道合胞病毒性肺炎

2. 腺病毒肺炎

腺病毒肺炎为腺病毒(ADV)感染所致,ADV肺炎曾是"我国"小儿患病率和死亡率最高的病毒性肺炎,占20世纪70年代前病毒性肺炎的第一位,死亡率最高曾达33%,从20世纪80年代后期至今ADV7b已渐被ADV7d取代,而ADV7d引起的肺炎相对较轻。现第一位已被RSV肺炎取代。

(1)病因:ADV共有49个血清型,引起小儿肺炎最常见的为3、7型,其次为11、21型,1、2、5、6、14型亦可见到。7型ADV有15个基因型,其中7b引起者最重,腺病毒7b所致的肺炎的临床表现典型而严重。

(2)临床表现:本病多见于6个月~2岁小儿,冬春季节多发。临床特点为起病急骤、高热持续时间长、中毒症状重、啰音出现较晚、X射线改变较肺部体征出现早,易合并心肌炎和多器官衰竭。症状表现为:①发热,可达39℃以上,呈稽留高热或弛张热,热程长,可持续2~3周。②中毒症状重,面色苍白或发灰,精神不振,嗜睡与烦躁交替。③呼吸道症状,咳嗽频繁,呈阵发性喘憋,轻重不等的呼吸困难和发绀。④消化系统症状,腹泻、呕吐和消化道出血。⑤可因脑水肿而致嗜睡、昏迷或惊厥发作。

体检发现:①肺部啰音出现较迟,多于高热3~7 d后才出现,肺部病变融合时可出现实变体征;②肝脾增大,由于网状内皮系统反应较强所致;③麻疹样皮疹;④出现心率加速、心音低钝等心肌炎表现;⑤亦可有脑膜刺激征等中枢神经系统体征。

(3)X射线检查。X射线特点:①肺部X射线改变较肺部啰音出现早,故强调早摄片;②大小不等的片状阴影或融合成大病灶,甚至一个大叶;③病灶吸收较慢,需数周或数月(图5-4)。

目前参数ADV肺炎症状较轻,但易继发细菌感染。继发细菌感染者表现为:持续高热不退,症状恶化或一度好转又恶化,痰液由白色转为黄色脓样,外周血白细胞明显升高,有核左移。胸部X射线见病变增多或发现新的病灶。

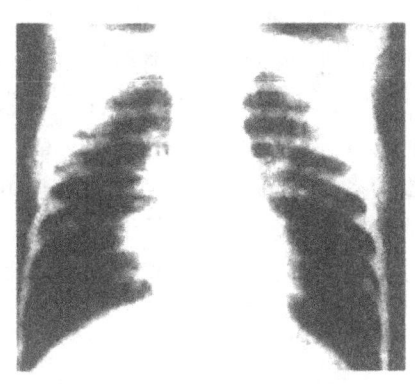

图 5-4　腺病毒肺炎，肺气肿

(二) 几种特殊细菌性肺炎

1. 金黄色葡萄球菌肺炎

新生儿、婴幼儿发病率高，由于滥用抗生素致耐药性金黄色葡萄球菌（金葡菌）株明显增加，加上小儿免疫功能低下，故易发生。

（1）病因和病理：病原为金葡菌，由呼吸道入侵或经血行播散入肺。病理改变以肺组织广泛出血性坏死和多发性小脓肿形成为特点。由于病变发展迅速，组织破坏严重，故易形成肺脓肿、脓胸、脓气胸、肺大泡、皮下气肿、纵隔气肿。并可引起败血症及其他器官的迁徙性化脓灶，如化脓性心包炎、脑膜炎、肝脓肿、皮肤脓肿、骨髓炎和关节炎。

（2）临床表现：起病急，病情严重，进展快，全身中毒症状明显。发热多呈弛张热型，但早产儿和体弱儿有时可无发热或仅有低热，患者面色苍白、烦躁不安、咳嗽、呻吟、呼吸浅快和发绀，重症者可发生休克，消化系统症状有呕吐、腹泻和腹胀。肺部体征出现较早，两肺散在中、细湿啰音，发生脓胸、脓气胸和皮下气肿则有相应体征，发生纵隔气肿时呼吸困难加重。可有各种类型皮疹，如荨麻疹或猩红热样皮疹等。

（3）辅助检查：①白细胞检查。外周血白细胞多数明显增高，中性粒细胞增高伴核左移和中毒颗粒。婴幼儿和重症患者可出现外周血白细胞减少，但中性粒细胞百分比仍较高。② X 射线检查。胸部 X 射线可有小片状影，病变发展迅速，甚至数小时内可出现小脓肿、肺大泡或胸腔积液，因此在短期内应重复摄片。病变吸收较一般细菌性肺炎缓慢，重症病例在 2 个月时可能还未完全消失（图 5-5）。

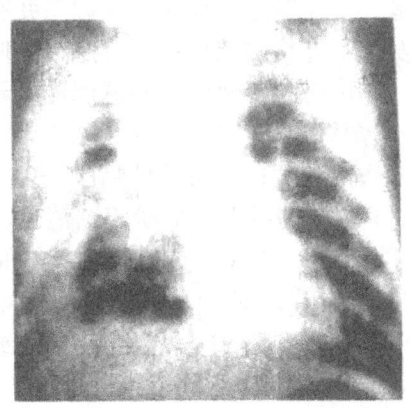

图 5-5　金黄色葡萄球菌肺炎并发气胸及肺大泡

2. 革兰氏阴性杆菌肺炎（Gram-negative bacillary pneumonia，GNBP）

革兰氏阴性杆菌肺炎的病情较重，治疗困难，预后较差，目前有增多趋势。

（1）病因：病原菌以流感嗜血杆菌和肺炎杆菌为多，免疫缺陷者常发生绿脓杆菌肺炎，新生儿时期易患大肠杆菌肺炎。

（2）病理：以肺内浸润、实变、出血性坏死为主。

（3）临床表现：大多先有数日呼吸道感染症状，病情呈亚急性，但全身中毒症状明显，发热、精神萎靡、嗜睡、咳嗽、呼吸困难、面色苍白、口唇发绀，病重者甚至休克。肺部听诊可听到湿啰音，病变融合有实变体征。

（4）X射线检查：肺部X射线改变多种多样，如肺炎杆菌肺炎可为肺段或大叶性致密实变阴影，其边缘往往膨胀凸出；绿脓杆菌肺炎显示结节状浸润阴影及细小脓肿，后可融合成大脓肿；流感嗜血杆菌肺炎可呈粟粒状阴影。但基本改变为支气管肺炎征象，或呈一叶或多叶节段性或大叶性炎症阴影，易见胸腔积液。

3. 其他微生物所致肺炎

（1）肺炎支原体肺炎是学龄儿童及青年常见的一种肺炎，婴幼儿亦不少见。本病全年均可发生，占小儿肺炎的10%～20%，流行年份可达30%。

病因：病原为肺炎支原体，是一种介于细菌和病毒之间的微生物，无细胞壁结构。

临床表现：起病缓慢，潜伏期约2～3周，病初有全身不适、乏力、头痛。2～3d后出现发热，体温常达39℃左右，可持续1～3周，可伴有咽痛和肌肉酸痛。咳嗽为本病突出的症状，一般于病后2～3d开始，初为干咳，后转为顽固性剧咳，常有黏稠痰液，偶带血丝，少数病例可类似百日咳样阵咳，可持续1～4周。肺部体征多不明显，甚至全无。少数可听到干、湿啰音，但很快消失，故体征与剧咳及发热等临床表现不一致，为本病特点之一。婴幼儿起病急，病程长，病情较重，表现为呼吸困难、喘憋、喘鸣音较为突出，肺部啰音比年长儿多。部分患儿可有溶血性贫血、脑膜炎、心肌炎、肾炎、格林-巴利综合征等肺外表现。

X射线检查：肺部X射线改变特点可呈支气管肺炎的改变，常为单侧性，以右肺中下肺野多见。也可为间质性肺炎的改变，两肺呈弥漫性网状结节样阴影，甚至为均匀一致的片状阴影与大叶性肺炎改变相似，其他X射线发现可有肺门阴影增浓和胸腔积液。上述改变可相互转化，有时一处消散，而另一处又出现新的病变，即所谓游走性浸润；有时呈薄薄的云雾状浸润影。

（2）衣原体肺炎：衣原体是一种介于病毒和细胞之间的微生物，寄生于细胞内，含有DNA和RNA，有细胞膜。

病因：由衣原体引起的肺炎。衣原体有沙眼衣原体（CT）、肺炎衣原体（CP）、鹦鹉热衣原体、家畜衣原体。与人类关系密切的为CT和CP，偶见鹦鹉热衣原体肺炎。

临床表现：①沙眼衣原体肺炎。主要见于婴儿，多为1～3个月小儿；起病缓慢，多不发热或仅有低热，一般状态良好；开始可有鼻塞、流涕等上感症状，半数患儿有结膜炎；呼吸系统主要表现为呼吸增快和具有特征性的、明显的、阵发性不连贯的咳嗽，一阵急促的咳嗽后继以一短促的吸气，但无百日咳样回声。阵咳可引起发绀和呕吐，亦可有呼吸暂停，肺部偶闻及干、湿啰音，甚至捻发音和哮鸣音。CT肺炎也可急性发病，迅速加重，造成死亡，有报告89例CT肺炎中猝死3例。②肺炎衣原体肺炎。多见于学龄儿童；大部分为轻症，发病常隐匿；无特异性临床表现，早期多为上感症状，咽痛、声音嘶哑；呼吸系统最多见的症状是咳嗽，1～2周后上感症状逐渐消退而咳嗽逐渐加重，并出现下呼吸道感染征象，如未经有效治疗，则咳嗽可持续1～2个月或更长；肺部偶闻及干、湿啰音或哮鸣音。

X射线检查：沙眼衣原体肺炎X射线可显示双侧间质性或小片状浸润，两肺过度充气。肺炎衣原体肺炎X射线可见到肺炎病灶，多为单侧下叶浸润，也可为广泛单侧或双侧性病灶。

第四节　支气管扩张症

支气管扩张症是以感染及支气管阻塞为根本病因的慢性支气管病患，分为先天性与后天性两种。前者因支气管发育不良，后者常继发于麻疹、百日咳、毛细支气管炎、腺病毒肺炎、支气管哮喘、局部异物堵塞或肿块压迫。本病属于中医"肺络张"范畴，系痰热壅肺、瘀阻肺络所致。

一、诊断要点

（一）临床表现

慢性咳嗽，痰多，多见于清晨起床后或变换体位时，痰量或多或少，含稠厚脓液，臭位不重，痰液呈脓性，静置后可分层，反复咯血，时有发热。患儿发育差，发绀，消瘦，贫血。病久可有杵状指（趾）、胸廓畸形，最终可致肺源性心脏病。

（二）实验室检查

1. 血常规

血红蛋白降低，急性感染时白细胞总数及中性粒细胞增高，可见核左移。

2. 痰培养

可获致病菌，多为混合感染。

3. X线胸部平片

早期见肺纹理增多，粗而紊乱。典型后期变化为两中下肺野蜂窝状阴影，常伴肺不张、心脏及纵隔移位。继发感染时可见支气管周围炎症改变，必要时可行肺部CT检查。

4. 支气管造影

示支气管呈柱状、梭状、囊状扩张，是确诊及决定是否手术与手术范围大小的重要手段，宜在感染控制后进行。

二、鉴别诊断

本病与慢性肺结核、慢性支气管炎、肺脓肿、先天性肺囊肿、肺隔离症、肺吸虫病等的鉴别主要在于X线表现不同。此外，痰液检查、结核菌素试验、肺吸虫抗原皮试等亦可帮助诊断。

三、中医治疗

（一）辨证论治

1. 风热犯肺（初期）

主症：咳嗽痰多，痰稠色黄，可见血丝，口干欲饮，恶寒发热，咽喉痛痒，头痛，舌红苔薄黄，脉浮数。

治法：疏风清热，辛凉解表。

方药：桑菊饮加减。桑叶、菊花、黄芩、连翘、杏仁、桔梗、薄荷、甘草。

2. 痰热壅肺（急性发作期）

主症：发热咳嗽，痰多浓稠，甚则咯血，口渴喜饮，尿黄便干，苔黄腻，脉滑数。

治法：清热涤痰肃肺。

方药：清金化痰汤加减。桑白皮、黄芩、栀子、知母、贝母、瓜蒌、桔梗、麦冬、橘红、茯苓、冬瓜仁、鱼腥草、白茅根。

3. 肝火犯肺

主症：烦躁易怒，啼哭无常，咳嗽，痰中带血，或咯血深红色，口苦咽干，咳则胸胁牵痛，大便干结，小便黄，舌红，苔薄黄，脉弦数。

治法：清肝泻肺，和络止血。

方药：黛蛤散合泻白散加减。桑白皮、地骨皮、海蛤壳、青黛、粳米、甘草。

4. 正虚邪恋（缓解期）

主症：咳嗽痰少，咳声无力，痰中带血，口干咽燥，神倦消瘦，舌淡红，脉虚细。

治法：益气养阴，兼清余邪。

方药：人参五味子汤合泻白散加减。人参、白术、茯苓、五味子、麦冬、桑白皮、地骨皮、仙鹤草、藕节、紫菀、阿胶、当归、炙甘草、大枣。

（二）其他疗法

1. 中成药

咳嗽痰多可选蛇胆川贝液、橘红丸、达肺丸。咯血可选十灰散、云南白药、三七粉。

2. 单方验方

百合方由百合2份，白及3份，沙参与百部各1份组成，诸药研为散剂或制成丸剂，每次3~6 g，每日两次，用于恢复期。

3. 针灸

主穴取肺俞、巨骨、尺泽穴，配穴取列缺、孔最、太渊穴。每次针刺3~5穴，平补平泻法，留针5~10 min，每日1~2次。

四、西医治疗

（一）一般治疗

多晒太阳，呼吸新鲜空气，注意休息，加强营养。

（二）排除支气管分泌物

（1）顺位排痰法每日进行两次，每次20 min。

（2）痰稠者可服氯化铵，30~60 mg/（kg·d），分三次口服。

（3）雾化吸入，在雾化液中加入异丙肾上腺素有利痰液排出。

（三）控制感染

急性发作期选用有效抗生素，针对肺炎链球菌及流感嗜血杆菌有效的抗生素，如阿莫西林、磺胺二甲嘧啶、新的大环内酯类药物、二代头孢菌素是合理的选择。疗程不定，至少7~10日。

（四）人免疫球蛋白

对于低丙种球蛋白血症的患儿，人免疫球蛋白替代治疗能够防止支气管扩张病变的进展。

（五）咯血的处理

一般可予止血药，如酚磺乙胺、卡巴克络等。大量咯血可用垂体后叶素0.3 U/kg，溶于10%葡萄糖注射液内缓慢静脉滴注。

（六）手术治疗

切除病肺为根本疗法。手术指征为，病肺不超过一叶或一侧、反复咯血或反复感染用药物不易控制、体位引流不合作、小儿内科治疗9~12个月以上无效、病儿一般情况日趋恶化者。

第五节 支气管哮喘

支气管哮喘是一种以嗜酸性粒细胞、肥大细胞、T细胞等多种炎性细胞参与的气道慢性炎症性疾病，患者气道具有对各种激发因子刺激的高反应性。临床以反复发作性喘息、呼吸困难、胸闷或咳嗽为特点。常在夜间和（或）清晨发作或加剧，多数患者可自行缓解或治疗后缓解。

一、病因

（一）遗传因素

遗传过敏体质（特异反应性体质，Atopy-特应质）对本病的形成关系很大，多数患儿有婴儿湿疹、过敏性鼻炎和（或）食物（药物）过敏史。本病多数属于多基因遗传病，遗传度70%~80%，家族成员中气道的高反应性普遍存在，双亲均有遗传基因者哮喘患病率明显增高。国内报道约20%的哮喘患儿家族中有哮喘患者。

（二）环境因素

1. 感染

最常见的感染类型是呼吸道感染。其中主要是病毒感染，如呼吸道合胞病毒、腺病毒、副流感病毒等，此外支原体、衣原体以及细菌感染都可引起。

2. 吸入过敏源

吸入过敏源如灰尘、花粉、尘螨、烟雾、真菌、宠物、蟑螂等。

3. 食入过敏源

食入过敏源主要是摄入异类蛋白质如牛奶、鸡蛋、鱼、虾等。

4. 气候变化

气温突然下降或气压降低，刺激呼吸道，可激发哮喘。

5. 运动

运动性哮喘多见于学龄儿童，运动后突然发病，持续时间较短。病因尚未完全明了。

6. 情绪因素

情绪过于激动，如大笑、大哭引起深吸气，过度吸入冷而干燥的空气可激发哮喘。另外情绪紧张时也可通过神经因素激发哮喘。

7. 药物

药物致病，如阿司匹林可诱发儿童哮喘。

二、发病机制

70年代和80年代初的"痉挛学说"，认为支气管平滑肌痉挛导致气道狭窄是引起哮喘的唯一原因，因而治疗的宗旨是解除支气管痉挛。80年代和90年代初的"炎症学说"，认为哮喘发作的重要机制是炎性细胞浸润，炎性介质引起黏膜水肿，腺体分泌亢进，气道阻塞。因此，在治疗时除强调解除支气管平滑肌痉挛外，还要针对气道的变应性炎症，应用抗炎药物。这是对发病机制认识的一个重大进展。过敏源进入机体可引发两种类型的哮喘反应。

（一）速发型哮喘反应（immediate asthmatic reaction，IAR）

进入机体的抗原与肥大细胞膜上的特异性IgE抗体结合，而后激活肥大细胞内的一系列酶促反应，释放多种介质，引起支气管平滑肌痉挛而发病。患儿接触抗原后10 min内产生反应，10～30 min达高峰，1～3 h过敏源被机体清除，自行缓解，往往表现为突发突止。

（二）迟发型哮喘反应（late asthmatic reaction，LAR）

过敏源进入机体后引起变应性炎症，嗜酸粒细胞、中性粒细胞、巨噬细胞等浸润，炎性介质释放，一方面使支气管黏膜上皮细胞受损、脱落，神经末梢暴露，另一方面使肺部的微血管通透性增加、黏液分泌增加，阻塞气道，使呼吸道狭窄，导致哮喘发作。患儿在接触抗原后一般3 h发病，数小时达高峰。24 h后过敏源才能被清除。

此外，无论轻患者或是急性发作的患者，其气道反应性均高，都可有炎症存在，而且这种炎症在急性发作期和无症状的缓解期均存在。

三、临床表现

起病可急可缓。婴幼儿常有1～2 d的上呼吸道感染表现，年长儿起病较急。发作时患儿主要表现为严重的呼气性呼吸困难，严重时端坐呼吸，患儿焦躁不安，大汗淋漓，可出现发绀。肺部检查可有肺气肿的体征：两肺满布哮鸣音（有时不用听诊器即可听到），呼吸音减低。部分患儿可闻及不同程度的湿啰音，且多在发作好转时出现。

根据年龄及临床特点分为婴幼儿哮喘、儿童哮喘和咳嗽变异性哮喘。

哮喘持续发作超过24 h，经合理使用拟交感神经药物和茶碱类药物，呼吸困难不能缓解者，称之为哮喘持续状态。但需要指出，小儿的哮喘持续状态不应过分强调时间的限制，而应以临床症状持续严重为主要依据。

四、辅助检查

（一）血常规
白细胞大多正常，若合并细菌感染可增高，嗜酸性粒细胞增高。

（二）血气分析
一般为轻度低氧血症，严重患者伴有二氧化碳潴留。

（三）肺功能检查
呼气峰流速（peak expiratory，PEF）减低，指肺在最大充满状态下，用力呼气时所产生的最大流速，1秒钟最大呼气量降低。

（四）过敏源测定
可作为发作诱因的参考。

（五）X线检查
在发作期间可见肺气肿及肺纹理增重。

五、诊断

支气管哮喘可通过详细询问病史做出诊断。不同类型的哮喘诊断条件如下。

（一）婴幼儿哮喘
（1）年龄小于3岁，喘憋发作不低于三次。
（2）发作时双肺闻及以呼气相为主的哮鸣音，呼气相延长。
（3）具有特异性体质，如湿疹、过敏性鼻炎等。
（4）父母有哮喘病等过敏史。
（5）除外其他疾病引起的哮喘。

符合1、2、5条即可诊断哮喘；如喘息发作两次，并具有2、5条诊断可疑哮喘或喘息性支气管炎；若同时有3和（或）4条者，给予哮喘诊断性治疗。

（二）儿童哮喘
（1）年龄不低于3岁，喘息反复发作。
（2）发作时双肺闻及以呼气相为主的哮鸣音，呼气相延长。
（3）支气管舒张剂有明显疗效。
（4）除外其他可致喘息、胸闷和咳嗽的疾病。

疑似病例可选用1%肾上腺素皮下注射，0.01 mL/kg，最大量不超过每次0.3 mL，或用沙丁胺醇雾化吸入，15 min后观察，若肺部哮鸣音明显减少，或FEV上升不低于15%，即为支气管舒张试验阳性，可诊断支气管哮喘。

（三）咳嗽变异性哮喘
各年龄均可发病。①咳嗽持续或反复发作超过1个月，特点为夜间（或清晨）发作性的咳嗽，痰少，运动后加重，临床无感染征象，或经较长时间的抗生素治疗无效；②支气管扩张剂可使咳嗽发作缓解（基本诊断条件）；③有个人或家族过敏史，过敏源皮试可阳性（辅助诊断条件）；④气道呈高反应性，支气管舒张试验阳性（辅助诊断条件）；⑤除外其他原因引起的慢性咳嗽。

六、鉴别诊断

（一）毛细支气管炎
此病多见于1岁以内的婴儿，病原体为呼吸道合胞病毒或副流感病毒，也有呼吸困难和喘鸣，但其呼吸困难发生较慢，对支气管扩张剂反应差。

（二）支气管淋巴结核
可引起顽固性咳嗽和哮喘样发作，但阵发性发作的特点不明显，结核菌素试验阳性，X线检查有助于诊断。

（三）支气管异物

患儿会出现哮喘样呼吸困难，但患儿有异物吸入或呛咳史，肺部X线检查有助于诊断，纤维支气管镜检可确诊。

七、治疗

（一）治疗原则

坚持长期、持续、规范、个体化的治疗原则。

1. 发作期

快速缓解症状、抗炎、平喘。

2. 持续期

长期控制症状、抗炎、降低气道高反应性、避免触发因素、自我保健。

（二）发作期治疗

1. 一般治疗

注意休息，去除可能的诱因及致敏物。保持室内环境清洁，适宜的空气湿度和温度，良好的通风换气和日照。

2. 平喘治疗

（1）肾上腺素能 β_2 受体激动剂：松弛气道平滑肌，扩张支气管，稳定肥大细胞膜，增加气道的黏液纤毛清除力，改善呼吸肌的收缩力。①沙丁胺醇（salbutamol，舒喘灵，喘乐宁）气雾剂每揿100μg。每次1~2揿，每日3~4次。0.5%水溶液每次0.01~0.03 mL/kg，最大量1 mL，用2~3 mL生理盐水稀释后雾化吸入，重症患儿每4~6 h一次。片剂每次0.1~0.15 mg/kg，每天2~3次。或小于5岁每次0.5~1 mg，5~14岁每次2 mg，每日三次。②博利康尼（brethine，特布他林，terbutaline）每片2.5 mg，1~2岁每次1/4~1/3片，3~5岁每次1/3~2/3片，6~14岁每次2/3~1片，每日三次。③其他 β_2 受体激动剂，如丙卡特罗等。

（2）茶碱类：氨茶碱口服每次4~5 mg/kg，每6~8 h一次，严重者可静脉给药，应用时间长者，应监测血药浓度。

（3）抗胆碱类药：可抑制支气管平滑肌的M样受体，引起支气管扩张，也能抑制迷走神经反射所致的支气管平滑肌收缩。以M受体阻滞剂更为有效。可用异丙托溴铵（ipratropine bromide，atrovent，爱喘乐），对心血管系统作用弱，用药后峰值出现在30~60 min，其作用部位以大中气道为主，而 β_2 受体激动剂主要作用于小气道，故两种药物有协同作用。气雾剂每揿20μg，每次1~2揿，每日3~4次。

3. 肾上腺皮质激素的应用

肾上腺皮质激素可以抑制特应性炎症反应，减低毛细血管通透性，减少渗出及黏膜水肿，降低气道的高反应性，故在哮喘治疗中的地位受到高度重视。除在严重发作或持续状态时可予短期静脉应用地塞米松或氢化可的松外，多主张吸入治疗。常用的吸入制剂有：①丙酸倍氯松气雾剂（BDP），每揿200μg。②丙酸氟替卡松气雾剂（FP），每揿125μg。以上药物根据病情每日1~3次，每次1~2揿。现认为每日200~400μg是很安全的剂量，重度年长儿可达到600~800μg，病情一旦控制，可逐渐减少剂量，疗程要长。

4. 抗过敏治疗

（1）色甘酸钠（sodium cromoglycate，SOG）：能稳定肥大细胞膜，抑制释放炎性介质，阻止迟发性变态反应，抑制气道高反应性。气雾剂每揿2 mg，每次2揿，每日3~4次。

（2）酮替芬：为碱性抗过敏药，抑制炎性介质释放和拮抗介质，改善β受体功能。对儿童哮喘疗效较成人好，对已发作的哮喘无即刻止喘作用。每片1 mg，小儿每次0.25~0.5 mg，1~5岁0.5 mg，5~7岁0.5~1 mg，7岁以上1 mg，每天两次。

5. 哮喘持续状态的治疗

哮喘持续状态是支气管哮喘的危症，需要积极抢救治疗，否则会因呼吸衰竭导致死亡。

（1）一般治疗：保证液体入量。因机体脱水时呼吸道分泌物黏稠，阻塞呼吸道使病情加重。一般补 1/4～1/5 张液即可，补液的量根据病情决定，一般 24 h 液体需要量为 1 000～1 200 mL/m^2。如有代谢性酸中毒，应及时纠正，注意保持电解质平衡。如患儿烦躁不安，可适当应用镇静剂，但应避免使用抑制呼吸的镇静剂（如吗啡、哌替啶）。如合并细菌感染，应用抗生素。

（2）吸氧：保证组织细胞不发生严重缺氧。

（3）迅速解除支气管平滑肌痉挛：静脉应用氨茶碱，肾上腺皮质激素，超声雾化吸入，沙丁胺醇。若经上述治疗仍无效，可用异丙肾上腺素静脉滴注，剂量为 0.5 mg 加入 10% 葡萄糖 100 mL 中（5μg/mL），开始以每分钟 0.1μg/kg 缓慢静点，在心电图及血气监测下，每 15～20 min 增加 0.1μg/kg，直到氧分压及通气功能改善，或达 6μg/（kg·min），症状减轻后，逐渐减量维持用药 24 h。如用药过程中心率达到或超过 200 次/分或有心律失常应停药。

（4）机械通气：严重患者应用呼吸机辅助呼吸。

（三）缓解期治疗及预防

（1）增强抵抗力，预防呼吸道感染，可减少哮喘发病的机会。

（2）避免接触过敏源。

（3）根据不同情况选用适当的免疫疗法，如转移因子、胸腺素、脱敏疗法、气管炎菌苗、死卡介苗。

（4）可用丙酸培氯松吸入，每日不超过 400μg，长期吸入，疗程达 1 年以上；酮替芬用量同前所述，疗程 3 个月；色甘酸钠长期吸入。

第六章
手术室麻醉与护理配合

第一节 口炎

口炎是指口腔黏膜的炎症,如病变仅限于舌、齿龈或口角亦可称为舌炎、齿龈炎或口角炎。本病在小儿时期较多见,尤其是婴幼儿,可单独发生,亦可继发于全身性疾病,如急性感染、腹泻和营养不良。多由病毒、细菌、真菌或螺旋体等引起。

一、鹅口疮

鹅口疮又名雪口疮,为白色念珠菌引起的慢性炎症,多见于新生儿、营养不良、腹泻、长期使用广谱抗生素或激素的患儿,使用污染的喂乳器具以及新生儿在出生时经产道亦可污染。

(一)临床表现

本病特征是在口腔黏膜上出现白色或灰白色乳凝块样物,此物略高于黏膜表面,粗糙无光,最常见于颊黏膜,亦可蔓延至口腔其他部位。干燥、不红、不流涎是本病不同于其他口腔炎的特点,有时灰白色物融合成片,很像乳块。若有怀疑,可用棉签蘸水轻轻拭揩,鹅口疮不易揩去。本病一般无全身症状,若累及食管、肠道、气管、肺等,出现呕吐、吞咽困难、声音嘶哑或呼吸困难。

(二)治疗

局部涂1%甲紫溶液,每天1~2次。病变广泛者,可用制霉菌素每次100 000 u加水1~2 mL涂患处,每天3~4次,或口服制霉菌素50 000~100 000 u,每天三次。

(三)预防

预防以口腔卫生为主,注意乳瓶、乳头、玩具等的清洁消毒。不要经常为小儿揩洗口腔,因为易揩伤口腔黏膜,并将致病菌带入。

二、疱疹性口炎

疱疹性口炎为单纯疱疹病毒所致,多见于1~3岁小儿,全年均可发生,无季节性,传染性较强,在集体托幼机构可引起小流行。

(一)临床表现

有低热或高热达40℃,齿龈红肿,舌、腭等处散布黄白色小溃疡,周围黏膜充血。口唇可红肿裂开,近唇黏膜的皮肤可有疱疹,颈淋巴结肿大。病程较长,发热常在3 d以上,可持续5~7 d;溃疡需10~14 d才完全愈合,淋巴结经2~3周才消肿。本病需和疱疹性咽峡炎鉴别,后者由柯萨奇病毒引起,多发生于夏秋季,疱疹主要是在咽部和软腭,有时见于舌,但不累及齿龈和颊黏膜,颌下淋巴结不肿大，病程较短。

（二）治疗

保持口腔清洁，勤喂水，局部可撒冰硼散或锡类散等中药，为预防感染可涂 2.5%～5% 金霉素甘油。疼痛重者，在食前用 2% 利多卡因涂局部，食物以微温或凉的流质为宜。对发热者可给退热剂，对体弱者需补充营养和复合维生素 B 及维生素 C，后期疑有继发细菌感染者，选用抗菌药物。

三、溃疡性口炎

溃疡性口炎主要致病菌有链球菌、金黄色葡萄球菌、肺炎双球菌、绿脓杆菌、大肠杆菌等，多见于婴幼儿，常发生于急性感染，长期腹泻等机体抵抗力降低时，口腔不洁更利于细菌繁殖而致病。

（一）临床表现

口腔各部位均可发生，常见于舌、唇内侧及颊黏膜等处，可蔓延到咽喉部。开始时口腔黏膜充血水肿，随后发生大小不等的糜烂或溃疡，可融合成片，表面有较厚的纤维素性炎症渗出物形成的假膜，呈灰白色，边界清楚，易拭去，涂片染色可见大量细菌。局部疼痛、流涎、拒食、烦躁，常有发热，高达 39～40℃，局部淋巴结肿大，白细胞增高，饮食少者可出现失水和酸中毒。

（二）治疗

及时控制感染，加强口腔护理。用 3% 过氧化氢清洗溃疡面后涂 1% 甲紫或 2.5%～5% 金霉素甘油，局部止痛用 2% 利多卡因涂抹。较大儿童可用含漱剂如 0.1% 雷凡奴尔溶液。一般需用抗菌药物。高热者给药物或物理降温，注意热量和液体的补充；宜用微温或凉的流质饮食，出现失水和酸中毒者应及时纠正。

第二节　胃食管反流病

胃食管反流（GER）是指胃内容物反流入食管，分生理性和病理性两种。生理情况下，由于小婴儿食管下端括约肌（LES）发育不成熟或神经肌肉协调功能差，可出现反流，往往出现于日间餐时或餐后，又称"溢乳"。病理性反流是由于 LES 的功能障碍和（或）与其功能有关的组织结构异常，以致 LES 压力低下而出现的反流，常常发生于睡眠、仰卧及空腹时，引起一系列临床症状和并发症，即胃食管反流病（GERD）。

一、病因和发病机制

（一）食管下端括约肌（LES）

（1）LES 压力降低是引起 GER 的主要原因。LES 是食管下端平滑肌形成的功能高压区，是最主要的抗反流屏障。正常吞咽时 LES 反射性松弛，静息状态保持一定的压力使食管下端关闭，如因某种因素使上述正常功能发生紊乱时，LES 短暂性松弛即可导致胃内容物反流入食管。

（2）LES 周围组织作用减弱。例如，缺少腹腔段食管，致使腹内压增高时不能将其传导至 LES 使之收缩达到抗反流的作用；小婴儿食管角（由食管和胃贲门形成的夹角，即 His 角）较大（正常为 30°～50°）；膈肌食管裂孔钳夹作用减弱；膈食管韧带和食管下端黏膜瓣解剖结构存在器质性或功能性病变时以及胃内压、腹内压增高等，均可破坏正常的抗反流功能。

（二）食管与胃的夹角（His 角）

由胃肌层悬带形成，正常是锐角，胃底扩张时悬带紧张使角度变锐起瓣膜作用，可防止反流。新生儿 His 角较钝，易反流。

（三）食管廓清能力降低

正常情况下，食管廓清能力是依靠食管的推动性蠕动、唾液的冲洗、对酸的中和作用、食丸的重力和食管黏膜细胞分泌的碳酸氢盐等多种因素发挥作用。当食管蠕动减弱、消失或出现病理性蠕动时，食管清除反流物的能力下降，这样就延长了有害的反流物质在食管内停留时间，增加了对黏膜的损伤。

（四）食管黏膜的屏障功能破坏

屏障作用是由黏液层、细胞内的缓冲液、细胞代谢及血液供应共同构成的。反流物中的某些物质，如胃酸、胃蛋白酶以及十二指肠反流入胃的胆盐和胰酶使食管黏膜的屏障功能受损，引起食管黏膜炎症（图6-1）。

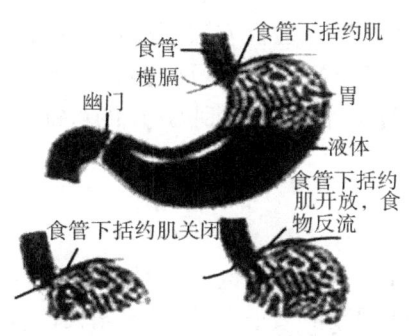

图6-1 胃食管反流模式图

（五）胃、十二指肠功能失常

胃排空能力低下，使胃内容物及其压力增加，当胃内压增高超过LES压力时可使LES开放。胃容量增加又导致胃扩张，致使贲门食管段缩短，使其抗反流屏障功能降低。十二指肠病变时，幽门括约肌关闭不全则导致十二指肠胃反流。

二、临床表现

（一）呕吐

新生儿和婴幼儿以呕吐为主要表现。多数发生在进食后，呕吐物为胃内容物，有时含少量胆汁，也有表现为漾奶、反刍或吐泡沫。年长儿以反胃、反酸、嗳气等症状多见。

（二）反流性食管炎常见症状

1. 胃灼热

胃灼热见于有表达能力的年长儿，位于胸骨下端，饮用酸性饮料可使症状加重，服用抗酸剂症状减轻。

2. 咽下疼痛

婴幼儿表现为喂奶困难、烦躁、拒食，年长儿诉咽下疼痛，如并发食管狭窄则出现严重呕吐和持续性咽下困难。

3. 呕血和便血

食管炎严重者可发生糜烂或溃疡，出现呕血或黑便症状。严重的反流性食管炎可发生缺铁性贫血。

（三）Barrette食管

由于慢性GER，食管下端的鳞状上皮被增生的柱状上皮所替代，抗酸能力增强，但更易发生食管溃疡、狭窄和腺癌。症状为咽下困难、胸痛、营养不良和贫血。

（四）其他全身症状

1. 呼吸系统疾病

流物直接或间接可引发反复呼吸道感染、吸入性肺炎，难治性哮喘，早产儿窒息或呼吸暂停及婴儿猝死综合征等。

2. 营养不良

营养不良主要表现为体重不增和生长发育迟缓、贫血。

3. 其他

其他症状如声音嘶哑、中耳炎、鼻窦炎、反复口腔溃疡、龋齿等。部分患儿可出现精神神经症状。

① Sandifer综合征：是指病理性GER患儿呈现类似斜颈样的一种特殊"公鸡头样"的姿势。此为一种保

护性机制，以期保持气道通畅或减轻酸反流所致的疼痛，同时伴有杵状指、蛋白丢失性肠病及贫血。②婴儿哭吵综合征：表现为易激惹、夜惊、进食时哭闹等。

三、诊断

GER临床表现复杂且缺乏特异性，单一检查方法都有局限性，故诊断需采用综合技术。凡临床发现不明原因反复呕吐、咽下困难、反复发作的慢性呼吸道感染、难治性哮喘、生长发育迟缓、营养不良、贫血、反复出现窒息、呼吸暂停等症状时都应考虑到GER的可能以及严重病例的食管黏膜炎症改变。

四、辅助检查

（一）食管钡餐造影

适用于任何年龄，但对胃滞留的早产儿应慎重。可对食管的形态、运动状况、钡剂的反流和食管与胃连接部的组织结构做出判断，并能观察到食管裂孔疝等先天性疾患，检查前禁食3～4 h，分次给予相当于正常摄食量的钡剂（表6-1）。

表6-1　GREX射线分级

分级	表现
0级	无胃内容物反流入食管下端
1级	少量胃内容物反流入食管下端
2级	反流至食管，相当于主动脉弓部位
3级	反流至咽部
4级	频繁反流至咽部，且伴有食管运动障碍
5级	反流至咽部，且有钡剂吸入

（二）食管pH动态监测

将微电极放置在食管括约肌的上方，24 h连续监测食管下端pH，如有酸性ER发生则pH下降。通过计算机分析可反映GER的发生频率、时间，反流物在食管内停留的状况以及反流与起居活动、临床症状之间的关系，借助一些评分标准，可区分生理性和病理性反流，是目前最可靠的诊断方法。

（三）食管动力功能检查

应用低顺应性灌注导管系统和腔内微型传感器导管系统等测压设备，了解食管运动情况及LES功能。对于LES压力正常患儿应连续测压，动态观察食管运动功能。

（四）食管内镜检查及黏膜活检

可确定是否存在食管炎病变及Barrette食管。内镜下食管炎可分为3度：Ⅰ度为充血，Ⅱ度为糜烂和（或）浅溃疡，Ⅲ度为溃疡和域狭窄。

（五）胃-食管同位素闪烁扫描

口服或胃管内注入含有^{99m}Tc标记的液体，应用R照相机测定食管反流量，可了解食管运动功能，明确呼吸道症状与GER的关系。

（六）超声学检查

B型超声可检测食管腹段的长度、黏膜纹理状况、食管黏膜的抗反流作用，同时可探查有无食管裂孔疝。

五、鉴别诊断

（1）以呕吐为主要表现的新生儿、小婴儿应排除消化道器质性病变，如肠旋转不良、肠梗阻、先天性幽门肥厚性狭窄、胃扭转等。

（2）对反流性食管炎伴并发症的患儿，必须排除由于物理性、化学性、生物性等致病因素引起组织损伤而出现的类似症状。

六、治疗

治疗的目的是缓解症状，改善生活质量，防治并发症。

（一）一般治疗

1. 体位治疗

将床头抬高15°～30°，婴儿采用仰卧位，年长儿左侧卧位。

2. 饮食治疗

适当增加饮食的稠厚度，少量多餐，睡前避免进食。低脂、低糖饮食，避免过饱。肥胖患儿应控制体重。避免食用辛辣食品、巧克力、酸性饮料、高脂饮食。

（二）药物治疗

药物治疗包括3类，即促胃肠动力药、抑酸药、黏膜保护剂。

1. 促胃肠动力药

促胃肠动力药能提高LES张力，增加食管和胃蠕动，促进胃排空，从而减少反流。①多巴胺受体拮抗剂：多潘立酮（吗叮啉）为选择性、周围性多巴胺受体拮抗剂，促进胃排空，但对食管动力改善不明显。常用剂量为每次0.2～0.3 mg/kg，每日三次，饭前半小时及睡前口服。②通过乙酰胆碱起作用的药物：西沙必利（普瑞博思），为新型全胃肠动力剂，是一种非胆碱能非多巴胺拮抗剂。主要作用于消化道壁肌间神经丛运动神经元的5-羟色胺受体，增加乙酰胆碱释放，从而诱导和加强胃肠道生理运动。常用剂量为每次0.1～0.2 mg/kg，3次/日口服。

2. 抗酸和抑酸药

抗酸和抑酸药主要作用为抑制酸分泌以减少反流物对食管黏膜的损伤，提高LES张力。①抑酸药：H_2受体拮抗剂，常用西咪替丁、雷尼替丁；质子泵抑制剂，奥美拉唑（洛赛克）。②中和胃酸药：如氢氧化铝凝胶，多用于年长儿。

3. 黏膜保护剂

黏膜保护剂如：硫酸铝、硅酸铝盐、磷酸铝等。

4. 外科治疗

采用上述治疗后，大多数患儿症状能明显改善和痊愈。具有下列指征可考虑外科手术：①内科治疗6～8周无效，有严重并发症（消化道出血、营养不良、生长发育迟缓）。②严重食管炎伴溃疡、狭窄或发现有食管裂孔疝者。③有严重的呼吸道并发症，如呼吸道梗阻、反复发作吸入性肺炎或窒息、伴支气管肺发育不良者。④合并严重神经系统疾病。

第三节　小儿胃炎

胃炎是指由各种物理性、化学性或生物性有害因子引起的胃黏膜或胃壁炎症性改变的一种疾病。在"我国"小儿人群中胃炎的确切患病率不清。根据病程分为急性和慢性两种，后者发病率高。

一、诊断依据

（一）病史

1. 发病诱因

对于急性胃炎应首先了解患儿近期有无急性严重感染、中毒、创伤及精神过度紧张等，有无误服强酸、强碱及其他腐蚀剂或毒性物质等。对于慢性胃炎而言不良的饮食习惯是主要原因，应了解患儿饮食有无规律、有无偏食、挑食；了解患儿有无过冷、过热饮食，有无食用辣椒、咖啡、浓茶等刺激性调味品，有无食用粗糙的难以消化的食物；了解患儿有无服用非甾体消炎药或肾上腺皮质激素类药物等；还要了解患儿有无对牛奶或其他奶制品过敏等。

2. 既往史

有无慢性疾病史，如慢性肾炎、尿毒症、重症糖尿病、肝胆系统疾病、儿童结缔组织疾病等；有无家族性消化系统疾病史；有无十二指肠－胃反流病史等。

（二）临床表现

1. 急性胃炎

多急性起病，表现为上腹饱胀、疼痛、嗳气、恶心及呕吐，呕吐物可带血呈咖啡色，也可发生较多出血，表现为呕血及黑便。呕吐严重者可引起脱水、电解质及酸碱平衡紊乱。失血量多者可出现休克表现。有细菌感染者常伴有发热等全身中毒症状。

2. 慢性胃炎

常见症状有腹痛、腹胀、呃逆、反酸、恶心、呕吐、食欲缺乏、腹泻、无力、消瘦等。反复腹痛是小儿就诊的常见原因，年长儿多可指出上腹痛，幼儿及学龄前儿童多指脐周不适。

（三）体格检查

1. 急性胃炎

可表现为上腹部或脐周压痛。呕吐严重者可出现脱水、酸中毒体征，如呼吸深快、口渴、口唇黏膜干燥且呈樱红色、皮肤弹性差、尿少等。并发较大量消化道出血时可有贫血或休克表现。

2. 慢性胃炎

一般无明显特殊体征，部分患儿可表现为消瘦、面色苍黄、舌苔厚腻、腹胀、上腹部或脐周轻度压痛等。

（四）并发症

长期慢性呕吐、食欲缺乏可引起消瘦或营养不良，严重呕吐可引起脱水、酸中毒和电解质紊乱，长期慢性小量失血可引起贫血，大量失血可引起休克。

（五）辅助检查

1. 胃镜检查

可见黏膜广泛充血、水肿、糜烂、出血，有时可见黏膜表面的黏液斑或反流的胆汁。幽门螺杆菌（Hp）感染性胃炎时，可见到胃黏膜微小结节形成（又称胃窦小结节或淋巴细胞样小结节增生）。同时可取病变部位组织进行 Hp 或病理学检查。

2. X 线上消化道钡餐造影

胃窦部有浅表炎症者有时可呈胃窦部激惹征，黏膜纹理增粗、迂曲、锯齿状，幽门前区呈半收缩状态，可见不规则痉挛收缩。气、钡双重造影效果较好。

3. 实验室检查

（1）幽门螺杆菌检测方法有胃黏膜组织切片染色与培养、尿素酶试验、血清学检测、核素标记尿素呼吸试验。

（2）胃酸测定：多数浅表性胃炎患儿胃酸水平与胃黏膜正常小儿相近，少数慢性浅表性胃炎患儿胃酸降低。

（3）胃蛋白酶原测定：一般萎缩性胃炎中影响其分泌的程度不如盐酸明显。

（4）内因子测定：检测内因子水平有助于萎缩性胃炎和恶性贫血的诊断。

二、诊断中的临床思维

典型的胃炎根据病史、临床表现、体检、X 线钡餐造影、纤维胃镜及病理学检查基本可确诊。但由于引起小儿腹痛的病因很多，急性发作的腹痛必须与外科急腹症、肝、胆、胰、肠等腹内脏器的器质性疾病以及腹型过敏性紫癜等鉴别。慢性反复发作的腹痛应与肠道寄生虫、肠痉挛等鉴别。

（一）急性阑尾炎

该病疼痛开始可在上腹部，常伴有发热，部分患儿呕吐，典型疼痛部位以右下腹为主，呈持续性，有固定压痛点、反跳痛及腹肌紧张、腰大肌试验阳性等体征，白细胞总数及中性粒细胞增高。

（二）过敏性紫癜

腹型过敏性紫癜由于肠壁水肿、出血、坏死等可引起阵发性剧烈腹痛，常位于脐周或下腹部，可伴有呕吐或吐咖啡色物，部分患儿可有黑便或血便。但该病患儿可出现典型的皮肤紫癜、关节肿痛、血尿及蛋白尿等。

（三）肠蛔虫症

常有不固定腹痛、偏食、异食癖、恶心、呕吐等消化道功能紊乱症状，有时出现全身过敏症状。往往有吐、排虫史，粪便查找虫卵，驱虫治疗有效等可协助诊断。

（四）肠痉挛

婴儿多见，可出现反复发作的阵发性腹痛，腹部无特异性体征，排气、排便后可缓解。

（五）心理因素所致非特异性腹痛

是一种常见的儿童期身心疾病。病因不明，与情绪改变、生活事件、精神紧张、过度焦虑等有关。表现为弥漫性、发作性腹痛，持续数十分钟或数小时而自行缓解，可伴有恶心、呕吐等症状。临床及辅助检查往往无阳性发现。

三、治疗

（一）急性胃炎

1. 一般治疗

病儿应注意休息，进食清淡流质或半流质饮食，必要时停食1~2餐。药物所致急性胃炎首先停用相关药物，避免服用一切刺激性食物。及时纠正水、电解质紊乱。有上消化道出血者应卧床休息，保持安静，检测生命体征及呕吐与黑便情况。

2. 药物治疗

药物治疗分4类。

（1）H_2受体拮抗药：常用西咪替丁，每日10~15 mg/kg，分1~2次静脉滴注或分3~4次每餐前或睡前口服；雷尼替丁，每日3~5 mg/kg，分两次或睡前一次口服。

（2）质子泵抑制剂：常用奥美拉唑（洛赛克），每日0.6~0.8 mg/kg，清晨顿服。

（3）胃黏膜保护药：可选用硫糖铝、十六角蒙脱石粉、麦滋林-S颗粒剂等。

（4）抗生素：合并细菌感染者应用有效抗生素。

3. 对症治疗

对症治疗主要针对腹痛、呕吐和消化道出血的情况。

（1）腹痛：腹痛严重且除外外科急腹症者可酌情给予抗胆碱能药，如10%颠茄合剂、甘颠散、溴丙胺太林、山莨菪碱、阿托品等。

（2）呕吐：呕吐严重者可给予爱茂尔、甲氧氯普胺、多潘立酮等药物止吐。注意纠正脱水、酸中毒和电解质紊乱。

（3）消化道出血：可给予卡巴克洛或凝血酶等口服或灌胃局部止血，必要时内镜止血。注意补充血容量，纠正电解质紊乱等。有休克表现者，按失血性休克处理。

（二）慢性胃炎

1. 一般治疗

慢性胃炎又称特发性胃炎，缺乏特殊治疗方法，以对症治疗为主。养成良好的饮食习惯及生活规律，少吃生冷及刺激性食物。停用能损伤胃黏膜的药物。

2. 病因治疗

对感染性胃炎应使用敏感的抗生素。确诊为Hp感染者可给予阿莫西林、庆大霉素等口服治疗。

3. 药物治疗

药物治疗分4类。

（1）对症治疗：有餐后腹痛、腹胀、恶心、呕吐者，用胃肠动力药。如多潘立酮（吗丁啉），每次

0.1 mg/kg，3～4 次 /d，餐前 15～30 min 服用。腹痛明显者给予抗胆碱能药，以缓解胃肠平滑肌痉挛。可用硫酸阿托品，每次 0.01 mg/kg，皮下注射。或溴丙胺太林，每次 0.5 mg/kg，口服。

（2）黏膜保护药：枸橼酸铋钾，6～8 mg/（kg·d），分两次服用。大剂量铋剂对肝、肾和中枢神经系统有损伤，故连续使用本剂一般限制在 4～6 周之内为妥。硫糖铝（胃溃宁），10～25 mg/（kg·d），分三次餐前 2 h 服用，疗程 4～8 周，肾功能不全者慎用。麦滋林 –S，每次 30～40 mg/kg，口服 3 次 /d，餐前服用。

（3）抗酸药：一般慢性胃炎伴有反酸者可给予中和胃酸药，如氢氧化铝凝胶、复方氢氧化铝片（胃舒平），于餐后 1 h 服用。

（4）抑酸药：仅用于慢性胃炎伴有溃疡病、严重反酸或出血时，疗程不超过 2 周。H_2 受体拮抗药，西咪替丁 10～15 mg/（kg·d），分两次口服，或睡前一次服用。雷尼替丁 4～6 mg/（kg·d），分两次服或睡前一次服用。质子泵抑制药，如奥美拉唑（洛赛克）0.6～0.8 mg/kg，清晨顿服。

四、治疗中的临床思维

（1）绝大多数急性胃炎患者经治疗在 1 周左右症状消失。

（2）急性胃炎治愈后若不注意规律饮食和卫生习惯，或在服用能损伤胃黏膜的药物时仍可急性发作。在有严重感染等应急状态下更易复发，此时可短期给予 H_2 受体拮抗药预防应急性胃炎的发生。

（3）慢性胃炎患儿因缺乏特异性治疗，消化系统症状可反复出现，造成患儿贫血、消瘦、营养不良、免疫力低下等。可酌情给予免疫调节药治疗。

（4）小儿慢性胃炎胃酸分泌过多者不多见，因此要慎用抗酸药，主要选用饮食治疗，避免医源性因素，如频繁使用糖皮质激素或非甾体消炎药等。

第七章 心血管疾病

第一节 室间隔缺损

室间隔缺损（VSD）是胚胎心室间隔发育不全而形成的左、右心室间异常通道，在心室水平产生左向右分流的先天性心脏病，是先天性心脏病中最常见的类型，在我国占小儿先天性心脏病总数的30%～60%。室间隔缺损可单独存在，也可以是复杂型心内畸形常见的组成部分。室间隔缺损有自然闭合的可能，关于自然闭合率的高低，文献报道不一，在21%～63%之间。自然闭合的一般规律是：小的缺损闭合率高，大的缺损闭合率低；5岁以内闭合率高，5岁以上闭合率低；肌部、膜周部缺损闭合率高，圆锥部缺损不能自行闭合；合并肺动脉高压者很难自行闭合。

室间隔缺损的分类方法复杂且缺乏统一的命名系统，临床上多按Anderson等的分类方法将室缺分为3型，即膜周型缺损、肌部型缺损、双动脉下型缺损。对下膜周犁缺损又依据缺损的长轴朝向分为膜周偏流入道、偏小梁部、偏流出道3种。膜周型缺损是为最多见的临床类型。

一、诊断精要

1. 症状

取决于缺损直径和分流量的大小。

（1）体循环少血：小型缺损可无症状，仅活动后出现疲乏，生长发育不受影响。大型缺损患者症状重，出现消瘦、乏力、气短、多汗、发育落后和心力衰竭等。由于左向右分流量大，肺循环血流量明显增多，使肺小动脉早期发生痉挛而产生动力型肺动脉高压，随后出现血管内膜和中层增厚、管腔部分阻塞、肺循环阻力增大、肺间质纤维化等器质性变化，形成梗阻性肺动脉高压和继发性右心室肥厚。此时右心显著大于左心室，左向右分流量减少，甚至出现双向分流（左向右为主或右向左为主）直至最后发展到持续右向左分流，即为艾森曼格综合征，患者多在儿童或青少年时期出现发绀、杵状指（趾）和慢性右心衰竭。

（2）肺循环多血：大型缺损患者常发生反复下呼吸道感染。

2. 体征

室间隔缺损患者心脏检查可见心前区隆起，心界扩大，在胸骨左缘第3、4肋间闻及响亮、粗糙的全收缩期杂音，伴有震颤。分流量较大者，肺动脉第二音增强或亢进。大量分流可使二尖瓣口相对狭窄而产生短促的舒张期隆隆样杂音。随肺循环阻力增加，分流量减少，收缩期杂音也随之减弱甚至消失，肺动脉第二音明显亢进。双动脉下型漏斗部缺损可因主动脉瓣下垂产生主动脉瓣关闭不全，在第二主动脉瓣区听到高音调舒张期杂音。

3. X 线检查

小型缺损 X 胸片显示心肺基本正常或仅有肺纹理稍增多。大量分流者左、右心室增大，左心房也可增大，肺纹理明显增多增粗，肺动脉段突出。合并肺动脉高压者，肺动脉段明显突出，甚至呈瘤样扩张；最后发生艾森曼格综合征时，肺门血管呈残根状而肺野血管纤细。

4. 心电图

小型缺损者显示心电图正常或轻度左室肥大。大型缺损者显示双室肥大。

5. 超声心动图

左心房、左心室内径增宽，右心室内径也可增宽，室间隔活动正常，主动脉内径缩小，扇形切面可直接观察到缺损。多普勒彩色血流显像可直接观察到分流的部位、方向及大小等。

6. 心导管检查

正常情况下，经前述症状、体格检查及无创辅助检查，临床可以确诊室间隔缺损，并可获取关于缺损直径大小、比邻解剖关系、肺循环压力等重要参数，无须进行心导管检查及选择性心血管造影。但是对于有其他合并先天性心血管畸形存在或合并肺动脉高压时，应该进行心导管检查及选择性心血管造影以明确肺循环状态以及合并畸形的情况，为治疗提供准确的生理学及解剖学证据。

二、治疗精要

1. 外科治疗

外科手术患者的选择要考虑室间隔缺损的大小和解剖类型、自然史、临床症状和并发症等因素，一般宜在学龄前期行心内直视修补术。对于大型缺损合并难以控制的心力衰竭或怖动脉压力持续升高，应尽早手术；对于圆锥隔型室间隔缺损患者，尤其是 5 岁以后有很高的主动脉瓣脱垂和关闭不全的危险，早期治疗干预可控制或预防主动脉瓣关闭不全的进行性加重；对于小型室间隔缺损如果出现主动脉脱垂、心内膜炎历史以及任何心室扩张表现中任何一项时均应当给予治疗干预。

2. 介入治疗

受室间隔结构复杂、缺损形态多样以及缺损与周围重要结构紧邻等因素的影响，既往的介入手术方法治疗膜周型室间隔缺损的严重并发症难以被临床所接受。

3. 内科治疗

对于由于各种原因暂时不具备施行外科手术或介入治疗的患者，如感染性心内膜炎急性期、严重心力衰竭、严重贫血或营养不良、体重太轻等，可先进行内科治疗，给外科手术或介入治疗创造必要的条件。

三、处方选择

（1）缺损或分流量大，伴有明显发育迟滞、活动耐力降低、反复呼吸道感染者适用，地高辛 8 ~ 10 μg/（kg·d），口服，每天一次；卡托普利 0.5 ~ 2 mg/（kg·d），分 2 ~ 3 次，口服。

（2）介入治疗术后，头孢唑啉 100 mg/（kg·d），静脉滴注，3 天；阿司匹林 3 ~ 5 mg/（kg·d），分两次，口服，6 个月。

四、经验指导

1. 介入治疗的适应证包括：①膜部室缺。年龄通常 ≥ 3 岁，血流动力学有意义的单纯性室缺，室缺上缘距主动脉瓣 ≥ 2 mm，无主动脉右冠瓣脱入室缺及反流。②肌部室缺。直径 > 5 mm。③外科手术后残余分流。④心肌梗死或外伤后室缺。

2. 介入治疗的禁忌证

下列情况应属于介入治疗的禁忌证：活动性心内膜炎或引起菌血症的其他感染，心内膜有赘生物；堵塞器安置处有血栓存在，导管插入处有静脉血栓形成；血管过细，输送器难以插入；缺损解剖位置不良，堵塞器放置后影响主动脉瓣或房室瓣功能；重度肺动脉高压，出现双向分流或右向左分流。

第二节 房间隔缺损

房间隔缺损（ASD）是先天性心脏病中常见的类型，系胚胎发育期心房间隔上残留未闭的缺损而形成。房间隔缺损绝大多数为单孔型，少数为多孔型，还有极少数呈筛孔状者。房间隔缺损占先天性心脏病发病率的 20%～30%，男女之比为 1.7：1。由于该病在儿童时期症状、体征轻，很大一部分患者到成年期才被发现。

根据房间隔缺损发生的部位，一般分为原发孔型房间隔缺损和继发孔型房间隔缺损，以后者最为多见，包括中央型、下腔型、上腔型和混合型房间隔缺损；其中中央型占继发孔型的 76% 左右，为最多见的一种。原发孔型房间隔缺损位于心房间隔下部，缺损前方接近主动脉壁，缺损的后缘接近房室结，缺损往往较大，常伴有二尖瓣或三尖瓣裂孔，形成关闭不全。继发孔型房间隔缺损可合并其他心内畸形，如肺动脉瓣狭窄，部分型肺静脉畸形引流以及二尖瓣狭窄等。

一、诊断精要

1. 症状

房间隔缺损患者的症状与缺损大小有关。轻者可无症状，常在体格检查时发现心脏杂音而得以确诊；缺损大者，由于分流量大，肺充血明显，而易患支气管肺炎，同时因体循环血量不足而影响生长发育。婴幼儿时期，当剧哭、屏气、肺炎或心力衰竭时，右心房压力可超过左心房，出现暂时性右向左分流而呈现青紫。

2. 体征

缺损小者，患者发育可不受影响；缺损大者，可有发育迟缓、消瘦、乏力、多汗和活动后气促。心脏检查可见心前区隆起，心界扩大，扪诊可有抬举性搏动，在肺动脉瓣区可听到由于肺动脉瓣相对狭窄产生的 Ⅱ～Ⅲ级收缩期喷射性杂音，肺动脉瓣第二心音增强及固定分裂。左向右分流量大时，可在胸骨左缘下方听到三尖瓣相对狭窄所产生的舒张期隆隆样杂音。肺动脉扩张明显或伴有肺动脉高压者，可在肺动脉瓣区听到收缩早期喀喇音。

3. X 线检查

胸部 X 线片可显示肺野充血，右心房，右心室扩大，肺动脉段隆凸，肺门影增大，肺血增多，主动脉结偏小。透视可见"肺门舞蹈"。

4. 心电图

房间隔缺损典型的心电图表现为电轴右偏、不完全性右束支传导阻滞，部分患者有右心房和右心室肥大。

5. 超声心动图

系主要的诊断方法。超声心动图可显示房间隔中断，右心内径增大，室间隔活动与左心室后壁同向，三尖瓣活动幅度增大。多普勒彩色血流显像可观察到心房内左向右穿隔血流。

6. 心导管检查

对于房间隔缺损经过上述无创检查已能够明确其解剖畸形和肺循环压力等重要参数，一般不需要进行心导管检查；只有当临床上怀疑有其他合并心血管畸形或肺动脉高压时为了了解肺循环阻力状况，才有进行心导管检查的必要。

二、治疗精要

1. 介入治疗

房间隔缺损宜在 3～5 岁之间进行治疗。对于中央型继发孔房间隔缺损、不合并其他心脏畸形患者，介入治疗是首选的治疗方法。

2. 外科治疗

对于不适宜进行介入治疗的房间隔缺损，如下腔型、上腔型和混合型房间隔缺损或直径超过 36 mm 的缺损应予以外科手术修补。

三、处方选择

（1）参照室间隔缺损。

（2）介入治疗术后：头孢唑啉 100 mg/（kg·d），静脉滴注，3 天；阿司匹林 3~5mg/（kg·d），分两次，口服，6 个月。

四、经验指导

1. 介入治疗的适应证

包括：①通常 ≥ 3 岁，体重 ≥ 10 kg，ASD ≥ 4 mm 而 ≤ 36 mm 的二孔型左向右分流 ASD；②缺损边缘至冠状窦、上下腔静脉及肺静脉的距离 ≥ 5 mm，至房室瓣 ≥ 7 mm；③房间隔的直径 < 所选用封堵器左房盘的直径；④不合并必须经外科手术治疗的其他心血管畸形。

2. 介入治疗的禁忌证

下列情况应属于介入治疗的禁忌证：①原发孔型 ASD 及冠状静脉窦型 ASD；②合并必需外科手术的其他心脏畸形；③严重心律失常；④心内膜炎及出血性疾患；⑤严重肺动脉高压导致右向左分流。

3. 儿童房间隔缺损介入治疗与成人有较大的区别在手术中应特别注意

（1）房间隔最大伸展径：儿童期心脏体积明显小于成人，儿童期发现的患者又多属于大型缺损，因此术前应当仔细计算心房最大径与缺损的关系。

（2）主动脉侧边缘缺乏：临床观察发现，很多儿童期房间隔缺损患者主动脉侧边缘缺乏或短小，这虽然不是介入治疗的禁忌证，但常常导致手术失败或发生并发症。对于这种情况，最好以主动脉后缘作为封堵器的前方附着点，以减少封堵器异位的可能性。

（3）尽量选择与缺损直径相同或最接近的封堵器，不宜盲目加大封堵器的型号，以免封堵器过大而影响到其他重要结构的功能，如二尖瓣、腔静脉等。

第三节 法洛四联症

法洛四联症（TOF）是存活婴儿最常见的青紫型先天性心脏病，此症占先天性心脏病总数的 14%。法洛四联症的畸形包括：肺动脉狭窄、室间隔缺损、主动脉骑跨和右心室肥厚。其中以肺动脉狭窄程度最为重要，决定了患者的病理生理和临床表现，法洛四联症患者血流动力学改变在很大程度上取决于右心流出系统（包括漏斗部、肺动脉瓣、主肺动脉及分支肺动脉）梗阻的程度以及室间隔缺损大小。

一、诊断精要

1. 症状

症状的轻重取决于肺动脉狭窄的程度。

（1）发绀：发绀是法洛四联症患者第一个被注意到的征象，其程度和出现的早晚与肺动脉狭窄程度、动脉导管是否关闭有关。在 4~6 个月以下的婴儿，常因动脉导管保持开放使较多血液流入肺部进行氧合，故发绀可不明显。发绀常出现在唇、指（趾）甲、耳垂、鼻尖、口腔黏膜及球结合膜等毛细血管丰富的部位。

（2）蹲踞：蹲踞现象是法洛四联症患者另一个典型表现。患者在活动后常主动下蹲片刻，以使体循环阻力增加，右向左分流量减少，迫使更多的血液进入肺循环进行氧合，缺氧症状得以缓解。

（3）杵状指（趾）：因为患者缺氧所引起的末梢改变，指（趾）端毛细血管扩张与增生，致使局部软组织及骨组织增生、肥大，出现杵状指（趾）。

（4）脑缺氧发作：婴儿患者有时在吃奶或剧烈哭吵后出现阵发性呼吸困难，发绀加重，重者可发生昏厥、抽搐，偶可引起死亡，这是由于右室流出道肌肉痉挛导致脑缺氧引起。

（5）栓塞：长期低氧刺激可使外周血红细胞增多，血黏稠度高，血流变慢，而引起脑血栓。若为细菌性栓子，则易形成脑脓肿。另外，感染性心内膜炎也是法洛四联症的常见并发症。

2. 体征

生长发育落后，左胸隆起，胸骨左缘第 2、3 肋间可听到Ⅱ～Ⅲ级收缩期喷射性杂音。杂音的响度与肺动脉口狭窄程度有关，狭窄越严重杂音越轻，在肺动脉瓣闭锁的患者甚至可以听不到收缩期杂音，而常常可以听到动脉导管未闭的连续性杂音。肺动脉第二音减弱或消失，但有部分患者肺动脉瓣区第二音亢进、单一。这是由于主动脉关闭音增强，传导至肺动脉瓣区所致。

3. X 线检查

肺门血管影细小、肺野血管纤细、侧支循环丰富的患者，肺野呈点状或网状阴影；心脏正常大小或稍增大，心尖圆钝上翘，心腰凹陷，似靴形。约 25% 的患者显示右位主动脉弓。

4. 心电图

典型心电图表现为右室肥厚伴劳损，即 VI 导联 QRS 呈 Rs 型或 R 型，电轴右偏。

5. 超声心动图

主动脉骑跨于室间隔上，内径增宽，右室前壁厚度增加，右室流出道狭窄。多普勒彩色血流显像见右室直接射血进入主动脉。

6. 心导管检查及右室造影

右心室压力明显升高，肺动脉压力降低，导管容易进入升主动脉或左心室。右室造影显示主、肺动脉同时显影，主动脉前移并骑跨于室间隔上，右室流出道或肺动脉瓣或分支肺动脉狭窄。

7. 实验室检查

红细胞计数和血红蛋白量显著增高，动脉血血氧饱和度降低，重症患者可有代谢性酸中毒。

二、治疗精要

1. 内科治疗

对于严重的患者，因其红细胞数量明显增多，血液黏滞度高，血流速度缓慢，容易形成血栓以及发生栓塞，尤其当患者有腹泻、呕吐、发热时更易诱发血栓形成。因此，当有上述情况发生时，及时补液、防止脱水尤为重要。对于缺氧发作的患者，应立即吸氧、镇静及纠正酸中毒。长期反复发作者，可预防性给药，以减少发作机会。

2. 外科治疗

目前，手术是本病唯一的治疗方法，根据患者情况可选择减状手术或根治手术。一般原则是，外周肺动脉发育较好者，可直接行根治手术；反之应先行体 - 肺血管分流术，以增加肺血流量，改善缺氧症状，促进肺血管发育，待患者条件稳定后再进行根治性手术。

三、处方选择

1. 缺氧发作时

吗啡 0.2 mg/kg，肌内注射；普萘洛尔 0.1～0.2 mg/kg，静脉缓慢推注。

2. 反复发作者

普萘洛尔 11～2 mg/（kg·d），分三次，口服。

四、经验指导

（1）禁用洋地黄。

（2）血液稀释治疗。对于部分临床症状严重，暂不具备手术条件，红细胞计数和血红蛋白量增高显著，有脏器栓塞倾向或栓塞历史的法洛四联症患者，为缓解症状，减少栓塞发生机会，可以采用血液稀释治疗。方法是按每次 10 mL/kg 的容量放血，用等量的低分子右旋糖酐补充，每天一次直至血红蛋白量降低至 180 g/L 为止。值得注意的是，不能过度稀释血液将血红蛋白量降至正常水平以下，以免发生相对性贫血。

第四节 动脉导管未闭

动脉导管未闭（PDA）是先天性心脏病常见的类型之一，指主动脉和肺动脉之间存在有先天性异常通道，多位于主动脉峡部和左肺动脉根部之间。动脉导管未闭占先天性心脏病发病总数的 15%～20%，男女之比约为 1∶2。正常的婴儿，生后 15 h 内由于平滑肌收缩以及导管对前列腺素扩血管作用缺乏反应而产生功能性关闭，多数婴儿在生后 3～6 个月解剖上也完全关闭，其机制可能与导管的不可逆解剖重构有关。若持续开放并产生血流动力学改变，即为动脉导管未闭。

临床上按照动脉导管的形态分为五个类型：漏斗形、管形、窗形、哑铃形和动脉瘤形。

一、诊断精要

1. 症状

动脉导管未闭患者的症状与导管直径大小及主、肺动脉间压力阶差有关。

（1）体循环少血：导管直径较小者可无症状，仅在体格检查中发现心脏杂音。导管直径粗大者可有气急、心悸、多汗、生长发育落后以及活动耐力降低。随病情发展，肺小动脉发生管壁增厚、肺循环阻力增加、肺动脉高压形成并加重，致使右心室肥厚。当肺动脉压力达到或超过主动脉时，即产生双向分流或右向左分流，最终发展成艾森曼格综合征，临床可出现双下肢和左上肢较头面部及右上肢青紫明显的情况，称为"差异性发绀"。早产儿大的动脉导管未闭常有呼吸窘迫，并需要插管和呼吸机支持。

（2）肺循环多血：大型缺损患者常发生反复下呼吸道感染。

2. 体征

患者多有生长发育迟滞表现。心前区隆起，在胸骨左缘第 2 肋间闻到粗糙的连续性的机器样杂音，传导范围广泛，尤以左锁骨下最明显，可以扪到震颤；左向右分流量大时，二尖瓣相对狭窄，于心尖区可闻到舒张期杂音。婴儿期由于肺血管阻力较大，于出生后数周内可无心脏杂音或仅有收缩期杂音。部分直径小于 2 mm 的动脉导管可以听不到杂音，临床上称为"哑型"动脉导管未闭。由于导管处左向右分流使动脉舒张压降低，脉压增大，可闻及大动脉枪击音，甲床及黏膜处可发现毛细血管搏动。

3. X 线检查

分流量大者，显示左心室、左心房增大，肺动脉段突出，肺门血管影增粗。出现肺动脉高压后，右心室也增大。由于主动脉结、肺动脉段突出，形成"漏斗征"，这是动脉导管未闭与室间隔缺损的重要 X 线鉴别点。

4. 心电图

导管粗大者可有不同程度的左心室肥大或左、右心室肥大，部分患者合并左心房肥大。

5. 超声心动图

左心房、室内径增宽，主动脉内径增宽，二维图像显示导管的位置和大小。多普勒彩色血流显像可直接显示分流的方向和大小，特别对诊断细小或径路异常的动脉导管未闭有重要帮助，可明显提高超声心动图诊断的敏感性。

6. 心导管检查

大多数婴儿和儿童有典型症状，超声心动图显示为孤立性动脉导管未闭，不必进行心导管检查。但是，如果超声心动图提示有严重肺动脉高压时，应进行心导管检查，以了解肺循环状况，必要时可进行吸氧或药物降压实验等。

二、治疗精要

1. 介入治疗

对于绝大多数动脉导管未闭的患者，介入治疗是首选的治疗方法。根据动脉导管的大小和临床表现的轻重决定手术时机，症状越重，应越早治疗。动脉导管未闭介入治疗的指征包括：左向右分流未合并其他需外科手术的心脏畸形的 PDA、PDA 最大直径 ≤ 12 mm；年龄通常 ≥ 6 个月，体重 ≥ 4 kg 以及外科术后再通或残余分流。对于绝大多数患者首选介入治疗，方法包括可控弹簧圈、纽扣补片或蘑菇伞等。

"哑型"动脉导管未闭（即无杂音的动脉导管未闭）由于有发生感染性心内膜炎的可能性，也应给予治疗。

2. 外科治疗

对于不宜施行介入治疗者，可行外科手术结扎导管。

3. 内科治疗

早产儿或新生儿早期可使用抑制前列腺素合成的药物关闭动脉导管，如吲哚美辛。

三、处方选择

（1）参见室间隔缺损。

（2）介入治疗术后头孢唑啉 100 mg/（kg·d），分两次，静脉滴注，用 3 d。

（3）早产儿 PDA 使用吲哚美辛（消炎痛）：0.1 ~ 0.2 mg/（kg·d），口服，8 ~ 12 h 内可重复 1 ~ 2 剂，24 h 内总量不可超过 0.6 mg/kg。副作用包括少尿、暂时性肾功能不全，胃肠道出血等。

四、经验指导

1. 介入治疗的适应证

①左向右分流的 PDA，不合并需外科手术的心脏畸形；②PDA 最窄直径 ≥ 2.0 mm（PDA 直径 ≥ 14 mm 不予推荐）；③通常年龄 ≥ 6 个月，体重 ≥ 4 kg。可控弹簧栓子法：①PDA 最窄直径 Cook ≤ 2.0 mm，pfm ≤ 3.0 mm；②不合并需外科手术的心脏畸形；③外科手术后残余分流。

2. 介入治疗的禁忌证

下列情况应属于介入治疗的禁忌证：Amplatzer 法。①PDA 依赖性其他心脏畸形。②重度肺动脉高压并已导致右向左分流。③败血症，术前 1 个月内患有严重感染。

3. 婴儿动脉导管未闭介入治疗

封堵器的固定盘应尽可能放到动脉导管内，以免引起继发性主动脉狭窄。

第五节　肺动脉狭窄

肺动脉狭窄按狭窄部位不同，可分为肺动脉瓣下（漏斗部）狭窄、肺动脉瓣狭窄及肺动脉分支狭窄，其中以肺动脉瓣狭窄最常见，可占所有先心病的 10%，占右室泵出梗阻性病变的 35% ~ 50%。

因肺动脉瓣口狭小，右室射血困难，于是右室收缩压必须相应提高才能冲破狭隘的瓣口，右室因收缩期负荷增加而产生肥厚及扩大。严重者右房有继发增大，已闭的卵圆孔可能因此被撑开；右房压如超过左房，可产生右向左分流而引起中央性青紫，有人称此为"法洛三联症"。

一、诊断精要

1. 临床表现

（1）症状：轻度狭窄可无症状，仅在体检时发现。中度狭窄在 2 ~ 3 岁内无症状，但年长后劳动时即感易疲劳及气促，甚至出现心悸。重度狭窄者中度体力劳动亦可有呼吸困难和力不从心，有的平常活动一如常人，但一次体力活动时可出现晕厥甚至猝死。亦有患者劳动时感胸痛或上腹痛，可能由于当时心排出量不能相应提高，致使心肌供血不足或心律失常所致；如发展为右心衰竭，则可出现肝大、腹水及水肿，这些都是预后考虑的信号，应着手准备手术。极严重病例甚至在新生儿期即出现发绀和右心衰竭症状。

（2）体征：在胸骨左缘第2肋间隙有Ⅲ～Ⅳ级响亮，粗糙、喷射性收缩期杂音。此杂音为本病的主要体征，杂音向左上胸、颈部、腋下及背部传导；轻度和中度狭窄者可听到收缩早期喀喇音；肺动脉瓣区第二音减低或消失。若为漏斗部狭窄，杂音在第3、4肋间最响。

2. 实验室检查

（1）X线检查：心脏大小随狭窄加重而逐渐增大。心脏长大以右心室为主，重型者右心房亦可增大。狭窄后的肺动脉扩张为本病特征性改变，表现为肺动脉段隆突而肺血管影减少，在婴儿期或者严重狭窄者扩张可不明显；漏斗部狭窄者肺动脉段平直或凹陷。

（2）心电图：为估量右室排出受阻严重程度的有力指标。除轻度狭窄心电图可能正常外，一般均显示右心室肥大，电轴右偏或出现不完全右束支传导阻滞。典型者出现右心室收缩期负荷过重波形，如V_1导联R波高大，各导联ST段压低，Ⅱ、AVF以及V_1～V_4导联T波倒置。

（3）超声心动图：肺动脉瓣狭窄的典型表现为肺动脉瓣开放受限，呈拱顶状，肺动脉总干狭窄后扩张明显，右心房和右心室内径可增宽。漏斗部狭窄者右室流出道狭小。多普勒超声可测定肺动脉血流速度，可推算跨瓣的压力阶差。

（4）右心导管及造影：对确定狭窄部位及程度极有帮助。右心室压力增高而肺动脉压力正常或降低，两者的压力阶差可反映肺动脉瓣狭窄程度。收缩压在1.3～5.3 kPa（10～40 mmHg）为轻度狭窄，5.3～13.3 kPa（40～100 mmHg）为中度狭窄，>13.3 kPa（100 mmHg）为重度狭窄。连续观察及记录导管顶端从肺动脉拉回右心室的压力变化，对确定狭窄部位有帮助。选择性右心室造影能清楚地确定肺动脉狭窄部位及程度，有助于诊断肺动脉瓣发育不良。

二、治疗精要

治疗的唯一方法是解除狭窄。有心力衰竭者可用利尿药等常规治疗，但不解除狭窄，药物难以收效。

（1）婴儿狭窄严重，有右心衰竭者，诊断明确后即应行手术治疗。

（2）单纯肺动脉瓣狭窄，首选治疗方法是应用介入方法经皮行球囊导管扩张狭窄的肺动脉瓣，除瓣膜发育不良外，大多数有满意的治疗效果。

（3）狭窄轻微则无须手术。

三、经验指导

（1）患儿有肝大、腹水等右心衰竭症状者慎用洋地黄制剂，因有流出道梗阻者使用后会加重缺血、缺氧症状，紧急时应使用利尿药，然后紧急施行手术，切开狭窄瓣膜，以免延误时间，失去治疗机会。

（2）应用介入方法经皮球囊导管扩张狭窄的肺动脉瓣，所选球囊直径应为超声所测瓣环径的1.3～1.5倍。

第八章
腹部外科

第一节 小儿腹部外科常见症状

一、新生儿呕吐

新生儿呕吐是由于食管、胃或肠道的逆蠕动，并伴有腹肌痉挛性收缩，使消化道的内容物从口、鼻腔涌出。

（一）病因

新生儿期呕吐较常见，多为生理性，即喂水、喂奶不当所致，预后良好。持续性频繁呕吐需要引起重视，消化道梗阻是其主要原因，常见有先天性消化道闭锁或狭窄、膈疝、先天性肥厚性幽门狭窄、肠旋转不良、先天性巨结肠等。中枢神经系统疾病如颅内出血、硬膜下血肿等，颅内压增高时亦可引起呕吐。

（二）诊断

1. 临床表现

呕吐物性质对诊断疾病非常重要。①当食物与胃酸混合后，吐出物带有轻度酸味则来自胃。吮奶后即吐出无酸味乳汁，呕吐物来自食管。如呕吐物有粪臭考虑低位肠梗阻。②呕吐物不含黄绿色胆汁，则梗阻在 Oddi 括约肌以上；如果含黄绿色胆汁，则梗阻在 Oddi 括约肌以下。③呕吐物含血液，一般持续严重的呕吐常致胃黏膜损伤，呕吐物中含少量血。有时咽喉、口腔出血及呼吸道出血吞入胃也含血。此外，胃、十二指肠溃疡、炎症，肥厚性幽门狭窄，凝血机制障碍也可带血，应结合临床表现予以鉴别（表 8-1）。

2. 伴随症状体征

腹泻应考虑胃肠炎，伴腹胀、便血要考虑肠梗阻、肠坏死，伴发热可能为感染，伴有头昏、惊厥、昏迷、脑膜刺激征要考虑中枢神经系统疾病。

（三）特殊检查

腹部 X 线（立位）平片检查，碘水、稀钡造影（需及时抽出以防误吸）或钡剂灌肠，了解消化道梗阻部位及程度。

二、腹痛

腹痛是婴幼儿常见的症状，主要靠患儿自述疼痛的部位，但儿童的定位能力差，遇到年龄较小的婴幼儿更无法清楚表述，只能凭患儿一反常态的阵发性哭闹不安、出汗、面色苍白、两下肢屈曲不肯伸直的症状与特殊体位来判断。

（一）病因

1. 急腹症

腹内脏器炎症、穿孔、出血或梗阻。①炎症：急性阑尾炎、梅克尔憩室炎、急性胰腺炎等。②腹部外伤：可引起空腔脏器穿孔或实质性器官破裂出血，并继发腹膜炎；除了外伤，肠坏死也可致肠穿孔。③梗阻：肠梗阻、肠套叠、胆绞痛、肾绞痛、卵巢囊肿蒂扭转、睾丸扭转、嵌顿疝等。

表 8-1　新生儿呕吐常见疾病的鉴别

疾病	第一次发病时间	与进食的关系	呕吐物性质	伴发症状	体格检查	特殊检查
食管闭锁	第一次进食	进食即吐	奶汁	肺炎	呼吸音粗，啰音	上消化道碘水造影
贲门失弛缓	进食固定物后	进食后短时间内	进食的物体（无胆汁）	无		上消化道碘水造影
幽门梗阻（肥厚性）	出生后 2~3 周	进食后 3~4 h	无胆汁的酸臭奶块	大便减少	右上腹橄榄头样包块，可活动	上消化道碘水造影
十二指肠梗阻（隔膜、闭锁、环状胰腺）	出生后 2 天内	持续性	含胆汁的胃液	大便少	胃型，胃蠕动波	上消化道碘水造影
肠闭锁或狭窄	出生后 2 天内	持续性	频繁呕吐，为胆汁甚至粪便	腹胀、大便少	腹胀，胃肠型及蠕动波，肠鸣音亢进或减弱或消失	肠系碘水造影
肠旋转不良（并）肠扭转	出生后数天，如发生肠扭转，可表现为突发呕吐	持续性	含胆汁的胃内容物	腹胀、停止排便、可能血便	腹胀，肠型及蠕动波，肠鸣音减弱或消失	腹部平片，钡灌肠
先天性巨结肠	梗阻时出现呕吐	持续性	含胆汁的胃内容物	腹胀、便秘	腹胀、肠型、肛门狭窄、拔指后爆破样	钡灌肠 +24 h 钡剂排空、直肠肛管测压
肛门闭锁	出生后不久	持续性	含胆汁的胃内容物	腹胀	无肛门	倒立位斜位片
胎粪性腹膜炎	出生后 2 天内	持续性	含胆汁的胃内容物	腹胀、停止排便	腹胀、腹肌紧张，肠鸣音或弱或消失	正立位腹部平片
消化道穿孔	出生后 24 h 内	持续性	频繁呕吐，为胆汁甚至粪便	腹胀、停止排便	腹胀、腹肌紧张，肠鸣音减弱或消失	正立位腹部平片
产时颅脑损伤	出生后即有	喷射样	胃内容物	神经系统症状	病理性神经反射	颅脑 CT

2. 非急腹症

外科病腹部慢性、亚急性疾病，如消化性溃疡、腹腔结核；慢性不完全肠梗阻，如肿瘤、囊肿等。

3. 其他

有腹痛的内科消化道疾病和其他腹外系统的疾病引起腹痛。例如神经、呼吸、循环、泌尿、生殖等系统，以及某些全身性疾病。

（二）诊断要点

1. 腹痛性质

腹痛可分为绞痛、钝痛、间歇性及持续性痛。绞痛是早期机械性肠梗阻特征，如肠套叠早期，有阵发性绞痛，当发生血运障碍时阵发性绞痛转变为持续性固定的局部疼痛。膀胱或输尿管结石可引起下腹部绞痛，胆结石引起右上腹绞痛肠管和胆道的痉挛是间歇性疼痛，胆道蛔虫疼痛是由胆总管和 Oddi 括约肌痉挛引起。钝痛是内脏（肝、肾、胰等）胀大时，包膜或系膜受到压迫或牵扯的疼痛。

2. 腹痛的部位

腹痛局限在某部位，比较固定，即能反映相应部位器官的病理改变，如右上腹疼痛考虑胆囊炎、肝炎、肝脓肿，上中腹痛来自胃、十二指肠，脐周疼痛多为肠蛔虫症、肠系膜淋巴结炎、肠炎，右下腹疼痛可能为阑尾炎、输尿管结石，下腹痛可能为直肠、输尿管远端、膀胱、盆腔器官病变，全腹痛可能为原发性腹膜炎。小儿腹痛常见的外科疾病鉴别见（表 8-2）。

表 8-2 小儿腹痛常见的外科疾病的鉴别

疾病	发病年龄	体温	腹痛性质	伴发症状	体征	检查
肠系膜淋巴结炎	不定	先发热	脐周	上呼吸道感染	全腹压痛	白细胞升高
急性阑尾炎	婴儿较少	后发热	转移性右下腹痛	呕吐	右下腹压痛及反跳痛	白细胞升高，主要以中性粒细胞为主
梅克尔憩室或肠重复畸形	任何年龄	后发热	持续性腹痛	血便	脐周压痛	白细胞升高，ECT 提示有异位胃黏膜
肠套叠	1 岁以内的婴儿	无	阵发性腹痛	果酱样大便	右上腹包块	B 超提示腹部有同心圆包块
肠梗阻	任何年龄	后发热	阵发性腹痛	停止排气排便	肠鸣音减弱或消失	腹部平片可见液平面
腹型紫癜	任何年龄	可能发热	脐周	出血点	皮肤出血点	血小板减少
腹膜炎	任何年龄	发热	全腹	黄疸	腹肌紧张	白细胞升高，主要以中性粒细胞为主
肝胆疾病	不定	发热	右上腹疼痛	呕吐	右上腹压痛	B 超提示相对应的征象
胰腺炎	不定	发热	脐周及剑突下	腹股沟区	脐周压痛	血尿淀粉酶升高
嵌顿性腹股沟疝	大多在 1 岁内	无	右腹股沟区	包块	腹股沟区包块	B 超
泌尿系结石	不定	无	阵发性腹痛	血尿	肾区及输尿管区的叩击痛	B 超

3. 腹壁情况

对外科诊断处理至关重要，全腹软、压痛不固定又不明显者，大都是内科疾病。腹膜刺激症状存在，有压痛、反跳痛、肌紧张，考虑有腹膜炎。腹壁可见肠型，有肠梗阻存在。

4. 腹痛伴随症状

①恶心、呕吐是最常见的伴发症状，胃肠道梗阻时，肠管逆蠕动后积液反流所致呕吐，或肠系膜神经刺激引起反射性呕吐，如阑尾炎。②便秘多见于肠梗阻，因肠管不通而便秘，或腹膜炎时因肠蠕动减少、肠麻痹而发生便秘。③腹泻多为肠炎表现，大便稀薄带不消化食物。有时阑尾炎病变侵犯盆腔，炎症刺激乙状结肠亦可导致排便次数增加。

5. 肠鸣音情况

肠鸣音亢进可能为肠炎、肠痉挛、肠梗阻。肠鸣音消失常为腹膜炎。

三、便秘

便秘主要指排便次数减少、量少、大便干结及排便困难。在连续 2 个月内至少符合下列 2 个标准以上：①每周排便在两次以下。②每周至少有一次大便失禁。③有主动抑制排便的表现或动作。④腹痛或肠痉挛病史。⑤直肠内潴留巨大粪块。⑥便条粗大。

（一）病因

1. 饮食与生活习惯不恰当

食物中含大量蛋白质而糖类少，以及少渣食物；由于呕吐，摄入不足；年长儿缺乏按时排便习惯，没建立良好的排便条件反射。

2. 先天性巨结肠症（无神经节细胞症）

神经节细胞减少症、神经节细胞未成熟和肌间神经丛增生的先天性巨结肠同源病。

3. 原因不明白的便秘

如特发性巨结肠。

4. 局部器质性病变

肛门狭窄、肛裂、肛门直肠畸形术后致肛门狭窄。

5. 乙状结肠冗长

吸收大量水分，使大便干结，加上乙状结肠的肠蠕动缓慢，粪便蓄积而致便秘。

6. 内分泌紊乱和中枢神经疾病

甲状腺功能减退、甲状旁腺功能亢进、大脑发育不全、脑瘫、小头畸形和腰骶部脊髓脊膜膨出及智力障碍患者。

（二）诊断

新生儿便秘，考虑为先天性巨结肠、肛门直肠闭锁、肠道畸形。可做肛诊检查，X线立位腹部平片（肛门直肠闭锁，出生24 h后倒立位平片）检查，必要时稀钡灌肠，考虑肠闭锁时用碘油或碘水造影。1岁以上便秘多为肛裂、肛门狭窄和其他直肠病变及盆腔肿瘤。

有便秘史，体征主要是原发病体征，检查可通过肛诊、结肠镜、X线片等。

（三）特殊检查

（1）钡灌肠。

（2）直肠肛管测压。

（3）直肠黏膜组织化学检查测定乙酰胆碱酯酶。

（4）结肠传输试验。

四、腹胀

腹胀是由于气体、液体或包块引起腹部膨胀不适。

（一）病因

1. 胀气

常见于肠梗阻、幽门梗阻、手术后肠麻痹、腹膜炎、胃肠炎、肝炎、胰腺炎、胆囊炎、低钾血症、先天性巨结肠等。

2. 腹腔积液

常见于肝硬化、右心衰竭、肾炎、腹膜炎、严重营养不良、缩窄性心包炎。

3. 腹内肿块

肝大、脾大、淋巴结肿大、腹内器官各种肿瘤及囊肿等。

（二）诊断

（1）呕吐。

幽门梗阻，呕吐物是胃内容物伴酸臭味；十二指肠降部以下梗阻，呕吐物呈黄色有苦味；小肠梗阻，呕吐物呈墨绿色，带粪臭。

（2）腹痛。

阵发性剧烈绞痛伴肠鸣音亢进为机械性肠梗阻。

（3）有外伤史。

突然腹痛，有腹膜刺激症状及休克者考虑肝脾破裂或其他内脏损伤。

（4）体检。

腹部隆起、移动性浊音阳性则为腹水，叩诊呈鼓音则为胀气，有游离气体则肝浊音界消失。腹内肿块应注意部位、大小、形状、硬度、触痛及活动度。

（三）实验室检查

（1）血常规检查炎症性疾病引起腹胀，白细胞常升高。

（2）血生化检查肝、胆、胰、肾等病变常有血生化改变。

（3）有腹水时做腹腔穿刺抽腹水，并送常规检查。

（四）特殊检查

怀疑急腹症，需摄腹部X线立位平片，了解是否有液平面及膈下游离气体，这对诊断很重要。

五、消化道出血

消化道出血表现为呕血、便血或两者兼有，在小儿任何年龄均可发生。

（一）病因

1. 内科性疾病

如血液系统疾病、维生素缺乏症、结缔组织疾病及药物引起等。

2. 消化道本身病变

（1）食管疾病：如食管静脉曲张、食管炎、食管重复畸形、食管憩室、食管异物、食管裂孔疝等。

（2）胃十二指肠、胆道疾病：如胃十二指肠溃疡、应激性溃疡、胃扭转、胃黏膜脱垂、胆道出血。

（3）小肠疾病：肠套叠、肠扭转、急性肠炎、绞窄性肠梗阻、梅克尔憩室、肠重复畸形、出血性坏死性小肠炎、局限性肠炎或小肠肿瘤。

（4）结肠、直肠疾病：溃疡性结肠炎、结肠息肉、直肠息肉和痔。

（5）肛门疾病：肛裂。

（二）诊断要点

消化道症状对于诊断很重要，首先确定是否为消化道出血，然后需了解出血量多少，此外还要知道出血的部位与原因。

（1）确定消化道出血根据出血部位不同，可分上消化道（屈氏韧带以上消化道）和下消化道（屈氏韧带以下消化道）出血，前者为呕血和黑便，后者表现为血便。如果为结肠、直肠出血，则表现为鲜红色血便。

（2）失血量估计。

（3）出血部位及原因的估计。

病史询问，观察消化道出血的颜色、量及性质，上消化道出血，血液与粪便充分混合，小量者大便潜血试验阳性，中等量出血大便呈柏油状，大量出血时，由于肠蠕动增强，大便也可呈红色或暗红色并可伴呕血；下消化道出血时，暗红色血便多来自小肠，鲜红色血便提示直肠、结肠出血。

出血部位确定相当棘手，必须采用一些特殊的检查方法。例如怀疑结肠、直肠出血，可做纤维结肠镜检查；上消化道出血，可运用纤维胃十二指肠镜；小肠出血可采用吞线试验、^{99m}Tc放射性核素扫描及选择性动脉造影来诊断病变的性质和出血部位。

小儿消化道出血疾病的鉴别诊断见（表8-3）。

表8-3 小儿消化道出血疾病的鉴别诊断

年龄组	病名	出血性质	临床特征
新生儿	食管裂孔疝	柏油样便	呕吐带血、贫血溃疡性食管炎
	先天性肥厚性幽门狭窄	吐咖啡色血	呕吐，进行性加重，吐奶→咖啡色血
	肠旋转不良	咖啡色便	肠扭转、肠坏死胆汁样呕吐
	坏死性小肠结肠炎	赤豆汤样便	未成熟儿、胆汁样呕吐、腹胀、腹泻

续 表

年龄组	病名	出血性质	临床特征
婴儿	肠套叠	果酱样便	腹痛、呕吐、腹部包块
	梅克尔憩室	咖啡色便	无特殊
	肠息肉	鲜红色便	肛诊可触直肠息肉
	门脉高压	柏油样便	黑便、脾大、腹水长州站龙山
	细菌性痢疾	脓血样便	腹泻、里急后重中毒症状
	消化性溃疡	柏油样便	胃痛吐酸、嗳气
	肛裂	鲜红便	排便痛、大便干结
	应激性溃疡	便血、呕血	大手术后

六、腹部肿块

腹部肿块来自腹壁、腹腔内及腹膜后各个组织或器官的肿块。

（一）病因

有炎症和外伤所致的脓肿、血肿和粘连包裹性肿块，也有良性及恶性肿瘤性肿块。

（二）诊断

主要依靠病史、症状、体征及特殊检查做出诊断。

（三）临床表现

1. 肿块部位

肿块所在部位大多与邻近器官有关，如上腹部肿块常起自胃，右上腹肿块多见肝、胆，腹部两侧为肾脏肿块、腹膜后肿瘤，中腹部肿块常见大网膜及肠系膜囊肿，肿块太大时较难确定其部位。

2. 肿块的性质

实质性肿块多为恶性肿瘤，囊性多为良性。

3. 肿块生长的速度

增大较快可能是恶性肿瘤，生长较慢多为良性，由慢变快，可能是良性肿瘤恶变，或肿块内部出血、液化或感染。

4. 伴随症状

炎性肿块有明显的发热及压痛；肾盂积水，肿块可大可小；肾母细胞瘤或膀胱肿瘤有血尿；先天性胆管扩张症，常伴发热、黄疸、腹痛；肠道肿块早期出现绞痛、呕吐；晚期肿瘤增大，压迫肠道出现部分或完全性肠梗阻症状；骶前肿瘤进行性加重使排便、排尿困难。

小儿腹部肿块疾病的鉴别诊断见（表8-4）。

表8-4 小儿腹部肿块疾病的鉴别诊断

部位	病因	临床表现	特殊检查	其他
上腹部	胆管扩张症	间隙黄疸、发热、腹痛	B超示无回声区，MRCP提示胆总管扩张	
	肝母细胞瘤	肝大，右上腹不规则实质性、结节状包块	B超示肝内占位性病变，CT了解病变血供	AFP增高
	胰腺囊肿	外伤史或胰腺炎史，上腹偏左囊性不活动包块	B超示无回声区，CT或MRI	血尿淀粉酶增高
中下腹	肠系膜囊肿	囊性包块活动度大，巨大囊肿时导致肠梗阻	B超示无回声区，CT	
	大网膜囊肿	肿块大而软，活动度大、边缘清楚	B超示无回声区，CT	

续表

部位	病因	临床表现	特殊检查	其他
	卵巢囊肿	略可移动，囊性肿块扭转时出现阵发性剧痛	B超盆腔示无回声区	
	卵巢畸胎瘤	同上，实质性肿块	B超及CT	
	膀胱横纹肌肉瘤	耻骨上包块实质性伴尿潴留，肛诊可触及	膀胱造影充盈缺损	膀胱镜见肿瘤
	骶骨前畸胎瘤	压迫直肠排便困难，肛诊触及实质性包块	X线平片，可能有骨质阴影	
后腹膜腔	腹膜后畸胎瘤	实质性囊性混合的不活动包块，近中线处	X线平片钙化，CT	AFP在恶性中明显升高
	肾母细胞瘤	季肋下实质性包块可能有高血压，血尿常见	CT及三维成像	尿VMA升高
	神经母细胞瘤	任何部位处触及硬的不规则实质性包块伴发热，贫血	CT及三维成像	NSE升高
	肾盂积水	季肋下囊性包块	IVP肾盂扩大或不显影，B超显示无回声区	

（四）特殊检查
首选B超，可做IVP、CT、MRI等检查。

第二节　胃、小肠疾病

一、胃扭转
胃扭转指胃的大、小弯位置发生全部或部分变换，引起上腹疼痛、饱胀不适、恶心、呕吐等临床症状。

（一）病因
（1）固定胃的韧带和与胃延续的器官过短、松弛、伸长或发育不良：①胃外的膈肌发育缺损，如食管裂孔疝或膈膨升症，或膈肌张力改变。②胃脾韧带、胃结肠韧带等过长。③胃自身病变，如葫芦胃、胃溃疡等。

（2）饮食后动力因素新生儿与婴儿食后多处仰卧位，此时胃底多被奶汁等食物充盈和扩张向后、向底方向移动，同时幽门窦被向上拉，从而导致器官轴型与网膜轴型混合扭转。

（二）病理
1. 器官轴型扭转

以贲门到幽门的连线为轴心发生扭转，即胃大弯向上、向右移位于胃小弯上方，横结肠随胃大弯旋转，也可向相反方向旋转。旋转超180°可造成血循环障碍，使胃壁发生缺血、坏死及穿孔。

2. 系膜轴型扭转

以胃大、小弯的中点作连线（横轴）为轴心，以幽门为起点发生胃下部扭转，幽门沿顺时针方向自右向左向前扭转，幽门常转至胃底部的前面，右侧结肠也常被拉起扭转到左侧；幽门也可沿逆时针方向，向右、向后旋转。

3. 混合型扭

转上述两种情况可同时存在。

此外，胃扭转可根据病因、扭转程度和发生经过进行分类。①按病因可分为原发性扭转和继发性扭转（后者多继发于胃和附近器官的其他疾病）。②按程度可分为完全性扭转和部分性扭转。③按发生经过可分为急性扭转和慢性扭转。

（三）诊断

常见的临床表现如下。

（1）急性扭转。

主要是阵发性上腹疼痛和膨隆，无胆汁性呕吐。触诊有局限压痛、腹肌紧张，下腹平坦、柔软。

（2）慢性扭转。

多表现为上腹饱胀、嗳气、恶心，进食后可有一过性疼痛和呕吐。有时可突然演变成急性梗阻。

（3）完全性扭转。

则鼻胃管不能置入，干呕。

（四）特殊检查

吞钡检查可见下列 X 线特征。

1. 器官轴性胃扭转

有食管黏膜与胃黏膜交叉现象；胃大弯位于胃小弯之上，胃形态呈大虾形；双胃泡双液平面；幽门窦部的位置高于十二指肠球部；食管与胃交界处位置下移等。

2. 系膜轴性胃扭转

有胃黏膜呈十字交叉；膈肌下重复气泡及液平面，幽门位置抬高接近贲门平面；左横膈抬高；直立位透视胃呈"颠倒"状，远端有梗阻。

（五）鉴别诊断

主要与急性胃扩张、急性胃穿孔、急性胰腺炎等鉴别，新生儿则需与幽门痉挛、幽门肥厚性狭窄、食管裂孔疝、贲门失弛缓及喂奶不当等鉴别。

（六）治疗

1. 保守体位疗法

本病通过体位疗法有自愈可能，新生儿吃奶时应面向左侧，取头高斜坡位，进奶后保持原位半小时并拍背数次，治疗数月后胃扭转可自行复位而愈。

2. 手术治疗

急性胃扭转易造成胃血供障碍、坏死、穿孔，应急诊行胃整复和胃固定术，同时探查扭转病因进行矫治。胃部炎症较重时应造瘘，以达到胃减压和固定作用。

二、急性胃扩张

急性胃扩张是胃由于强烈的刺激而发生反射性麻痹，张力消失出现极度膨胀，大量液体和气体潴留而排空障碍。临床可发生水和电解质的大量损失，导致脱水、无尿或抽搐，小儿罕见。

（一）病因

（1）大量进食突然被动扩张。

（2）手术因麻醉表浅，患儿烦躁不安吸入过多气体，术中牵拉内脏。

（3）严重感染或休克伴低血钾、尿毒症。

（4）持续性幽门痉挛，胃液与气体潴留。

（二）病理

胃扩张后，胃壁变薄、水肿、脆弱，胃张力下降，排空障碍胃壁静脉回流受阻而致胃液分泌增多，促进胃进一步扩张。胃黏膜产生溃疡与出血可致胃穿孔。

（三）诊断

临床表现如下。

（1）术后 2～3 d 开始，上腹膨胀，尔后膨胀波及全腹，如胃内仅有气体叩诊为鼓音，如胃内胀满液体时，叩诊为浊音，且可闻及振水声，置鼻胃管可抽出大量胃内容物。

（2）呕吐频繁，为无力性外溢大量褐色液体，逐渐转为咖啡样液，但无粪液。呕吐致低渗性脱水、碱中毒和虚脱。

（四）实验室检查
实验检查时血红蛋白升高，有低氯、低钾血症及高氮血症。二氧化碳结合力及非蛋白氮升高，白细胞一般无明显增高。

（五）特殊检查
1. X线

腹部平片可显示扩张胃中的巨大液平面即可确诊。

2. B超

显示胃扩张，胃腔充满液体。

（六）鉴别诊断
应与胃扭转等可出现呕吐的疾病鉴别。

（七）治疗
（1）禁食、持续鼻胃管减压，用温盐水冲洗胃腔，直到胃蠕动恢复和抽出物正常。
（2）纠正水、电解质紊乱，根据血液生化结果，必要时需补充全血及维生素B及维生素C。
（3）经常变换体位，可采取头低足高位，减少小肠系膜的紧张和十二指肠的压迫。
（4）无胃肠穿孔腹膜炎等并发症时不需手术。

三、胃、十二指肠溃疡

胃、十二指肠溃疡发病率虽比成人低，但并不少见，且可发生在小儿任何年龄。近年来文献报道发病率的增加可能由于内镜在小儿的应用使诊断率提高，以及年长儿生活或学习紧张或不顺心所致。

（一）病因
胃、十二指肠消化性溃疡病因有多种，主要与下列方面有关。

1. 胃肠液及激素的分泌

①胃酸分泌过高，损伤了胃、十二指肠黏膜。②促胃液素异常，溃疡病患儿空腹血促胃液素浓度高于正常儿。③其他激素的改变，如神经降压素（NT）、β-内啡肽、铃蟾肽、降钙素，促甲状腺激素释放激素、血管活性肠肽，前四种对实验性溃疡有保护作用，后两种具有致溃疡作用。

2. 感染因素

①与幽门螺杆菌感染高度相关。②与单纯疱疹病毒I型亦有一定关系。

3. 遗传因素

慢性溃疡者的亲属患溃疡概率比一般人高2.5~3倍，1/3溃疡病患儿有明显家族史。此外，O型血较其他血型者易患此病。

4. 食物与生活习惯

喜辛辣刺激性食物、抽烟、饮酒或被动吸烟均可诱发溃疡病。

5. 精神因素

长期心理负担过重，精神创伤使胃黏膜抵抗力下降，诱发溃疡。

（二）病理分类
1. 原发性与继发性原发性胃十二指肠溃疡病

多见于年长儿，婴幼儿有8%为继发性，往往继发于产伤窒息、休克、脓毒败血症、低血糖、肾衰竭或呼吸功能衰竭、严重烧伤及颅脑损伤等。

2. 按病情分为急性和慢性

婴幼儿多属急性发病，特别是继发性溃疡。年长儿则以慢性溃疡为多，急性溃疡较表浅、部位多；而慢性一般为一个溃疡，且溃疡周围多有不同程度的慢性炎症及瘢痕形成。

(三) 诊断

其主要的临床表现如下。

（1）原因不明的呕血和便血。

（2）反复上腹或脐周不适或疼痛、压痛，有时伴食欲减退，年长儿可诉说有反酸、嗳气和恶心症状。

（3）有溃疡家族史，有上消化道症状。

（4）新生儿有产伤史。

（5）少数患儿有过敏性紫癜史。

(四) 特殊检查

（1）X线检查。

钡餐发现龛影可以确诊，无龛影者间接征象也有助于诊断，如球部充盈欠佳、缩小，持久性不张和压迹，固定畸形和明显压痛，胃溃疡则蠕动加强，滞留、充气扩张等。小儿X线溃疡检出率约47%。

（2）纤维胃镜检查。

此检查既可以观察黏膜的形态，溃疡的大小和程度，还可取活组织检查，一般胃镜对儿童溃疡的检出率为80%左右。

（3）其他检查。

胃液分析、抗幽门螺杆菌抗体IgG检测均可帮助诊断，但小儿应用较少。

（4）^{14}C呼气试验检查。

(五) 鉴别诊断

此病主要与一般的胃炎、胆囊炎和小儿少见的胃神经官能症等鉴别。

(六) 治疗

小儿胃、十二指肠溃疡多数经严格的内科治疗可痊愈。

小儿胃、十二指肠溃疡手术原则上应选择操作简单、损伤小的手术方式。胃部分切除常影响小儿营养发育，导致贫血、维生素B_1缺乏。发育迟缓或身材矮小，手术年龄越小上述现象越明显，只有在其他手术方法不能治疗时才可考虑。

手术指征及选择如下。

（1）大出血或反复出血经药物及内镜治疗不愈者，行手术开腹局部缝扎止血，较为弥漫性渗血可电凝止血。

（2）溃疡合并穿孔，剖腹探查穿孔后修补加网膜覆盖。

（3）幽门梗阻或经正规、积极的内科治疗而疼痛持续无好转，影响小儿的生活、营养及发育的慢性溃疡病者，可根据患儿营养状况、年龄大小选择加或不加迷走神经切断的胃空肠吻合术，选择迷走神经切断加幽门成形术，高选择性迷走神经切断术，胃空肠吻合术，胃大部切除或胃远端部分切除术等。

四、新生儿胃肠道穿孔

新生儿胃肠道穿孔中，胃和十二指肠穿孔最多，临床统计占50%~70%，其次发生在其他的小肠穿孔占20%，结肠占5%~20%。未成熟儿占20%~30%。一旦穿孔，死亡率甚高，20世纪70年代为40%~60%，进入90年代死亡率虽已下降至25%~36%，但远未达到人们所期望的效果，这主要与出生时小胎龄、低体重、营养差、酸中毒等有关。

(一) 病因

新生儿胃肠道穿孔以缺血坏死为主，其次为胃壁缺损及各种胃肠道先天性畸形远端梗阻，胃肠道炎症疾患也可引起穿孔，尚有少数属医源性和不明原因的特发性穿孔。

(二) 病理

胃肠壁有单个或多个穿孔、大小不等，胃肠内容物外漏，肠壁间质出血和广泛水肿、黏膜下血管栓塞，黏膜有糜烂、溃疡和坏死，浆膜层有花斑状或片状出血，穿孔处边缘有炎症反应。

（三）诊断

常见临床表现如下。

（1）穿孔常发生在出生后 3～5 d 内，20%～30% 为未成熟儿。

（2）穿孔前常有激惹、躁动，继而嗜睡、拒食、呕吐。

（3）穿孔后则出现腹胀、腹壁水肿，叩诊肝浊音界消失，肠鸣音减弱或消失，一般情况迅速恶化，体温不升，心率快而心音弱，呼吸表浅，至衰竭时心率变慢。

（四）实验室检查

1/3 患儿中性粒细胞和血小板计数低于正常，如做腹腔穿刺液培养多有细菌生长，其主要为葡萄球菌、肠链球菌、大肠杆菌等。40% 左右患者穿孔前血培养为阳性。

（五）特殊检查

X 线检查可见膈下游离气体，并有液平面，肠管胀气、扩张。1/3 的新生儿小肠结肠炎穿孔除气腹征外，还有肠壁积气现象。

（六）鉴别诊断

应与急性阑尾炎、自发性胆道穿孔、急性胰腺炎等鉴别。

（七）治疗

确定诊断后应急症手术。

1. 术前准备

立即置鼻胃管减压，吸出胃内残液以减轻腹胀，防止加重腹腔污染和毒素吸收。纠正酸碱平衡失调和水、电解质紊乱，及时应用广谱抗生素和维生素 K，注意保暖，争取尽快手术。

2. 术中注意事项

①剖腹后应首先吸净腹腔内渗出液和肠内容物并做培养，以便术后根据药敏结果选用有效抗生素。②手术应简单、迅速，探查穿孔应仔细，防止遗漏。③根据患儿情况和穿孔部位选择手术方式。胃穿孔则多修补，必要时胃造瘘；小肠穿孔争取修补，必要时做"V"形切除吻合或一段多个穿孔做肠切除吻合或造瘘术；结肠穿孔则修补或近端结肠造瘘或穿孔处结肠外置造瘘。④术中可用温盐水冲洗腹腔或含抗生素的溶液冲洗腹腔。

3. 术后处理

注意保暖，持续胃肠减压，继续应用抗生素，加强支持疗法，注意补液，防止水、电解质紊乱。

五、胃黏膜脱垂

胃黏膜脱垂少见，为幽门黏膜松弛后垂入十二指肠引起的临床症状。

（一）病因及病理

病因尚不清楚。黏膜松弛，附着于黏膜下层与肌层缺乏坚固的连接，黏膜下层水肿或黏膜受炎症刺激引起肥大，胃蠕动时使黏膜脱垂。脱垂的黏膜可充血、水肿、糜烂或出血，并发溃疡，幽门壁可因此而肥厚，幽门腔可能狭窄，有时脱垂黏膜使幽门管部分梗阻。

（二）诊断

1. 临床表现

典型病例有腹痛、出血、幽门梗阻等，病程长者可因消化不良而消瘦，体重下降。

2. 特殊检查

（1）X 线。

钡餐检查发现有幽门增宽，长度改变。十二指肠球部有充盈缺损、外形光滑，脱垂黏膜有钡剂包裹呈"香蕈状"，由于胃肠蠕动，脱垂黏膜缩回胃内而充盈缺损可以改变或消失。

（2）纤维胃镜检查可见脱垂黏膜皱襞，如经幽门反涌回胃腔内可确诊。

3. 鉴别诊断

应与幽门前瓣膜、幽门痉挛等鉴别。

（三）治疗

1. 常用内科治疗

常用内科治疗包括合理的饮食、休息和服用解痉镇静药，多数可缓解。

2. 手术治疗

手术治疗对象主要是反复出血、呕吐和幽门梗阻、持续性疼痛等运用内科治疗无效者，手术方式包括幽门成形术、胃肠吻合术或脱垂黏膜切除，但疗效不确定，胃部分切除效果较好。

六、肥厚性幽门狭窄

肥厚性幽门狭窄（HPS）为新生儿呕吐的常见原因之一，占消化道畸形的第三位。由于幽门环肌肥厚增生，幽门腔狭窄而导致胃输出道不全梗阻。

（一）病因

确切的病因尚不清楚，与下列因素有关。

（1）幽门环肌原发性肥厚或出生后受食物机械性刺激造成黏膜水肿、肥厚。

（2）幽门部神经发育异常肌肉可长时间处于痉挛状态，久之引起肥厚。

（3）遗传因素临床发现有很高的家族性发病率。

（4）内分泌因素如血清促胃液素高，其幽门肥厚发生率高，但两者之间的因果关系不清楚。

（二）病理

幽门肌层肥厚，以环肌为主，比正常厚3倍。幽门形成纺锤形肿块，质地坚硬，形似橄榄，由于肥厚后血管受压，故色泽苍白，显微镜下见肌纤维排列紊乱甚至少量有结构破坏，解剖标本有时见幽门腔仅能通过1 mm探针。

（三）诊断

1. 临床表现

（1）生后2~3周发生呕吐，开始为溢奶，而后逐渐加重为喷射状呕吐，呕吐奶汁和乳凝块，无胆汁，吐后仍食欲强。病程长且合并胃炎时可有咖啡色液体或鲜血吐出。

（2）营养不良、消瘦、体重下降，大小便量少。

（3）体检可见上腹膨隆，有时可见膨胀的胃蠕动波，从左肋下向右侧移动，喂奶后更清楚。40%以上患儿右侧腹直肌外缘与肋缘下交界处可触摸到坚硬的橄榄状肿块，可以确诊。

2. 特殊检查

（1）X线检查。

直立位腹部平片可见典型的单泡征，钡餐检查见胃腔扩大，胃蠕动增强，胃排空时间延长，幽门管呈线形狭窄并延长达1~3.5 cm。

（2）超声。

B超检查与X线钡餐检查同样有确定价值，B超具有简便、无创伤、易接受的优点，为诊断的首选方法。

（3）鉴别诊断

主要与幽门痉挛、幽门前瓣膜、十二指肠梗阻、胃扭转、胃食管反流鉴别。幽门痉挛呕吐为非喷射状，幽门部不能触及橄榄状肿块，钡餐幽门管无狭窄。幽门前瓣膜为极少见的畸形，幽门部触诊和X线钡餐能鉴别。

（四）治疗

确定诊断后应做充分的术前准备，纠正水、电解质紊乱及贫血，然后行幽门环肌切开，效果良好。此外，有条件时行腹腔镜幽门切开，国外已有较多的病例报告，国内报告也逐渐增多。

七、环状胰腺

环状胰腺指胰腺组织在十二指肠第二部呈环状或钳状压迫，导致十二指肠外压梗阻的先天性畸形。

（一）病因

胰腺组织在胚胎发育过程中由于胰腺始基组织增生肥大，或腹侧与背侧始基旋转融合发生异常等引起。

（二）病理

环状胰腺依其形态病理分为环状、钳状和分节状，当环状胰腺对十二指肠产生压迫梗阻时才引起病理变化，主要表现为梗阻以上的十二指肠球部或降部继之幽门管和胃扩张。环状胰腺常可并发其他畸形，依次为21-三体综合征（先天愚型）、肠旋转不良、先天性心脏病（主要为法洛四联症）、梅克尔憩室、直肠肛门畸形。

（三）诊断

1. 临床表现

临床上环状胰腺有1/3病例出现症状，主要表现为十二指肠完全性和不完全性梗阻，即有不同性质的呕吐，少数病例有黄疸，较大儿童由于长期慢性不全梗阻，其胆汁和十二指肠内碱性液量减少，中和胃酸作用下降，出现消化性溃疡。

2. 特殊检查

（1）X线。

X线腹部平片可见十二指肠梗阻的"双泡征"或"三泡征"。

（2）钡餐或碘油造影。

可见到十二指肠降部受阻，降部呈现内陷，有线形狭窄或节段性缩窄。

3. 鉴别诊断

主要与肥厚性幽门狭窄鉴别，钡餐可资鉴别。另外，肠旋转不良则为十二指肠第三部梗阻，借助钡灌肠可确诊。此外还应与十二指肠本身的闭锁、狭窄及瓣膜相鉴别。

（四）治疗

主要为手术治疗，常用手术是将扩大的十二指肠近端做横切口，越过环状胰腺在相对细小的十二指肠远端做纵切口，进行吻合。对较粗大的环状胰腺病例则选择结肠后十二指肠、空肠侧侧吻合。

八、肠系膜上动脉综合征

肠系膜上动脉综合征，又称十二指肠血管压迫综合征，此指十二指肠下部由右向左上方横过第三腰椎时，位于肠系膜上动脉水平的小肠系膜根部之夹角压迫了十二指肠而出现的临床症候群。

（一）病因

肠系膜上动脉的解剖位置、角度变异、附属组织的变性，不同程度的硬韧、变厚致该段十二指肠发生梗阻。

（二）诊断

1. 临床表现

临床症状为饭后饱胀、疼痛、呕吐胆汁样物，体格虚弱。俯卧、左侧卧或膝胸卧位时症状可暂时缓解。

2. 特殊检查

X线检查见十二指肠第一段和第三段扩张，黏膜皱襞突然的垂直或斜行受压，钡剂从梗阻部位向近端反流并产生"钟摆样来回运动"，钡剂延迟4～6h后可通过胃、十二指肠，改变体位（如俯卧、左侧卧位等），减少肠系膜的牵拉后钡剂可顺利通过梗阻到达空肠内。

3. 鉴别诊断

鉴别诊断包括引起十二指肠横部或升部排空障碍的病变，如肿瘤、结核、克罗恩病，钡剂造影可帮助鉴别。先天性巨十二指肠症的排空障碍是动力性的，不是机械性的，亦可鉴别。

（三）治疗

1. 非手术的综合治疗

少吃多餐，体位疗法，另外置管通过Treitz韧带使用高营养疗法，可以提供正氮平衡，改善营养，从而恢复腹膜后脂肪，改善解剖结构关系，达到有效的治疗目的。

2. 手术

小儿以十二指肠区的松解术为主。原则是切断 Treitz 韧带并切开后腹膜，以游离整个十二指肠"C"形肠袢，随之游离右侧结肠，使十二指肠和空肠近端从肠系膜上动脉后而转向其右侧，使小肠大部位于中线右侧以解除梗阻。其次，还可考虑十二指肠空肠吻合、胃空肠吻合。

九、十二指肠前门静脉

十二指肠前门静脉指十二指肠被其前方变异的门静脉压迫引起梗阻，梗阻以第一、第三部多见。

（一）病因及病理

胚胎期两支卵黄静脉演变过程中吻合、退化、萎缩而形成位于十二指肠后的一根正常门静脉，若演变异常而出现位于十二指肠前一根或双门静脉，同时可伴其他畸形，如十二指肠前胆总管等。

（二）诊断要点

单纯十二指肠前门静脉引起十二指肠梗阻症状罕见，多因合并肠旋转不良、十二指肠闭锁、胆道畸形、环状胰腺等在剖腹探查时发现。诊断主要依据临床症状、腹腔镜检查和剖腹探查。

（三）治疗

行十二指肠空肠捷径手术，使门静脉移到正常十二指肠后的适当位置。手术中必需十分警惕有无十二指肠的隔膜和环状胰腺的存在。

十、先天性肠旋转不良

先天性肠旋转不良指胚胎肠旋转过程中，因某种因素影响正常旋转运动而使肠道位置发生变异引起肠梗阻，此病多见于新生儿期，少数病例发生于婴儿或较大儿童。

（一）病因

胚胎肠道在生长发育中，有一个腹腔外肠管期，随着胚龄的增长和体腔的增大，中肠以肠系膜上动脉为轴心进行正常的旋转并回纳入腹腔。胚胎 11 周末，正常的肠旋转和附着完成，升结肠与降结肠系膜附着于两侧后腹壁，小肠系膜由 Treitz 韧带开始，由左上腹斜向右下腹与腹壁后融合。某种因素使旋转和附着发生异常，肠道位置变异，肠系膜附着不全。

（二）病理

1. 腹膜索带

压迫十二指肠是最常见的病理畸形，系盲肠结肠袢在旋转过程中受阻，盲肠停顿于胃幽门部或胃下方，由盲肠和升结肠的出发索带（Ladd 带）跨越十二指肠第三部的前面而附着于右侧后腹壁，使十二指肠受压梗阻。

2. 肠扭转

肠正常旋转受阻，小肠系膜不附着或附着不全，仅肠系膜上动脉的根部有狭窄的系膜附着于后腹壁，使小肠乃至右半结肠悬挂极易环绕肠系膜根部而发生扭转，扭转持久可发生血管栓塞，导致整个中肠发生梗阻坏死。

3. 空肠上段

索带粘连和屈曲，盲肠、升结肠系膜不附着而游动，肠不旋转，肠反向旋转等。

（三）诊断

1. 临床表现

（1）新生儿肠旋转不良主要表现为十二指肠不全梗阻，典型症状是出生后有正常胎粪排出，出生后 3~5 d 突然发生大量胆汁性呕吐，排便量减少或便秘。

（2）婴儿和儿童肠旋转不良多表现为十二指肠慢性梗阻。有的患儿在新生儿期有程度较轻的胆汁性呕吐，自愈后一段时间反复发作。部分婴儿几个月或几岁后逐渐出现间歇性呕吐。少数轻症患儿无症状。

（3）肠扭转是肠旋转不良中最严重的一种病理类型。发生率为 50%~56%，新生儿期可多达

78%。肠扭转持久后肠系膜上动脉栓塞而绞窄，出现频繁喷射状呕吐，呕吐物含咖啡样物乃至呕血，肠坏死时腹部高度膨胀，出现中毒症状、便血等。

（4）脐膨出、膈疝、腹裂畸形常与肠旋转不良并发，部分伴有乳糜腹。

（5）体检患儿有脱水和营养不良，有的有生长发育障碍。

2. 特殊检查

（1）腹部平片。

显示胃、十二指肠扩大，有液平面，有时可见"双气泡"征。当小肠内充满扩大的空气阴影和液平面时，预示有肠管坏死可能。

（2）钡灌肠。

显示盲肠位置异常，对肠旋转不良有决定意义。对病程长、间歇性发作的婴儿和儿童，钡灌肠显示盲肠位置正常，则需考虑钡餐检查，此时可见胃、十二指肠扩大，钡剂通过缓慢或潴留，十二指肠位置异常或十二指肠空肠襻于右侧腹部垂直下行也可确诊。

3. 鉴别诊断

（1）先天性肠旋转不良需与十二指肠闭锁或狭窄、环状胰腺鉴别，这主要靠症状、体征和X线钡餐检查多方面考虑。

（2）肠扭转绞窄时与新生儿坏死性小肠结肠炎鉴别，后者发病急、凶险，起病即伴高热或体温不升，腹胀、腹泻及中毒症状。

（3）Ladd带压迫与肥厚性幽门狭窄鉴别，后者出生后2～3周出现呕吐，呕吐物为不含胆汁的奶块，右上腹可触及幽门部橄榄状肿块。

（4）新生儿肠旋转不良时需与新生儿肝炎、先天性胆道畸形、新生儿高胆红素血症鉴别。

（四）治疗

绝大多数均需手术治疗，出现腹胀、便血和腹膜刺激征时，提示有肠扭转绞窄，需急诊手术。手术成败关键在于术者对病理畸形的充分认识。常用手术方式为Ladd术，基本要点为扭转肠管复位，松解十二指肠前腹膜索带和空肠上段膜状组织压迫和屈曲，使十二指肠沿右侧腹直下，同时空肠第一段推移到脊柱右侧与十二指肠线状连续，小肠置于右侧腹腔，盲肠推至左上腹，情况许可时应切除阑尾，避免今后发生误诊。

十一、先天性肠闭锁与狭窄

先天性肠闭锁与狭窄是新生儿肠梗阻中常见的先天性消化道畸形，发病率为（1 500～4 000）：1，闭锁多于狭窄，其发生顺序为回肠、十二指肠、空肠，结肠闭锁罕见。

（一）病因

确切原因尚不清楚，可能与肠道早期空化过程发生障碍、肠道局部血液循环发生障碍、胎儿期肠腔或腹腔内炎症感染等多种因素有关。

（二）病理

病理包括三大类。

（1）膜状闭锁。

（2）盲端型闭锁。①闭锁Ⅰ型，肠管未中断。②闭锁Ⅱ型，盲端有肠系膜或索带连接。③闭锁Ⅲ型，闭锁远近端分离或多发性闭锁。④"苹果皮"闭锁，闭锁远端肠系膜缺如，小肠围绕一营养血管形成类似削下的苹果皮样畸形。

（3）节段缩窄型狭窄。

（三）诊断

1. 临床表现

（1）肠闭锁临床症状典型包括呕吐、腹胀和不排胎粪。根据闭锁部位不同，呕吐内容物和发生的时间稍有差别。高位闭锁呕吐发生早，腹胀不如低位明显；低位闭锁呕吐发生较晚，呕吐物含粪汁，腹胀明显。

（2）肠狭窄主要为不全性肠梗阻症状，高度狭窄出现炎症水肿时则可出现类似肠闭锁的症状，但发病较迟。

（3）肠闭锁晚期可因闭锁近端极度扩张而穿孔，出现弥漫性腹膜炎症状，如腹部膨隆甚至水肿、发红，患儿高热或体温不升，呼吸困难、发绀等。

2. 特殊检查

（1）X线腹部直立位平片，高位十二指肠闭锁可见"双气泡"征或"三气泡"征；低位小肠闭锁显示多个扩大的液平面；侧位片中可见结肠及直肠内无气体。

（2）钡灌肠提示胎儿型结肠。肠狭窄需行碘油造影明确诊断，年龄较大时可行钡餐透视检查。

3. 鉴别诊断

应与先天性巨结肠、肠旋转不良和胎粪黏稠综合征鉴别。钡灌肠对鉴别诊断很有价值。

（四）治疗

1. 术前准备

手术是唯一有效的治疗方法。术前应注意保暖、胃肠减压，应用抗生素，纠正水、电解质紊乱，应用维生素K。

2. 手术方式

十二指肠闭锁和狭窄施行十二指肠侧侧吻合或十二指肠空肠吻合术，胃肠减压管应通过吻合口送入远端肠管。空肠和回肠闭锁多主张切除闭锁以上扩张段10～20 cm，远端肠管斜行切除1～2 cm后吻合；若是空肠闭锁，亦可修整缝合扩张肠段口径后吻合。肠狭窄可行纵切横缝式或切除狭窄段端端吻合术。若为膜状闭锁，则应切除瓣膜。

3. 术后处理

术后需禁食和继续胃肠减压，并继续应用抗生素和给予合理的营养支持，肠功能恢复后逐渐恢复至正常母奶。

4. 腹腔镜

腹腔镜也已用于肠闭锁手术。

十二、消化道重复畸形

消化道重复畸形是在正常消化道上紧密附着有球形或管状空腔器官，且具有消化道的组织结构，并与主肠管有共同的血管供应的先天性少见畸形可发生在消化道的任何部位。

（一）病因

病因为多源性，畸形部位不同，其病因亦不相同。

（1）肠腔化过程异常，腔化期某囊腔未与肠道贯通，形成肠内囊肿型的重复畸形。

（2）室样外袋退化不良形成囊肿状空腔器官与主肠管相连续。

（3）外胚层粘连、喉气管沟与前肠分离不良、尾端孪生畸形都可形成不同部位的重复畸形。

（二）病理

消化道重复畸形可发生于从舌到肛门的任何部位，其顺序分别为回肠和回盲部（50%～70%）、胸腔内（10%～24%）、盲肠、空肠、胃、十二指肠、舌等。另外重复畸形的消化道壁中含平滑肌、黏膜肌、纵行肌、环形肌，虽数量有差异，但分化完全，且内衬有黏膜。其性质与邻近部位消化道相同，有时可有迷走的异位黏膜。病理类型有肠内囊肿型、肠外囊肿型、管状型、胸腔内型。

（三）诊断

1. 临床表现

（1）由于重复畸形所在部位、类型、大小、是否与肠道相通等差别，症状亦不典型。绝大多数因并发症而就诊，且多为婴幼儿。少数病例无症状，仅因其他疾病行手术或尸检时发现。

（2）消化道梗阻是最常见的临床表现。因囊肿压迫，在口腔、舌腹面和舌根可致呼吸道梗阻和吮奶困难；在胸内可发生食管受压后吞咽困难，呼吸道受压而咳嗽、气喘、青紫；在腹腔内消化道可发生肠梗阻、炎症、出血、穿孔，重复畸形肿块还可诱发肠套叠、肠扭转等。

（3）常与其他畸形并存，如肠闭锁、肠旋转不良、梅克尔憩室、肛门闭锁、脐膨出、脊柱裂、双泌尿生殖器官畸形等。

2. 特殊检查

（1）X线。

胸片显示有边缘清晰的圆形阴影及心脏和纵隔推移；腹部平片显示肿块阴影，提示肠梗阻部位及程度；钡餐造影偶可见充盈缺损的囊状包块或钡剂反流入畸形管腔胸腹平片常可见合并脊柱裂、半椎体、脊椎侧弯畸形。

（2）超声。

B超断层扫描，可协助诊断重复畸形性质、部位、大小与消化道关系。

（3）放射性核素。

^{99m}Tc腹部扫描，可在荧光屏下显示异位胃黏膜的重复畸形部位。

3. 鉴别诊断

（1）胸腔内畸形注意与纵隔畸胎瘤、肺囊肿鉴别，重复畸形多呈孤立性囊肿并与食管或脊柱粘连。

（2）腹腔内重复畸形注意与肠系膜囊肿鉴别，后者囊壁仅被覆上皮且半透明、囊内含透明淋巴液或乳糜液，与主肠管无共同血管来源。憩室状重复畸形与梅克尔憩室鉴别，后者位于回肠远端的系膜对侧，重复畸形位于系膜缘。

（四）治疗

（1）消化道重复畸形常合并严重的并发症，成年后可发生癌变，故一旦发现应及时手术。

（2）手术根据部位和大小选择不同的方法，即重复畸形的囊肿切除；重复畸形与附着肠管一并切除，并重建消化道；重复畸形黏膜剥离术，重复畸形开窗术或间隔切除术。

十三、肠套叠

肠套叠指一部分肠管及其系膜套入邻近的肠管之中，临床上出现急性肠梗阻的症状此病为婴儿期常见急腹症，2岁以下婴幼儿最多见，尤以4～10个月婴儿为甚，男女之比为（2～3）:1，春季多见。

（一）病因

病因不明，与下列因素有关：①饮食性质与规律的改变，从单纯吃奶到增加辅食或断奶。②肠道炎性病变，肠炎、细菌性痢疾等腹泻导致肠蠕动增加。③肠寄生虫及其毒素的刺激。④有神经肌肉运动不协调性疾患或倾向者。⑤腺病毒感染。⑥促胃液素分化异常。⑦年长儿个别与梅克尔憩室、肠息肉、肠重复畸形、肠血管病等器质性病变有关。

（二）病理

一般是近端肠管顺行套入远端肠管，罕见逆行远端套入近端。常见病理类型为回盲型、回结型、回回结型、小肠型、结肠型、多发型。肠套叠发生后初期静脉受阻、组织充血水肿、肠黏膜细胞分泌增加，而后肠壁水肿加剧、供血停止、肠壁可能缺血坏死。缺血坏死主要发生在受压最紧的中层及鞘部转折区肠管，最内层发生较晚，外鞘部很少出现坏死。

（三）诊断

1. 临床表现

（1）腹痛。

首发阵发性哭吵，间歇性安静。肠套叠90%有腹痛。

（2）呕吐。

80%有呕吐，早期为胃内容物，而后有胆汁，晚期可有粪渣。

（3）血便。

起病8～12h后可见果酱样大便。自然排出或肛门指诊发现血便占90%。

（4）腹部肿块。

安静时触诊右下腹，因回盲部上升套入升结肠或横结肠而空虚，右上腹可触及腊肠样肿块，套叠严重时可在左腹部触到肿块，有时套叠肿块偶可从肛门脱出。75%患儿可触及肿块。

2. 特殊检查

（1）X线。

诊断性空气灌肠结肠内可见气柱前端呈杯口状、螺旋状阴影即可确诊，稀钡灌肠阴影更为清晰。

（2）超声。

腹部B超肿块切面呈"靶样征"。

3. 鉴别诊断

应与细菌性痢疾、急性坏死性肠炎、过敏性腹型紫癜、梅克尔憩室溃疡鉴别，可从血便中有无脓细胞、大便培养、空气灌肠、钡剂灌肠、腹部有无肿块加以鉴别。

（四）治疗

1. 90%以上可经空气灌肠复位

适应证：发病24 h以内或24~48 h，但一般情况较好者。禁忌证：病程已48 h以上，腹胀严重，且腹膜透析可见多个巨大液平面，已有腹膜刺激征或疑有肠坏死，肿块超过脾曲，反复发作疑有器质性病变。注意事项：①必要时用解痉镇静药，如阿托品和苯巴比妥。②注气前检查各开关阀是否正常。③压力控制在8~13.3 kPa（60~100 mmHg），最大不超过16.0 kPa（120 mmHg）。④边注气边观察套入的头端变化，并可有节奏地放出气体后再注气，使肠内压有缓解机会。复位成功征象：①小肠内进气，拔出肛管有大量气体及粪便出现。②患儿安静入睡。③腹部肿块消失。④口服0.5~1 g活性炭后6~8 h由肛门排出。

2. 手术治疗

适用于空气灌肠复位失败和空气灌肠禁忌患儿及小肠型肠套叠。

3. 剖腹探查

如无肠坏死，应先行手法复位，即由远而近将套入肠管挤压脱套，切忌由近端硬性牵拉，以防浆膜破裂穿孔；阑尾套入受压时可同时切除；合并肠坏死穿孔时，应行坏死穿孔肠管切除吻合术。

十四、肠扭转

肠扭转指肠袢以其系膜为长轴发生扭转，或肠管本身扭结，造成肠腔梗阻为肠扭转。

（一）病因

1. 解剖因素

如肠系膜固定不全，肠系膜过长。

2. 机械因素

饭后剧烈运动，暴饮暴食等肠重量或运动突然异常改变诱发扭转。

3. 病理因素

粘连索带、梅克尔憩室、肠重复畸形等。

4. 其他因素

如精神及内脏功能紊乱等。

（二）病理

小肠扭转常见，结肠扭转罕见，偶可有乙状结肠扭转。小肠按顺时针方向旋转180°~360°，肠扭转后引起闭袢性肠梗阻，闭袢段肠管发生缺血、坏死，严重者可致中毒性休克、肠穿孔等。

（三）诊断要点

1. 临床表现

与体征小儿突发不明原因的呕吐、腹痛、便血、腹胀、触压痛，应考虑肠扭转的可能。

2. X 线检查

腹部平片可见扩张明显的孤立肠袢，称"假肿瘤"征，有时有液平面，有时可见含螺旋纹的充气肠袢，或在脐附近有一软组织影。

3. B 超检查

可了解肠气的分布，是否存在固定的扩张肠袢。

（四）治疗

1. 手术

手术是最有效的治疗手段，扭转 24 h 后一般都有肠坏死，往往需要行肠切除吻合术，如果患儿情况差，当时经 0.5% 的普鲁卡因系膜封闭和温盐水纱布湿敷尚不能决定病变肠袢的活力时可行部分肠外置或肠造瘘。

2. 其他

肠扭转早期或家属拒绝手术时可进行推拿、颠簸疗法，即用手逆时针方向由右下→左下→左上→右上重复推拿直至复位，或置患儿于膝胸卧位，术者站于患儿左侧以两手颠簸患儿腹部，使肠管借肠系膜自然回缩力量复位。推拿与颠簸疗法必须在无肠坏死或腹膜炎情况下施行。

十五、胎粪性腹膜炎

胎粪性腹膜炎是胎儿期肠道穿孔后，胎粪进入游离腹腔，含有各种消化液和消化酶引起的腹膜无菌性、化学性炎症。本病少见，发病率为新生儿的 1/35 000，病死率高达 30%～50%。

（一）病因

（1）凡能引起胎儿肠梗阻的疾病都有可能使梗阻上段肠管扩张穿孔，如胰腺发育不良、肠内缺乏胰酶，可使胎粪黏稠梗阻，以及肠闭锁、肠扭转、梅克尔憩室、肠狭窄等。

（2）肠壁肌层发育不良或胎儿时期炎症、外伤致组织缺氧及营养缺乏而穿孔。

（3）原因不明的自发性穿孔。

（二）病理

胚胎早期出现穿孔，则可由于胎盘的代偿和维持，并不引起胎儿的水、电解质紊乱，穿孔可自行闭合，形成的腹水被吸收，肠管的连续不受影响，仅遗留钙化粘连，或纤维膜状组织包绕胎粪的假性囊肿。临出生前的穿孔，胎儿可出现混有粪便的腹水，因而有四种不同的病理类型：①胎粪性假性囊肿。②胎粪性腹腔粘连。③胎粪性腹水。④出生后穿孔未闭的胎粪性腹膜炎。

（三）诊断要点

1. 临床表现

大多出生前有羊水过多（由于肠梗阻、阻碍胎儿吞咽羊水），出生后不久出现腹膜炎或肠梗阻的症状，即腹胀、呕吐、不排胎粪等。

2. X 线腹部平片

显示患儿腹部有典型的钙化阴影，可以确定诊断，有些在胎儿期通过 X 线就可做出诊断。

（四）鉴别诊断

（1）坏死性小肠结肠炎主要有呕吐、腹胀、便血，肠壁有气囊肿。

（2）新生儿胃穿孔 X 线腹腔积气、积液、胃泡显示不清，无钙化阴影。

（3）急性阑尾炎根据病史、临床表现、实验室检查、钙化阴影鉴别。

（五）治疗

1. 对症治疗

病情轻的不完全性的肠梗阻和无腹膜炎患儿，给予禁食、胃肠减压和支持疗法，通便后症状缓解或解除。

2. 手术治疗

①完全性肠梗阻。②可扪及明确的包块。③腹腔有游离气体。④有细菌性腹膜炎表现。⑤腹壁已有

局限或弥漫性的蜂窝织炎。⑥腹水中含有胎粪。⑦全身性情况恶化，有败血症征象。

十六、急性出血性坏死性肠炎

急性出血性坏死性肠炎是各种原因致肠道发生出血、坏死的急重疾病，此病又称"急性坏死性小肠结肠炎""急性出血性肠炎""急性坏死性小肠炎"等。发病可为散发性，亦可以传染而大批发生，与一定地区、时间有关。好发于儿童。

（一）病因

病因尚未定论，与肠道缺血、缺氧，肠道细菌感染，肠道功能失调，食物中毒有关，新生儿则还可能与高渗乳汁对黏膜损害等因素有关。

（二）病理

病变可发生在各肠段，但以空肠为多，其次为回肠，且愈近回肠末端时，病变肠管愈短与轻。病变可节段性分布，界线清楚，肠管表面呈紫红色斑或条纹，肠管增粗、发硬，无光泽，质脆弱，无弹性，病灶区有纤维性渗出物可致肠间粘连。重者肠壁片状或整段坏死或有穿孔。此外，肠壁还有小囊性积气，尤以黏膜和黏膜下层为著。

（三）诊断

1. 临床表现

（1）新生儿则多见于早产、低体重儿，2周左右发病率最高。窒息、呼吸窘迫综合征、硬肿症或感染是主要诱发因素。表现为腹胀、拒乳、呕吐、血便、肠穿孔腹膜炎后腹壁红肿等。

（2）其他年龄段患儿则有腹痛、呕吐、腹泻或血便，以及体温升高等全身中毒症状等。

2. 实验室检查

白细胞计数往往增加，核左移；粪便潜血阳性，含大量红细胞，有时大便培养有产气荚膜杆菌、大肠杆菌、副大肠杆菌或金黄色葡萄球菌；便血多者出现贫血；血清 K^+、Na^+、Cl^- 往往下降；血培养多为阴性；凝血检查时间延长，凝血酶原时间亦同时延长，血浆鱼精蛋白副凝结（3P）试验多为阳性，凝血因子有不同程度减少；尿检查多正常、少数重症患儿可见红细胞、蛋白、颗粒管型。

3. 特殊检查

X线检查腹部透视与拍片依病变位置、程度而有差异。平片显示小肠黏膜增粗、模糊，边缘似锯齿状，肠间隙变宽，肠曲扩张，有大小不等的液平面，肠壁积气是本病的特征影像。严重时有门静脉和肝内气肿。梗阻晚期肠管变狭窄、僵直、固定。炎症刺激致腹壁脂肪线消失或模糊不清。肠穿孔较大未被包裹时则可有膈下气体，或前腹壁与充气肠管间有一倒置的三角形透亮影。

4. 鉴别诊断

急性出血性坏死性肠炎应与痢疾、婴幼儿腹泻、急性阑尾炎、急性胃肠炎、肠套叠、肠梗阻、中毒性消化不良鉴别。

（四）治疗

1. 非手术治疗

禁食、胃肠减压、抗感染、全胃肠外静脉高营养、纠正酸碱平衡失调等。

2. 外科治疗

（1）手术指征：①肠梗阻加重。②腹膜刺激症状明显。③血压对症处理不能保持稳定。④腹部平片液平面增大、增多或气腹。

（2）手术方式：依患儿一般情况和病变范围选择一期肠切除肠吻合术，或肠造瘘或肠外置，二期肠切除和肠还纳术。

十七、急性阑尾炎

急性阑尾炎为儿童常见的急腹症，但其发病率较成人低，6岁以上占90%，12岁为高峰，2岁以下少见，新生儿罕见。婴幼儿阑尾炎误诊率高，并发症多，穿孔率高达40%。

（一）病因

1. 阑尾腔的梗阻

可因阑尾壁淋巴滤泡增生，纤维性增厚或瘢痕使腔隙狭窄，或肠石、异物、寄生虫（尤为蛔虫）等；胃肠功能紊乱也会导致阑尾的血管和肌肉痉挛性梗阻。

2. 阑尾解剖因素

阑尾解剖因素即腔小的盲管，容易引流不畅，以及位置异常或扭曲。

3. 感染因素

小儿呼吸道感染、肠炎时，细菌容易通过阑尾丰富的血流进入阑尾，或细菌未被滤过而停留在丰富的淋巴组织。

（二）病理

根据炎症程度，有三种不同的病理类型。

1. 单纯性或卡他性阑尾炎

单纯性或卡他性阑尾炎主要是黏膜水肿、充血，黏膜下层多核细胞浸润。

2. 化脓性阑尾炎

化脓性阑尾炎即黏膜及浆肌层炎症浸润、破坏，多核细胞浸润，阑尾腔内可积脓。

3. 坏死性阑尾炎

阑尾壁全层广泛坏死，系膜亦明显水肿、血管栓塞。

（三）诊断

1. 临床表现

（1）典型病例为脐周或上腹痛，呈持续性，可伴阵发性加剧，6～12h后转移至右下腹固定疼痛。不典型者可仅有右下腹压痛和肌紧张。

（2）一般腹痛后常有恶心、呕吐，而且体温上升，38℃左右，有时便稀或腹泻，个别有便秘。

（3）直肠指诊可有直肠右侧壁敏感或触痛，阑尾穿孔形成脓肿时可扪及波动性包块。

2. 实验室检查

血常规检查白细胞升高，中性粒细胞亦明显升高。

3. 特殊检查

B超可以发现肿大增粗的阑尾和阑尾周围脓肿。

4. 鉴别诊断

应与肠痉挛、急性肠系膜淋巴结炎、过敏性紫癜、急性胃肠炎、肠蛔虫症、梅克尔憩室炎、右侧输尿管结石等鉴别。

（四）治疗

婴幼儿阑尾壁薄，大网膜发育不完善，容易穿孔并发弥漫性腹膜炎，一旦确诊后多主张早期切除。但在下列情况下可行非手术治疗：①卡他性阑尾炎，症状轻、发病时间短，家属拒绝手术。②阑尾穿孔已久，脓肿局限且张力不高，一般情况好。

小儿腹腔镜阑尾切除具有手术创伤小、术后恢复快等优点，不少医院已作为小儿阑尾切除的首选术式。

十八、蛔虫性肠梗阻

（一）病因

（1）驱虫方法或用药不当，增加了蛔虫的兴奋性后活动扭结成团。

（2）寄生宿主的环境改变，发热、呕吐、腹泻、饮食不洁、吃生冷或刺激性食物，肠功能紊乱诱发蛔虫兴奋性增强，此外虫头部的唇齿可直接损伤肠黏膜，肠管可产生反射性痉挛，增加梗阻。

（二）病理

肠梗阻致肠管扩张，毛细血管渗透性变化，水、电解质紊乱，梗阻持久后可导致肠壁坏死、穿孔、腹膜炎，蛔虫还可经穿孔进入腹腔。

（三）诊断要点

1. 病史

①腹痛，常为阵发性脐周痛。梗阻发生后可为持续性腹痛。②呕吐，初为反射性频繁呕吐胃内容物，晚期可吐粪样物、咖啡样物，且可有吐出蛔虫。③多数便秘，少数初起有黏液便，如便血时考虑肠扭转。④过去史，有时有头痛、失眠、磨牙，甚至惊厥等与蛔虫毒素有关的症状。

2. 体检

腹软，可扪及一个或数个大小不等的条状肿块，粉团感，手指按压肿块可变形，肿块消失时无压痛。

3. 血常规检查

白细胞计数轻度升高，嗜酸粒细胞可增高，有时达10%以上。大便可检出蛔虫卵。

4. X线腹部平片

有肠梗阻液平面，肿块相应处可见条索状或斑点状卷曲的蛔虫阴影。

5. B超检查

可见肿块处有虫体活动变化的影像。

（四）鉴别诊断

应与阑尾炎肿块、肠套叠、腹腔结核相鉴别。

（五）治疗

1. 非手术治疗

解痉驱虫疗法。驱虫疗法可采用氧气驱虫，氧气从置入胃管注入，每岁100～150 mL，速度不宜太快，总量在10～20 min内注入；驱虫药常用枸橼酸哌嗪，160 mg/(kg·d)，每日≤3.2 g，连续2～3 d，再用温盐水低压灌肠，以利虫体排出。还可用驱虫净（四咪唑）、驱虫灵（噻吩嘧啶）、抗虫灵（噻嘧啶）或中药驱虫。

2. 手术治疗

（1）指征：①有腹膜刺激征。②腹腔内有游离气体。③非手术治疗无效。

（2）方法：①纵行切开健康肠壁，先取远端再取近端蛔虫，尽量取净，再横缝肠壁；位于末端回肠蛔虫可驱入结肠，术后再给驱虫药排出。②肠坏死需做切除吻合。

（3）注意事项：①取虫中需防止肠腔内容物和虫体污染腹腔。②腹腔应彻底冲洗，严防虫体遗留腹腔发生蛔虫肉芽肿。

十九、胆道蛔虫症

（一）病因及病理

病因同蛔虫性肠梗阻，但可能还与Oddi括约肌因炎症等收缩力下降有利于蛔虫侵入或低胃酸使喜碱蛔虫逆行向上有关。蛔虫进入胆道直至肝管、小肝管或肝内，个别可出现黄疸，虫卵或死虫体可作为核心形成胆道结石。

（二）诊断要点

（1）突发性阵发性钻顶样剧烈上腹疼痛。疼痛时患儿面色苍白，辗转不安，屈体捧腹，全身冷汗。疼痛可骤然停止，患儿立即安静，数十分钟后再发。疼痛时可放射至右肩。

（2）呕吐胃和十二指肠内容物，含胆汁，可吐蛔虫。

（3）合并胆道感染时可出现寒战、高热，有时出现黄疸。

（4）腹部体检仅有右上腹深压痛，与剧烈腹痛形成明显对比。

（5）血常规与蛔虫肠梗阻一致，B超胆道见虫体影像可确诊。静脉胆道造影如显示胆总管有蛔虫阴影亦可确诊。十二指肠引流液镜检有蛔虫卵可以诊断。

（三）治疗

（1）绝大多数可经非手术解痉、驱虫、抗感染治疗痊愈。

（2）纤维胃十二指肠镜既可检查与诊断，又可夹取蛔虫，但操作困难。

（3）手术治疗

①指征：a. 经非手术治疗 1 周后仍不能缓解。b. 有明显感染或其他并发症，如中毒症状明显、肝脓肿。c. 胆道内有死虫而不能排出者。

②方法：切开胆总管取出蛔虫后置"T"管引流。胆囊除有明显病变或已被蛔虫侵入外，一般不需切除。

二十、慢性局限性肠炎

慢性局限性肠炎又称节段性肠炎或肉芽肿性肠炎，现多称克罗恩病，1973 年世界卫生组织（WHO）国际医学科学理事会正式将其称为克罗恩病，它是肠道的一种非特异性、慢性炎症病变，为多伴有纤维性变或溃疡的肉芽肿。亚洲人发病率相对较低。

（一）病因

病因尚未明确。可能是肠壁对不同刺激的异常免疫反应的自身免疫性疾病。9%～15% 的患者与遗传因素有一定关系。

（二）病理

病变多发生在回肠，呈局限跳跃式或节段性分布，两病变间有正常肠壁，病变肠壁充血、水肿、增厚，肠黏膜呈鹅卵石样改变或不规律性溃疡（纵行溃疡）、裂沟与瘘孔镜下以黏膜下层病变为主，黏膜上皮杯状细胞轻度增生，浆细胞、淋巴细胞、嗜酸粒细胞浸润，有浅小溃疡形成和特征性的非干酪样慢性肉芽肿炎症改变。

（三）诊断

1. 临床表现

发育迟缓伴不明原因的长期腹泻（74%）、腹痛（70%）、消瘦（63%）、发热（37%）、肿块（31%）和便血（16%）患儿应高度怀疑此病。

2. 实验室检查

贫血，低蛋白血症，红细胞沉降率增快，少数病例 IgG、IgM 增高。

3. 特殊检查

（1）X 线检查。

钡餐或钡灌肠可见小肠狭窄，僵硬如管状，肠腔狭窄，不严重时可见黏膜纹理紊乱和息肉样变。

（2）内镜与活组织检查。

早期为黏膜充血或多发性边界清楚而隆起的小红斑，以后红斑逐渐变成浅溃疡或纵行溃疡，晚期鹅卵石样改变。活检见固有膜水肿，局灶性出血和隐窝破裂，并有黏液释出和肉芽肿变。

1976 年日本消化学会拟定出诊断标准：①非连续性或局灶性病变。②鹅卵石样改变或纵行溃疡。③全层性炎症性病变伴肿块或狭窄。④类肉瘤样（或结节样）非干酪性肉芽肿。⑤裂沟或瘘孔。⑥肛门病变（难治性溃疡，非定型的痔瘘或肛裂）。具有①、②、③项为疑诊，加上④、⑤、⑥项中任意一项可确诊，如具有④同时兼有①、②、③项中的两项亦为确诊。

4. 鉴别诊断

（1）肠结核。

活检病理可鉴别。

（2）溃疡性结肠炎。

钡剂灌肠和结肠镜检查有帮助，本病黏膜溃疡较分散，溃疡边缘毛刺状。

（四）治疗

1. 支持疗法

包括给予富含维生素的高营养饮食，必要时给予静脉高营养，输血浆、全血等。

2. 药物疗法

常用对抑制小肠内细菌生长的柳氮磺吡啶（SASP）和免疫抑制剂泼尼松、硫唑嘌呤。

3. 手术治疗

（1）手术指征：①穿孔或肠瘘形成。②肠狭窄引起梗阻。③明显出血而非手术治疗无效。④腹部脓肿。⑤经积极内科治疗，患儿仍发育不正常。

（2）手术方法：肠切除端吻合。

二十一、家族性结肠多发性息肉病

本病为常染色体显性遗传病，恶性变倾向达 80% 以上，息肉分布极广，结肠为好发部位，重者直肠和盲肠黏膜完全布满息肉，无法计数。

（一）诊断要点

（1）症状出现缓慢，早期有排便次数增多，带黏液，或混有新鲜或陈旧性血，以后症状逐渐加重。

（2）直肠内息肉增大后可在便后脱出肛门，形成直肠脱垂，黏膜上可见大量不同大小息肉。

（3）病程久后常有腹部间歇性不适、腹痛、乏力、消瘦、贫血、食欲减退等。

（4）直肠指诊及肠镜检查可以诊断。

（5）钡剂灌肠或气钡双重造影对比摄片，可清楚显示充盈缺损或环形阴影的息肉。

（二）治疗

1. 白屈菜浸泡液

保留灌肠可用于长蒂腺瘤样息肉，治愈率 23%。

2. 手术治疗

尽早切除病变结肠可以防止恶变。根据病变范围可选择部分结肠切除、半结肠切除或结肠次全切除术。累及全结肠至盲肠时，可切除全结肠、直肠，做永久性回肠造口术，但一般不易被家长接受。也可行 Soave 手术，保留括约肌功能，术后控制排便满意。

第三节 结肠、直肠、肛门疾病

一、先天性巨结肠症

"先天性巨结肠"又称为 Hirschsprung 病（HD），或肠道无神经节细胞症。它是由于肠道内源性神经系统发育障碍引发的综合征，其特点为肌间和黏膜下神经节细胞缺如由于病变肠段的节细胞缺如，使该段肠管失去正常的蠕动功能而产生梗阻，近端结肠被动性扩张肥厚。该病发病率为 1/5 000，男性发病率是女性的 4 倍，居先天性消化道畸形第二位，病因复杂，手术后并发症多，因此受到国内外普遍重视。

近 30 年来，由于组织学、组织化学、电镜、免疫组织化学、光学仪器、手术器械等研究手段的进步，人们对其病理、病理生理、组织与胚胎发育、遗传、诊断、治疗方法均有很大提高。1993 年以来人们相继发现 HD 与 RET 等基因突变有关，但是至今仍有一些问题尚未完全解决。

（一）病因

1. 胚胎学说

Bodian 认为，先天性巨结肠症的肠壁内神经节细胞缺如是一种壁内神经发育停顿，致使外胚层神经纤维无法参与正常的壁内神经丛发育。1954 年 Yntema 和 Hamman 在胚胎研究发现，消化道的内脏神经丛是由中枢神经嵴衍生而来。其神经嵴干细胞沿已发育的迷走神经干迁移至整个消化道壁内，由头端之食管直至尾端之直肠，如中途停顿，则造成远端肠管无神经节细胞症。

2. 家族性及遗传关系

有关 HD 的家族发生研究逐渐增多，在全部巨结肠病例中有家族史者占 1.5%～7%。1924 年 Valle 首先提出 HD 的家族遗传问题，至 1951 年 Bodian 报告 HD 的发病与遗传有关之后，遗传因素始被重视。1964 年 Madian 认为此病是多基因遗传，遗传度为 80%。石原通臣报告一组，父为先天性巨结肠症 2 岁时行根治术,现已 34 岁,母亲健康。第一胎女患巨结肠病,第二胎女患直肠闭锁。也有报道一母亲结婚三次,生 6 子均患巨结肠症。

3. 基因研究进展

由于分子生物学研究的进步,目前发现巨结肠可能是多因素遗传、多种基因变异的疾病。研究者发现 HD 患儿第 21 号染色体,13 号染色体及 10 号染色体长臂可能有重复、缺失、异位或其他畸变。

(1)RET 基因:系原癌基因,1993 年 Angrist 和 Puliti 等利用 10q 染色体上的 DNA,采用 Southern 原位杂交和 PCR 技术检测分析,证明 HD 与 10 号染色体长臂(10q11.2 区)的基因改变有密切关系。

(2)5% ~ 10% 的患者还有其他基因突变:包括神经胶质细胞源性的神经营养因子(GNDF)、neuturin 基因、内皮素 B 受体基因(EDNRB 基因)、内皮素 3 基因(EDN3)、内皮素转化酶 -1(ECE-1)、转录因子 SOX10、Smad 作用蛋白 -1(SIP1)、PHOX2B 等。

综上所述,大量的研究表明发生 RET 基因突变者在家族体系中占 40% ~ 50%,在散发病例中仅占 15% ~ 20%,且绝大多数为长段型 HD,短段型不到 10%。而 HD 发生 ED-NRB 基因突变者不到 5%。

4. 内在因素

肠神经系统发育的内在环境因素对于 HD 的病因有"移行终止"和"不佳环境"理论,环境缺陷的影响包括 3 个方面。①细胞外基质中纤维连接蛋白和层黏蛋白分布异常可导致神经节细胞的移行。②神经细胞黏附分子(NCAM)对神经细胞的迁移和定居在特定部位均起特殊作用,HD 中 NCAM 减少并导致细胞黏附性丧失。③其他因素有一氧化氮合成酶减少及免疫异常。

(二)病理

先天性巨结肠症的受累肠段可以见到典型的改变,即明显的狭窄段和扩张段。狭窄段位于扩张段远端,一般位于直肠乙状结肠交界处,距肛门 7 ~ 10 cm 以内。狭窄肠管细小,与扩大肠管直径相差悬殊,其表面结构无甚差异。与扩大结肠连接部形成漏斗状的移行区(即扩张段远端移行区),此区原属狭窄段,由于近端肠管的蠕动,推挤肠内容物向前移动,长期的挤压促使狭窄段近端肠管扩大成漏斗形。扩张段多位于乙状结肠,严重者可波及横结肠。该肠管异常扩大,其直径较正常增大 2 ~ 3 倍,最大者可达 10 cm 以上,肠壁肥厚、质地坚韧如皮革状。肠管表面失去红润光泽,略呈苍白。结肠带变宽而肌纹呈纵行条状分裂。结肠袋消失,肠蠕动极少。肠腔内含有大量积粪,偶能触及粪石。切开肠壁见原有的环形肌、纵行肌失去正常比例(2.2 : 1),甚至出现比例倒置。肠壁厚度为狭窄段的 2 倍,肠黏膜水肿、光亮、充血而粗糙,触之易出血,有时可见有浅表性溃疡。先天性巨结肠症的主要病理改变位于扩张段远端的狭窄肠管。狭窄段肌间神经丛(Auerbach 丛)和黏膜下神经丛(Meissner 丛)内神经节细胞缺如,其远段很难找到神经丛,神经纤维增粗,数目增多,排列呈波浪状。有时虽然找到个别的神经节细胞,形态亦不正常。狭窄段近端结肠壁内逐渐发现正常神经丛,神经节细胞也渐渐增多。黏膜腺体呈不同程度的病损,结肠固有膜增宽,并伴有淋巴细胞、嗜酸粒细胞、浆细胞和巨噬细胞浸润,有时可见浅表性溃疡。

(三)分型

先天性巨结肠症的分型相当混乱,有人以解剖为依据,有人以临床为准绳,也有人按治疗方法的不同而分类,甚至名词相同而病变范围各异,如"短段型"的定义,有的作者以病变局限于直肠远端为准,而另一些作者则认为病变累及直肠近端,直肠、乙状结肠交界处亦属短段。有鉴于此,参照病变范围,结合治疗方法的选择、临床表现及疗效的预测暂做如下分型。

1. 超短段型病变

局限于直肠远端,临床表现为内括约肌失弛缓状态,新生儿期狭窄段在耻尾线以下。

2. 短段型病变

位于直肠近中段,相当于第 2 骶椎以下,距肛门距离不超过 6 cm。

3. 常见型无神经节细胞区

自肛门开始向上延至第 1 骶椎以上,距肛门约 9 cm,病变位于直肠近端或直肠乙状结肠交界处,甚至达乙状结肠远端。

4. 长段型病变

延至乙状结肠或降结肠。

5. 全结肠型病变

波及全部结肠及回肠，距回盲瓣 30 cm 以内。

6. 全肠型

病变波及全部结肠及回肠，距回盲瓣 30 cm 以上，甚至累及十二指肠。

上述分型方法有利于治疗方法的选择，并对手术效果的预测和预后均有帮助。以上各型中常见型占 75% 左右，其次是短段型。全结肠型占 3% ~ 5%，亦有报道高达 10%。

（四）诊断

1. 临床表现

（1）不排胎便或胎便排出延迟。

新生儿 HD，24 h 未排出黑色胎便者占 94% ~ 98%，川中武司报道正常新生儿出生后 24 h 以内排胎便者占 97.7%，过期产儿为 100%，而 24 ~ 48 h 以后排便者可能有器质性病变。由于病变肠管痉挛，胎粪无法通过狭窄区，以致大量潴留于乙状结肠形成腹胀。约有 72% 需经处理（塞肛、洗肠等）方能排便，经过治疗后有时患儿可以维持数天或 1 周排便功能，多数患儿又出现便秘。仅有少数患儿出生后胎便排出正常，1 周或 1 个月后出现症状。

（2）腹胀。

腹胀为早期症状之一，约占 87%。新生儿期腹胀可突然出现，也可逐渐增加，主要视梗阻情况而定。至婴幼儿时期由于帮助排便的方法效果愈来愈差，不得不改用其他方法，久之又渐失效。便秘呈进行性加重，腹部逐渐膨隆。常伴有肠鸣音亢进，虽不用听诊器亦可闻及肠鸣，尤以夜晚清晰。患儿也可能出现腹泻或腹泻、便秘交替，便秘严重者可以数天，甚至 1 ~ 2 周或更长时间不排便。患儿呈蛙形腹，伴有腹壁静脉怒张，有时可见到肠形及肠蠕动波，触诊时有时可触及粪石。至幼儿期腹围明显大于胸围，腹部长度亦大于胸部。腹胀如便秘一样呈进行性加重，大量肠内容物及气体滞留于结肠，腹胀严重时膈肌上升，影响呼吸。患儿呈端坐呼吸，夜晚不能平卧。

（3）呕吐。

新生儿先天性巨结肠（HD）呕吐者不多，但如不治疗，梗阻加重则呕吐可逐渐增加，甚至吐出胆汁或粪液。至婴幼儿期常合并低位肠梗阻症状，严重时有呕吐，其内容物为奶汁、食物。最后由于肠梗阻和脱水需急诊治疗，经洗肠、输液及补充电解质后病情缓解。经过一段时间后上述症状复又出现。

（4）肠梗阻。

Klein 统计新生儿肠梗阻中，HD 占第二位，第一位为坏死性肠炎。梗阻多为不完全性，有时可发展成为完全性，新生儿期梗阻情况不一定与无神经节细胞肠段的长短成正比，笔者与 Martin 均曾见到全结肠型无神经节细胞症患儿，1 岁之前仍可排便的病例，除少数合并小肠结肠炎的患儿外，多数患儿经过治疗可以缓解一段时间。无神经节细胞肠管持续性痉挛狭窄，使患儿长期处于不完全性低位梗阻状态，随着便秘症状的加重和排便措施的失效，病情可转化为完全性肠梗阻，而需立即行肠造瘘术以缓解症状，个别患者平时虽能排除少量稀便气体，但肠腔内已有巨大粪石梗阻。

（5）肛门指检。

直肠肛管指诊对于诊断新生儿巨结肠症至关紧要。它不但可以查出有无直肠肛门畸形，同时可了解内括约肌的紧张度、壶腹部空虚以及狭窄的部位和长度。当拔除手指后，由于手指的扩张及刺激，常有大量粪便、气体排出呈"爆炸样"，腹胀立即好转。如有上述情况应首先考虑巨结肠的可能。婴幼儿时期肛检有时可触及粪块，拔出手指时或有气体及稀臭粪便排出。

（6）一般情况。

新生儿由于反复出现低位性肠梗阻，患儿食欲缺乏，营养不良、贫血、抵抗力差，常发生呼吸道及肠道感染，如肠炎、肺炎、败血症、肠穿孔而死亡。至幼儿期，除上述症状外，患儿长期处于低蛋白血症，生长发育均差，加之肠内大量细菌繁殖毒素吸收，心、肝、肾功能均可出现损害。严重时患儿全身水肿，以下肢、阴囊更为显著。

（7）并发症。

小肠结肠炎是引起死亡最多见的原因，文献统计有 20%～50% 的患儿并发小肠结肠炎，其死亡率为 25%～30%。肠炎可以发生在各种年龄，但以 3 个月以内婴儿发病率最高。90% 的肠炎病例发生于 2 岁以内，以后逐渐减少。即使在根治术后或结肠造瘘术后亦有出现结肠炎者。

2. 特殊检查

（1）X 线检查。

X 线检查能提供非常有价值的资料。

①直立前后位拍片。

平片上可以看到低位性肠梗阻淤胀扩大的结肠及液平面，这种积气的肠段往往从盆腔开始，顺乙状结肠上行，而其远端则未见气体。新生儿时期结肠扩张不如儿童明显，单靠平片诊断比较困难，必须结合病史及其他检查。

②钡剂灌肠。

诊断先天性巨结肠症方法甚多，但钡剂灌肠仍是很有价值的诊断方法，病变肠段肠壁无正常蠕动，有时肠黏膜呈锯齿状，肠管如筒状、僵直、无张力。如果显示出典型的狭窄、扩张段和移行段，即可明确诊断，其准确率达 80% 左右。

（2）肛管直肠测压检查。

正常直肠内受到压力刺激后，可引起直肠内括约肌共同的协调运动，主要表现为产生充盈感、肛管内括约肌松弛，这种反射现象被称为直肠肛管抑制反射（RAIR）。而 HD 患儿这一反射消失。

（3）酶组织化学检查。

乙酰胆碱酯酶定性检查正常儿为阴性，HD 时可以看到乙酰胆碱酯酶阳性的副交感神经纤维，通常于靠近黏膜肌处分支最为丰富，用特制黏膜吸取钳，在距肛门 3 cm、6 cm 处各取一块组织检查 HD 时，可见直径增粗、数目众多的阳性纤维，根据其数目多少、粗细可判为（+）～（+++）。

（4）直肠黏膜吸引活检。

在齿线上 1.5～2 cm 处吸取黏膜及黏膜下组织直径 4 mm、厚 1 mm，切片后 HE 染色，新生儿切片 16 张以上，1 岁以后切片不少于 43 张，准确率达到 99%。

3. 鉴别诊断

（1）巨结肠同源性疾病（HAD）。

神经节细胞减少症、神经节细胞未成熟症、神经节细胞发育不良症、肠神经元发育异常等，都有非正常的神经节细胞存在，这些疾病过去均以巨结肠治疗。它们可以单独存在，也可以与巨结肠合并出现，短段型可以保守治疗，长段型常因切除不足，术后易复发。

（2）获得性巨结肠。

毒素中毒可导致神经节细胞变性，发生获得性巨结肠。最有代表性的是南美洲发现的锥体鞭毛虫病（Chages 病）。由于毒素的影响，不但结肠扩大，而且可出现巨小肠、巨食管。组织学检查见贲门肌呈慢性改变。钡餐检查见从食管到结肠全部扩张。

（3）继发性巨结肠。

先天性直肠肛管畸形，如直肠舟状窝瘘、肛门狭窄和先天性无肛术后等引起的排便不畅均可继发巨结肠。这些患儿神经节细胞存在，病史中有肛门直肠畸形及手术史，结合其他检查诊断并不困难。而 HD 合并直肠肛门畸形者亦偶有发生

（4）神经系统疾病引起的便秘。

患有 21- 三体综合征、大脑发育不全、小脑畸形和腰骶部脊髓病变者常可合并排便障碍、便秘或失禁。患儿都有典型的症状和体征，必要时可做黏膜组织化学检查及直肠肛管测压和脊椎拍片，确诊后对症治疗。

（5）内分泌紊乱引起的便秘。

甲状腺功能不全（呆小病）或甲状腺功能亢进均可引起便秘。患儿除便秘外尚有全身症状，如食欲缺乏和生长发育不良等。经内分泌及其他检查可明确诊断，前者可口服甲状腺素，后者需药物或手术治疗。

（6）退化性平滑肌病。

1992年Rode等报道18例儿童，年龄6个月～9.5岁，其症状为便秘、慢性进行性腹胀和肠梗阻。其中11例有间断性腹泻。18例中除结肠扩张外亦有小肠扩张甚至胃、食管扩张。直肠肛门测压可见有正常反射。病理检查见肠管变薄、肌细胞退化坏死和肌纤维再生，并可见炎性病灶，神经节细胞和神经丛移位。

（五）治疗

（1）由于新生儿诊断困难，如未能确诊宜先采用保守治疗。待患儿明确诊断后手术。

（2）超短段型或疑是巨结肠同源病者亦可试行中西医结合治疗（每天扩肛一次、针灸、穴位注射、内服中药），部分病例可避免手术。

（3）一般情况差，合并小肠结肠炎或合并严重先天性畸形者，宜暂行结肠造瘘术。

（4）病变肠管较长，一般情况可以耐受手术，而医师技术熟练者，均可施行巨结肠根治术。

（5）关于巨结肠手术的方式目前有许多种，各种方式的优缺点需要熟练把握，做出合理选择。

二、巨结肠同源性疾病

巨结肠同源性疾病分为以下几种：神经节细胞减少症、神经节细胞未成熟症、神经节细胞发育不良症、肠神经元发育异常。病理检查提示病变肠段均有神经节细胞数量和质量的异常，临床表现和巨结肠部分重叠，可以单独出现，也可以与巨结肠合并发生，部分患儿造影表现为乙状结肠冗长症，小儿乙状结肠1岁时为20 cm，5岁时为30 cm，超过此限即为乙状结肠冗长症。

（一）诊断

1. 临床表现

询问病史，患儿出生时胎便排出史正常，开始大便也正常，便秘开始较先天性巨结肠为晚，发病年龄多见于2～5岁，常有反复发作、症状渐重的慢性便秘，往往伴有腹痛，严重者可有梗阻及污粪失禁症状，部分患儿在出现便秘症状之前时有反复肠道感染病史。

2. 特殊检查

（1）钡剂灌肠钡剂灌肠往往不能发现典型的狭窄段和移行段及扩张段，横结肠中部可下坠，部分病例甚至可以达到盆腔，24 h大量钡剂残留。合并乙状结肠冗长的病例，乙状结肠屈曲旋转甚至占据右下腹，其长度超过30 cm，但结肠扩张不明显，24 h复查，常有大量钡剂潴留。

（2）组织化学及测压检查乙酰胆碱酯酶染色往往为阴性，测压检查，注气量较多时可引起内括约肌反射，其波形呈W形，回复较慢。肠壁组织学检查常见神经元异常改变，不同于先天性巨结肠病的缺乏神经节细胞及内括约肌无反射。

（二）治疗

1. 初诊患儿

可先试用保守治疗方法，包括扩肛3～6个月，饮食调整，可以少量试服中药，并训练排便习惯。多食块根状食物如红薯、芋头和多纤维食物及香蕉等，多数可以缓解或治愈。

2. 便秘严重者

保守治疗无效需手术治疗，手术方法宜尽量切除多余的神经节细胞异常的结肠，行结肠拖出肛管吻合术，方法同先天性巨结肠。结肠切除范围需要较先天性巨结肠患儿更为广泛，否则容易复发。

三、继发性巨结肠症

继发性巨结肠是指由于先天性肛门狭窄或直肠肛门畸形术后狭窄，排便不畅而导致结肠继发性扩大者。

（一）诊断

1. 临床表现

（1）询问病史有无出生后肛门狭窄或肛门畸形手术史。

（2）肛门狭窄或有手术瘢痕，指检时难以通过手指，如能伸入可了解狭窄的长度和程度。

2. 特殊检查

（1）用探针或扩张器检查狭窄程度及长度。

（2）钡剂灌肠了解狭窄、扩张肠管直径及扩张部位，并根据结肠病变情况，估计治疗后肠壁有无功能恢复之可能。

（二）治疗

（1）轻度或早期狭窄可行扩张治疗，每天一次，扩张3个月，扩张器号码由小逐渐增大至20～23号，以后隔天一次，扩张至半年。

（2）狭窄段在0.5 cm以内可行肛门"Z"形或倒"Y-V"形整形术，术后扩肛半年，肛门瘢痕挛缩严重，可切除瘢痕整形。

（3）狭窄段长，结肠扩张严重，24 h钡剂大量残留者则需行扩张肠管切除，瘢痕切除，结肠拖出肛门成形术。

四、溃疡性结肠炎

溃疡性结肠炎是结肠、直肠的炎性疾病，绝大多数病变局限于黏膜和黏膜下层，很少波及浆肌层。其原因尚不明了，有家族倾向，白种人发病率为黑种人及其他族裔的4倍，多累及20岁以上人群，10岁以前发病者仅占该病例总数的18%。

（一）病理

溃疡性结肠炎多局限于结肠，很少侵犯回肠。直肠病变者占95%。典型表现为黏膜炎引起腺体脓肿，再形成溃疡，并可相互融合成大片溃疡。溃疡愈合后瘢痕形成，残留黏膜增生突起，形成假性息肉。肠管肥厚狭窄，黏膜吸收功能下降，故常出现腹泻及便血。急性进展期容易发生"中毒性巨结肠"，慢性患者由于结肠的僵硬、增厚、缩短、黏膜萎缩和结肠袋消失，结肠可以表现为铅管样。

（二）诊断

1. 临床表现

患儿常有脓血便、腹泻、腹痛、食欲缺乏、发热、疲乏、体重下降、脱水及中毒症状。有25%～40%转为慢性，以致发育迟缓。结肠外表现包括关节炎（20%）、结节性红斑、坏疽性脓皮病、肝硬化等。其恶变发生率10岁以内小儿约占3%。

2. 实验室检查

大便常规检查：凡是慢性长期腹泻、便血的非炎性患者均应怀疑溃疡性结肠炎。

3. 特殊检查

（1）钡剂灌肠。

早期无明显改变，慢性病例晚期可见结肠易激惹、假性息肉、狭窄等，特别是左半结肠较明显。

（2）纤维结肠镜检。

可以明确诊断，早期仅可见炎性反应，之后可见黏膜溃疡，假性息肉形成，如果见有腺管脓肿或溃疡，应取组织活检，即可明确诊断。

4. 鉴别诊断

此病主要应与阿米巴结肠炎、肠结核、克罗恩病相鉴别。

（三）治疗

1. 内科治疗

包括高热量、高蛋白、低渣饮食，缓解期给予5-氨基水杨酸化合物，急性期则给予激素治疗，对于慢性及顽固性患儿，可以考虑免疫抑制治疗，此外还需要静脉高营养，必要时输液、输血等。其并发

症有大出血、中毒性巨结肠和溃疡穿孔等

2. 手术治疗

根据病情可施行部分结肠切除吻合，结肠切除近端结肠拖出吻合，全结肠直肠切除回肠造瘘术。但是各种手术的远期效果不佳，许多患儿不得不选择永久性造瘘。

五、直肠、结肠息肉

直肠、结肠息肉又称幼年性息肉，是指直肠或结肠单个或散在性息肉，非家族性病变。

（一）病因

一般认为是肠黏膜炎症或溃疡使该分泌腺管阻塞，分泌腺发生扩张和增生，突出于黏膜表面，使之更易发生炎症、溃疡和肉芽组织。息肉逐渐形成和增大，在粪便的推移下，息肉牵拉黏膜形成蒂柄。

（二）诊断

1. 临床表现

详细询问便血史，起病时间，大便颜色、量、次数，便后是否有红色肿物脱出肛门外，粪便上是否有沟状条痕或血迹，是否曾治疗等。直肠指检可检查直肠 7～8 cm 以内有无息肉、肿物，并记录其大小、位置、数目，有无蒂柄及其粗细。

2. 特殊检查

（1）纤维结肠镜检查。

清洁洗肠后，可检查息肉位置、数目以及乙状结肠以上有无息肉及溃疡，并可同时电灼切除。

（2）乙状结肠镜检。

清洁洗肠后在全麻或骶管麻醉下进行检查，如发现息肉可电灼治疗。

3. 鉴别诊断

需要与幼年性息肉病鉴别，前者为家族性常染色体显性遗传，可癌变，常多发，可以伴有其他畸形。也要与肛裂、梅克尔憩室出血、痢疾、炎症性肠病等疾病鉴别。

（三）治疗

1. 手法摘除低位、细长蒂息肉

可用食指钩住挤压于盆侧，将息肉蒂柄挤断后钩出，术后观察数小时证明无出血时，方可允许患儿回家。

2. 结扎

切除术低位长蒂息肉在直肠镜引导下可以脱出肛门外，结扎切除。

3. 纤维结肠镜

电灼术纤维结肠镜可以检查直肠、结肠之散发息肉并给予烧灼切除。

4. 剖腹息肉

切除术息肉位置高于 20 cm 以上或某一肠段多发，或无纤维结肠镜设备者，可以剖腹切开肠壁摘除息肉。

5. 多发性息肉

有恶变可能者应行肠切除吻合术。

六、直肠脱垂

直肠脱垂系指肛管直肠、甚至乙状结肠翻出于肛门外者。

（一）病因

此病多见于 2～4 岁幼儿，原因有：5 岁之前骶骨向前弯曲尚未形成，直肠、肛管垂直向下，直肠周围的纤维鞘与盆筋膜尚未融合，由于腹压增加，直肠、肛管被下推脱垂；患儿常有腹泻，营养不良疾病，以致会阴、盆腔脂肪消失，直肠失去支持力量，加之腹压增加，如百日咳等亦可促使脱垂发生。

（二）诊断要点

（1）询问最近有无便秘、腹泻、寄生虫病及其他严重性疾病而发生明显消瘦，了解脱肛发生时间、长度，是否可以自动回缩或用手法复位。

（2）有无引起脱肛的器质性病变，如直肠息肉，膀胱、尿道结石，尿道狭窄等。

（3）肛门指检有无息肉、肛门括约肌松弛等，直肠镜检了解有无息肉、肠炎、溃疡等。

（4）根据脱肛程度不同，分为两种。①不完全性脱肛：单纯黏膜脱垂，脱出较短，由中央向周围放射。②完全脱垂：直肠壁全层脱出，脱出物较长，其上有环形皱襞。

（5）应与肠套叠脱出肛门外鉴别，肠套叠除有肠梗阻症状外，手指由肛缘伸入不能触及直肠脱垂之反折部。

（三）治疗

1. 保守治疗

需要尽快还纳脱垂肠管后，先考虑保守治疗。

（1）去除病因，如腹泻、痢疾、膀胱结石等。

（2）增加营养，纠正贫血。

（3）改变坐痰盂排便习惯，必要时可以试行站立大便。

（4）便后用宽胶布将两侧臀部拉紧粘贴，治疗约1个月。

2. 注射及手术治疗

保守治疗无效则考虑注射及手术治疗。

（1）硬化疗法：用无水乙醇（含局麻药）1～3mL或枯痔油注射于直肠壁两侧软组织内，每周一次，一般1～3次即可治愈。有效率达到90%，但是有时会发生便秘。

（2）如脱肛严重以上疗法无效时，可使用不锈钢丝或尼龙线，行肛门周围皮下环绕术。结扎后肛门仅可容纳食指一节。待肛周纤维组织增生，3～6个月时去除环扎物。

（3）也可以采用后位入路骶前直肠固定术，效果佳，但是损伤较大。

七、先天性肛门直肠畸形

先天性肛门直肠畸形占小儿消化道畸形第一位，发病率为1：（1 500～5 000）活婴男性略多于女性。本病类型复杂，常合并其他先天性畸形。

（一）病因

胚胎早期发育中泄殖腔分隔为尾肠和尿生殖窦，此过程受挫将导致肛门闭锁、尿生殖窦与直肠肛管之间的异常交通，构成高位和中间位的畸形。如果肛门后移过程及会阴发育障碍则形成低位畸形。

（二）病理和临床分型

按Stephens分型法，以耻骨直肠肌和直肠盲端的关系将肛门直肠畸形分为高位、中间位和低位。直肠盲端终止于耻骨直肠肌以上为高位，位于耻骨直肠肌环内为中间位，直肠盲端穿过耻骨直肠肌环为低位。临床常用Wingspread分类方法：以耻尾线（P-C线）为高、中、低位畸形分类的标准，并将男、女性区分。高位畸形合并直肠泌尿生殖系瘘管时，男性有直肠前列腺瘘或膀胱瘘，女性有直肠阴道瘘。中间位畸形合并瘘管，男性有直肠尿道球部瘘，女性有直肠前庭瘘或阴道瘘。低位畸形合并瘘管，男性有肛门皮肤瘘，女性有肛门前庭瘘或皮肤瘘。各种瘘管发生率在女性占90%，男性占72%。此外尚有肛门狭窄、肛门前移、泄殖腔畸形等。

（三）并存畸形

肛门直肠畸形约有50%并存全身其他系统畸形。以并存泌尿生殖系统畸形最多见，尤其在高位无肛者并存泌尿生殖系畸形高达54%～80%。因此，对无肛患儿均应进行泌尿生殖系检查，以便尽早获得诊治。心脏畸形也较多见，如法洛四联症和房、室间隔缺损。神经系统以并存唐氏综合征（21-三体综合征）最多见。胃肠道畸形有食管闭锁、小肠闭锁、先天性巨结肠及其同源性疾病。

(四)诊断

1. 临床表现

(1)无瘘管型。

无肛不伴发瘘管,均表现低位肠梗阻症状患儿出生后不排胎便、腹胀、呕吐。体检无正常肛门,高位无肛常并存骨盆神经和肌肉发育不良,臀部呈圆形,臀沟浅平。肛门皮肤稍凹陷或有皮嵴,患儿哭闹时肛门皮肤无冲击感或膨出。中间位和低位畸形者臀沟较深,肛门处有冲击感。肛膜未破者透过薄膜可见深蓝色胎便影。

(2)有瘘管型。

有瘘管患儿排便口位置异常,男性由尿道口或肛门前皮肤瘘口排便,女性由前庭或阴道排便。男性瘘管多数细小,常伴低位肠梗阻症状。女性瘘管较粗大,可暂时维持排便,但瘘管无括约肌功能,稀便时失禁,干便时排便困难,久之继发巨结肠。体检见肛门闭锁或狭窄,肛门开口位置可能前移。瘘管外口开放者可用探针探查瘘管方向和长度。因有瘘管与泌尿生殖系统相通,故易伴发上行性泌尿系感染和阴道炎。

2. 特殊检查

(1)X线检查。

①骨盆倒立侧位片:出生12 h后倒立侧立摄片,在X线片上确定P-C线(代表耻骨直肠肌)和I线(坐骨最低点的平行线),测量直肠盲端空气阴影与P-C线的距离。位于P-C线以上者为高位畸形,位于P-C线与I线之间者为中间者位畸形,在I线以下者为低位畸形。

②瘘管造影:通过瘘管外口注入造影剂可显示瘘管的方向、长度与直肠关系。

(2)B超检查。

B超可确定直肠盲端与肛门皮肤距离,> 2.5 cm为高位,1.5 ~ 2.5 cm为中间位,< 1.5 cm为低位。B超检查泌尿生殖系统和心脏可协助诊断并存的畸形。

(3)CT及MRI检查。

除诊断无肛的类型外,应进一步检查盆底肌肉和外括约肌群的发育状况,尤其是耻骨直肠肌厚度,以及其与直肠盲端的关系,以便决定手术进路及括约肌功能的修复。CT和MRI可同时诊断脊柱、泌尿生殖系统器官是否有畸形并存。

(五)治疗

依不同病理类型确定治疗的方法。

(1)无瘘管或瘘管细小存在肠梗阻时应施行急诊手术。高位和中间位无肛先行结肠造瘘术,3 ~ 6个月后行腹腔镜辅助腹会阴肛门成形术或骶会阴肛门成形术。低位无肛行会阴或尾路肛门成形术。

(2)瘘管较粗大能暂时维持排便,先行瘘管扩张术,6个月后行肛门成形术。

(3)肛门狭窄无瘘管行肛门扩张术或肛门成形术。

(4)肛门前移排便功能正常者不需手术或适时肛门整形手术。

八、女婴直肠舟状窝瘘

女婴出生时肛门正常,新生儿期因会阴部炎症,肛门前方红肿、疼痛,不久在前庭部形成脓肿,破溃排脓并出现瘘口漏粪为女婴直肠舟状窝瘘。部分患儿无炎症过程,偶然发现排稀便时由前庭部漏粪。

(一)病因

有两种可能:①先天性直肠末端呈双重管道畸形,管道之一发育为正常肛门,另一管道形成瘘管,外口在舟状窝开口而内端在直肠内开口。该异常管道狭小,容易感染形成脓肿,破溃后成为瘘管。②肛周脓肿向舟状窝穿破形成瘘管。

(二)诊断要点

1. 发病初期

新生儿前庭部红肿,炎症可波及肛门前方及大阴唇,数日后破溃或经切开后排脓,并在前庭部或小阴唇出现外瘘口，排便时由瘘口漏粪。

2. 体检时

小儿有正常肛门，肛门指检在直肠前壁中央相当齿线上方 1~1.5 cm 可扪及内口。手指向前方顶起时在舟状窝正中或偏两侧可清楚见到外瘘口，探针容易由此瘘口探入直肠内。外瘘口口径约 0.5 cm，瘘管长不足 1 cm，瘘管壁内为直肠黏膜，瘘管周围无索条状的瘢痕组织。

（三）治疗

（1）急性感染期全身给予抗生素治疗。外阴部用温热水清洗，每日理疗或湿热敷。脓肿形成后切开排脓，保持引流通畅。

（2）已形成瘘管者保持排便通畅，每次便后清洗外阴部，防止上行性感染。

（3）3个月后行直肠内瘘管修补术。手术方法详见后天性肛瘘手术。

九、肛周脓肿

肛周脓肿好发于男性小儿，新生儿和3个月以内婴儿尤为多见，尤其是不当使用纸尿片后。病原菌多为金黄色葡萄球菌。肛周脓肿处理不当容易形成肛瘘。

（一）病因

婴儿和新生儿肛管黏膜皮肤娇嫩，排便次数多使肛门外翻，容易被尿布或便纸擦伤黏膜，引起隐窝底部肛腺感染及隐窝炎。炎症向肛管周围扩散，穿透括约肌到达皮下形成肛周脓肿。

（二）诊断

根据症状和体征就可诊断。发病初期在肛门左侧或右侧的皮下组织内出现豌豆大或蚕豆大硬结，红肿、触痛，排便时疼痛加剧。红肿范围渐渐扩大形成脓肿，婴儿哭闹不安，有时伴有发热。因脓肿刺激常排稀便，2~3 d 后局部出现波动感，不及时治疗往往自行破溃，排出脓液和血水。脓液排出后，炎症渐消退，创口闭合结痂，家长常误认为脓肿已愈。数日或数周后，局部又发红肿，不日破溃流脓又闭合，如此反复发作形成肛瘘。

（三）治疗

炎症早期的硬结就应积极治疗，每日用 1∶5 000 温高锰酸钾液坐浴或湿热敷 2~3 次，大型超短波理疗每日两次疗效也佳。配合抗生素口服，有的病例可获痊愈。炎症已局限，波动感明显时及时切开排脓，切口应与肛门呈放射方向，切口长度应与脓肿直径相等以保证引流通畅，切开后继续 1∶5 000 温高锰酸钾液坐浴，每日 3~4 次，勤换敷料防止创口过早闭合。全身投给广谱抗生素 4~5 d，多数病例可痊愈。

十、肛瘘

肛瘘多由肛周脓肿未经正确治疗，反复发作形成窦道而致。好发于男性小儿，属单纯性肛瘘。

（一）病因

小儿肛瘘形成有两种原因：①婴儿肛周脓肿反复破溃、闭合再破溃，肛管隐窝与肛门皮肤间纤维组织增生形成窦道。②肛腺异常，呈囊性扩张并有分泌功能，尤其是男性新生儿一过性雄激素分泌过多，容易继发感染，反复发作形成肛瘘。

（二）病理

小儿肛瘘为单纯性瘘，罕见有复杂的分支。瘘管多位于括约肌以下，很少向深部蔓延。瘘管外口距肛门口 1~2 cm；内口多在齿线附近黏膜上。依瘘管走行途径可分为括约肌内瘘、经过括约肌瘘和括约肌外瘘。

（三）诊断

肛瘘形成前都有过肛周脓肿病史，初发时脓液较稠厚，多次发作后脓液渐减少。体检时在肛门两侧皮肤 3 点或 9 点方向找到结节状外口，或已闭合或仍有分泌物。手指触摸外口皮下可扪及硬索状物。检查者可一手持探针经外口向肛管内轻轻探入，另一手指置肛管内可判明瘘管走行方向和内口位置，有时瘘管走行弯曲，不易探到内口，手指可感觉到探针与指间隔着黏膜。

（四）治疗

肛瘘早期可用内科疗法。扩大外口引流，每日1∶5 000温高锰酸钾液坐浴、热敷和理疗。全身给予适量抗生素，保持排便通畅，部分病例可痊愈。发病6～12个月的慢性肛瘘应手术治疗。

1. 瘘管切除手术

骶管麻醉后，由外口置入探针在齿线附近穿过内口，如找不到内口可在黏膜最薄处戳破。以探针为引导切开皮肤、皮下及瘘管壁，然后完整切除瘘管。注意应使创面内小外大，不缝合。每日换药，坐浴使创面由底部向皮面生长直至痊愈。

2. 挂线疗法

按上述方法安置探针，由内口穿出，探针尾端缚好橡皮筋，由肛门拉出橡皮筋一端。切开内外口之间的皮肤，拉紧橡皮筋用粗丝线结扎，结扎的力度要适中，使瘘管壁逐渐坏死。2～3 d后橡皮筋松动再次结扎紧，5～7 d橡皮筋脱落，瘘管形成开放创口，每日坐浴2～3次直至创面痊愈。

十一、先天性肛周静脉扩张症

先天性肛周静脉扩张症为胚胎期肛周血管网增生所致。小儿出生时并无症状，一般在1岁左右才被发现，小儿排便时肛门四周皮肤渐渐有深蓝色或淡紫色球状隆起，形似痔核，数日不等，有的单个散在或连成环状，排便后肿物逐渐消失。如不出血或无症状不需治疗，多数在小儿4～5岁时自然痊愈。经常有少量出血者可采用激光辐照，使扩张静脉纤维化，效果较好。有人主张硬化剂注射，但可引起肛周皮肤溃疡或坏死，应慎用。

十二、肛裂

肛管齿线下方黏膜与皮肤交界处呈放射状的纵向表浅裂伤谓肛裂，是小儿尤其是婴儿常见病。

（一）病因

因各种原因引起便秘使粪便粗硬干结，用力排便时使肛管皮肤及黏膜撕裂。治疗肛门狭窄或先天性巨结肠时的强力扩肛术也易引起肛裂。小儿暴发性腹泻、频繁排便擦便引起隐窝感染，形成溃疡面，也是肛裂病因之一。

（二）诊断

排便时肛门疼痛，排便困难。因粪便擦伤肛裂或溃疡面，便后滴鲜血或黏附于粪便表面，小儿因惧怕疼痛不愿排便，使粪便更加干硬加重便秘，因便秘致粪便更硬，形成恶性循环。体检时可见肛管黏膜与皮肤交界处呈红色纵向裂隙，创面长1～1.5 cm，多位于肛门前方或后方，有时也在肛门左右侧。一般为单发，少数为多发肛裂。慢性肛裂在裂隙旁的肛门皮肤收缩形成皮赘，形似外痔。

（三）治疗

首先调整饮食或给予缓泻剂软化粪便，保持排便通畅，以阻断便秘—肛裂—便秘的不良循环。每日2～3次及每次便后用1∶5 000温高锰酸钾液坐浴，局部保持清洁并抹上新霉素软膏或可的松冷霜。也可用0.25%普鲁卡因2～3 mL做肛裂周围封闭。顽固的肛裂可在骶麻下施行肛管扩张术。用双手食指以背对背方向伸入肛管内，缓缓而有力地扩张肛管，每次持续5 min，共2～3次，以解除括约肌痉挛，有利于肛裂愈合。年长儿童久治不愈的肛裂可行肛裂切除术，切除溃疡面一期缝合可痊愈。

十三、肛门失禁

因先天性因素或后天性疾病及损伤造成肛门控制排便的能力丧失的情况为肛门失禁或排便失禁。

（一）病因

（1）先天性直肠肛门畸形、脊髓脊膜膨出等患儿因盆底神经、肌肉发育不良。

（2）先天性巨结肠、无肛症手术中损伤或破坏肛门外括约肌三环系统，术后形成肛门失禁。

（3）直肠肛门严重损伤致括约肌缺损。

（二）诊断要点

1. 肛门失禁可分为四级

①轻度污粪：偶有稀便排出。②污粪：有正常排便，间隔期有稀便或小粪块漏出。③部分失禁：稀便时不能控制，经常有小粪块排出。④完全失禁：粪便不停排出，不能分辨气体、液体和固体粪便。

2. 肛门指检

令患儿有意识地收缩肛门以判断肛门括约肌收缩力的强弱。完全失禁者肛门呈开放状。因损伤或手术后使肛门被坚硬的瘢痕组织充填时，肛门也丧失收缩能力。

3. 直肠肛管

测压测定肛管静息压、肛管高压区及直肠肛管反射功能，协助判断肛门失禁程度。

4. 肛门外括约肌

肌电图测定判断外括约肌电位和丧失收缩功能的位点和程度。

5. 钡剂灌肠

检查直肠扩张程度，排便及控便功能，直肠肛管角度是否消失。

6. CT 或 MRI

检查盆底肌群，尤其是外括约肌群发育及损伤程度，以决定手术方法

（三）治疗

手术治疗的目的是重建肛门括约肌的功能。手术方法详见肛门失禁手术。

第四节　腹壁、腹膜、肠系膜、大网膜疾病

一、腹股沟疝

腹股沟疝包括腹股沟斜疝和直疝，临床上所见的小儿腹股沟疝均为腹股沟斜疝，故小儿腹股沟疝就是指发生于小儿的腹股沟斜疝。绝大多数为男性，女性发生率不到5%，右侧多于左侧，双侧发生率为10%～15%。

（一）病因

（1）腹膜鞘突未闭在胚胎发育过程中腹膜鞘突随睾丸下降，出生前应闭塞并萎缩成纤维素。若腹膜鞘突在出生后仍保持开放或部分开放，就为疝的发生提供了可能。

（2）腹压增高小儿的剧烈哭闹、长期咳嗽、排尿及排便困难等是疝的诱发因素。

（二）病理

（1）小儿腹股沟管短，内环几乎垂直通向外环，腹压没有缓冲地指向腹壁。

（2）疝囊位于精索前内侧，输精管位于疝囊后内侧。

（3）疝囊内容物主要为小肠，有时为盲肠或阑尾；女孩可为卵巢或输卵管。

（三）诊断

1. 临床表现

（1）腹股沟区可复性包块小包块仅位于腹股沟管外环处，大者可突入阴囊内；站立、哭闹、活动时出现，安静、平卧时消失。肿块质软，上界不清，按压肿块消失，同时可听见"咕噜"声。

（2）单侧疝在患侧外环处局部隆起，精索增粗，在精索上滑动有"丝绸摩擦感"。

（3）外环口宽松，有冲击感，压住外环肿块哭闹时不出现，移开后肿物又出现。

2. 鉴别诊断

（1）鞘膜积液肿块边界清楚，呈囊性，可随睾丸上下移动，不能还纳。交通性鞘膜积液肿块可消失，但过程缓慢，还纳时无"咕噜"声。

（2）隐睾患侧阴囊发育差、扁平、空虚，不能扪及睾丸；肿物质硬，压之有胀痛。

（3）腹股沟淋巴结炎主要是与嵌顿疝鉴别。肿块位于外环外侧，边界清楚，多有红、肿、热、痛。

没有呕吐和便秘、肠梗阻症状，腹部平片也没有肠梗阻表现。

（四）治疗

（1）小儿腹股沟斜疝手术方式分为传统开放手术和腹腔镜微创手术。腹腔镜微创手术可以同时探查对侧内环口，如发现隐性疝则可一并手术治疗。而且，微创手术不需要解剖腹股沟管，对精索的分离也很轻微，并有手术切口小、美观、愈合后仅留下不明显的痕迹等特点。

（2）对有慢性咳嗽、便秘、排尿困难者，应先治疗原发病，然后在适当的时候手术。患有严重疾病如先天性心脏病、肺结核、营养不良及早产儿应暂缓手术。

二、嵌顿性腹股沟疝

嵌顿性腹股沟疝是指腹腔脏器进入疝囊后不能还纳而停留在疝囊内，是小儿腹股沟疝最常见的并发症。

（一）病因

当腹压突然增高逼使腹内脏器通过扩大的疝环进入疝囊，随之腹压下降疝环回缩，阻止腹腔脏器回复，从而导致嵌顿。

（二）病理

（1）嵌顿内容物主要为小肠，小儿腹肌力量较弱且肠管血管弹性好，嵌顿后不易发生肠坏死。若不能及时复位，肠管受压时间过长使静脉回流受阻，加重压迫，最终导致肠系膜动脉受压，发生肠坏死。

（2）女孩嵌顿内容物有时为卵巢或输卵管，不易复位。

（3）嵌顿疝可使精索受压，并发睾丸梗死。

（三）诊断要点

（1）有腹股沟疝病史，突发哭闹及呕吐。

（2）腹股沟区肿块质硬、活动度小且触痛明显。

（3）晚期表现为阴囊充血肿胀，若发生肠坏死则有腹膜炎症状或便血。

（四）治疗

1. 手法复位

嵌顿时间在24 h以内者均可行手法复位。手法复位应注意首先给予解痉和镇痛，其次手法要轻柔，切忌用暴力，要持续均匀用力。

2. 手术治疗

①嵌顿时间超过24 h者。②手法复位失败者。③女孩嵌顿内容物多为卵巢或输卵管，不易复位者。④新生儿嵌顿时间无法判断。⑤全身情况差，已出现便血等肠坏死征象者。

三、白线疝

白线疝是指腹直肌出生时没有愈合，在白线处形成裂隙，腹膜外脂肪及腹膜突出，有时甚至为大网膜和小肠突出，从而形成腹外疝，故又称腹直肌分离。其临床表现为脐与剑突之间腹壁正中隆起一肿块，站立或腹内压增高时出现按压可消失，平卧或安静后可缩小，触摸有一条2 cm左右的裂隙。一般无不适感，年长儿有时诉疼痛。小儿腹白线疝随着腹肌力量逐渐增强可自愈，年长儿仍不愈合且有不适感者可行修补术。

四、脐膨出

脐膨出是指先天性腹壁肌肉发育不全而致脐带周围缺损，腹内脏器脱出于体腔外的一种畸形，是最多见的先天性腹壁发育畸形，5 000～10 000个新生儿中有一例，男女之比约为3:2。

（一）病因

胚胎是通过头襞、尾襞和两个侧襞由外周向中央缩紧，在中央部汇合形成将来的脐环，从而关闭体腔。此过程受某种因素的影响，使胚胎的体腔关闭受到抑制或延缓，出生后形成包括脐膨出在内的一系列"脏器突出畸形"。

（二）病理

1. 巨型脐膨出

巨型脐膨出亦称胚胎型脐膨出，透过囊膜见突出体腔的除了小肠外还有肝、脾、胰等实质性脏器，尤其是肝脏作为巨型脐膨出的标志；脐带位于膨出囊的下半部，脐部缺损直径在 5 cm 以上，甚至达 10 cm。

2. 小型脐膨出

小型脐膨出亦称胎儿型脐膨出，突出体腔的主要是肠管，不含实质性脏器，脐带位于膨出囊之正中，其基底直径在 5 cm 以下。

3. 伴发畸形

50% 同时合并先天性心脏病、脐肠瘘、梅克尔憩室、膀胱外翻、胸骨缺损、膈疝等畸形，尤其是肠旋转不良最多见。

（三）诊断要点

脐膨出望诊即可诊断。若出生时囊膜破裂应注意与腹裂畸形相鉴别，只要仔细检查脐带位置和是否有囊膜即可明确。

（四）治疗

1. 治疗方法的选择

（1）小型脐膨出可一次完成腹壁修补手术。

（2）巨型脐膨出不能一次完成手术，应分期手术或采用保守治疗。

（3）出生时囊膜破裂者，或是囊膜基底呈蒂状，膨出脏器发生扭转引起梗阻或嵌顿者应急诊手术。

2. 手术方法

（1）一期修补术适用于小型脐膨出，即囊膜切除、内脏还纳、腹壁各层缝合修补一次完成。

（2）二期修补术适用于巨型脐膨出，保留完整囊膜，将两侧皮肤覆盖囊膜形成巨大脐疝，待 1～2 岁时再行腹壁修补手术。

（3）分期整复修补术适用于巨型脐膨出或囊膜破裂无法一期修补者。用涤纶布等人工材料在脐部缺损处与腹直肌前鞘缝合成袋状，逐渐缩小囊袋体积迫使内脏复位，2 周后行腹壁修补术。

3. 保守疗法

用硝酸银、磺胺嘧啶银及 70% 的乙醇溶液使囊膜结痂，随着痂下肉芽组织生长，周围皮肤的上皮细胞向中央生长，最后形成腹壁疝，待以后行腹壁修补术。

五、腹裂畸形

腹裂是一种极罕见的畸形，仅为脐膨出发病率的 1/10，以早产儿居多。

（一）病因

腹裂是在胚胎早期两个侧襞之一发育不全，其顶尖部与对侧已在脐环处汇合，但其边缘某处发育停顿而形成腹壁缺损。

（二）病理

（1）突出体腔外的是原肠，从胃到乙状结肠。

（2）突出肠管肥厚、粗短，表面无囊膜覆盖。

（3）脐部完整，有正常的脐带。

（4）10%～15% 伴发小肠闭锁或狭窄。

（三）诊断要点

出生后见脐环旁腹壁缺损，胃肠突出在腹壁外，肠壁发紫、无光泽、蠕动差，表面未见囊膜覆盖；腹壁缺损处与脐带之间有正常皮肤。

（四）治疗

出生后立即用无菌盐水纱布覆盖肠管，积极准备后尽早手术。可进行一期修补术或二期修补术。

六、卵黄管残留畸形

卵黄管残留畸形是指卵黄管在胚胎发育过程中退化不全所残留的多种畸形。

(一) 病因

胚胎发育过程中，卵黄囊与中肠连接部逐渐变窄形成细长的管状，称卵黄管；卵黄管一端与肠道相通，另一端与脐部相连。胚胎 5～6 周时卵黄管逐渐闭塞退化消失；若胚胎受某种因素影响，使卵黄管退化受阻，出生后仍保持部分开放或完全开放则出现卵黄管残留畸形。

(二) 病理

1. 脐息肉

脐息肉又称脐茸，卵黄管完全闭塞，仅在脐部残留黏膜组织。

2. 脐窦卵黄管

肠端闭塞，而脐端部分保持开放，呈窦道状残留。

3. 脐肠瘘

卵黄管完全保持开放，肠道通过未闭的卵黄管在脐部与体外相通。

4. 梅克尔憩室

卵黄管脐端闭塞而肠端部分开放形成，脐部无异常表现。

5. 卵黄管囊肿

卵黄管脐端和肠端均闭塞，中间部分保持开放状态，呈现囊状肿块。

6. 脐肠索带

卵黄管已经闭塞，呈条索样残迹。

(三) 诊断

1. 临床表现

（1）腹部包块卵黄管囊肿表现为中下腹有逐渐增大的囊性肿物，可活动。大多数无自觉症状，少数可因肿块压迫出现肠梗阻。

（2）脐部黏膜组织出生后即可在脐部见到红色黏膜组织，有无色黏液（脐息肉和脐窦）或粪汁和气体排出（脐肠瘘）；脐周皮肤湿疹样改变，甚至糜烂形成溃疡。

（3）肠管脱出，卵黄管瘘口径宽大者，当腹压增加时肠管可套叠脱出体外，甚至发生肠坏死。

（4）探针经脐孔探入，脐窦进入一定深度后受阻，在脐肠瘘则可进入肠腔内。

2. 特殊检查

（1）X 线检查。

①脐窦：自脐部开口处注入造影剂，摄侧位片可显示窦道走行方向及窦道长度，不与肠管相通。

②脐肠瘘：经脐部开口注入造影剂可显示瘘管及小肠。

（2）B 超检查。

中下腹显示局限性囊性肿块。

3. 诊断要点

（1）脐部见红色黏膜，并有黏液、粪汁和气体排出。

（2）脐部探针检查。

（3）X 线检查及 B 超检查。

(四) 治疗

1. 脐息肉

①黏膜搔刮；② 1% 硝酸银烧灼或高频电凝器烧灼破坏黏膜。

2. 脐窦

手术治疗完整切除窦道。若合并感染时用抗生素治疗，形成脓肿者及时切开引流，待炎症控制后择期切除脐窦。

3. 脐肠瘘

诊断明确者尽快手术切除瘘管，以免发生肠管脱出甚至肠坏死。

4. 卵黄管囊肿

囊肿切除术是治疗卵黄管囊肿的唯一方法。合并其他卵黄管残留畸形时应一并手术治疗。

5. 梅克尔憩室

诊断有一定的难度，如果确诊则尽快手术治疗。

6. 脐肠索带

此诊断比较困难，一旦诊断明确，为防止较窄性肠梗阻，建议手术治疗。

七、原发性腹膜炎

原发性腹膜炎系指腹腔内无明显原发病灶的急性化脓性腹膜炎。可发生于任何年龄，尤其多见于 5~10 岁的女孩；新生儿及小婴儿少见，在婴儿期则男性多于女性，两者比例为 2:1。

（一）病因

1. 病原菌

常见的病原菌是肺炎链球菌和溶血性链球菌，也有大肠杆菌、金黄色葡萄球菌和革兰阴性菌。

2. 感染途径

（1）血行感染：多数病例起源于菌血症，如继发于上呼吸道感染和扁桃体炎。

（2）淋巴道感染：细菌经淋巴管穿过膈肌而至腹腔，如胸部疾病、肺炎及胸膜炎等。

（3）经生殖道逆行感染：细菌可经阴道、子宫、输卵管到达腹腔而导致感染。

（4）肠道感染：肠道细菌感染有可能成为感染源，细菌由肠腔经肠壁移行到腹腔。

（5）肾病、肝病伴有腹水者，由于抵抗力低下及免疫缺陷而导致感染。

3. 无菌性原发性腹膜炎

可见于系统性红斑狼疮及家族性地中海热患儿。

（二）病理

腹膜受炎症刺激后，脏层及壁层均充血、水肿，然后渗出；早期为清亮浆液，随着白细胞维蛋白凝固，逐渐呈脓性；肠壁充血，脓苔附着。由于大量渗出引起全身脱水及电解质紊乱，生周围循环衰竭。肠壁炎症可引起肠麻痹，毒素吸收引发中毒性休克。

（三）诊断

1. 临床表现

（1）腹痛：突然发生剧烈腹痛，患儿哭闹，腹痛呈持续性，并阵发性加剧。一般为全周，伴有频繁呕吐。

（2）全身症状：寒战、高热，体温可达 40℃，面色苍白、发绀，脉搏快而弱，甚至虚脱等全身中毒症状。

（3）腹部体征：全腹膨隆，满腹压痛，腹肌紧张，肠鸣音减弱或消失。病情严重紧张可以不明显。

（4）直肠指诊：直肠膀胱隐窝或直肠子宫隐窝有触痛，直肠前壁温度较高。

2. 实验室检查

（1）化验检查。

血常规可见白细胞明显增高，中性多核粒细胞在 90% 以上。

（2）腹腔穿刺。

可抽出无气味的稀薄脓液，应常规做涂片检查和细菌培养。

3. 特殊检查

腹部 X 线平片显示小肠胀气，双侧腹脂线消失。有时可见积液阴影。

4. 诊断要点

(1) 患儿有肾病或肝病史，以及上呼吸道感染史。

(2) 剧烈腹痛和高热，全身中毒症状。

(3) 腹部体征为全腹压痛及肌紧张。

(4) 实验室检查及X线检查。

(四) 鉴别诊断

1. 继发性腹膜炎

常见的如阑尾穿孔性腹膜炎初期病情较轻，中毒症状不明显，腹部体征以右下腹较为明显。

2. 急性出血性坏死性肠炎

发病急骤，表现为腹痛、腹泻、便血及中毒症状。尤其腹泻时大便性状如洗肉水或似赤豆汤样，腹部体征不明显。

3. 肺炎

胸片可见肺部病变，腹部体征很轻。

4. 中毒性菌痢

以腹泻为主，粪便带黏液及脓血，腹部压痛轻且无腹肌紧张。

(五) 治疗

1. 非手术治疗

适用于两种情况。①肾病或肝病腹水感染引起的腹膜炎。②病情危重，尤其伴有其他重要器官感染，如脓胸和重症肺炎等。治疗措施包括纠正水、电解质紊乱，降温，禁食以及大量抗生素治疗。

2. 手术治疗

与阑尾穿孔等继发性腹膜炎鉴别困难时，力争早期探查。腹腔镜手术损伤小、恢复快，应作为首选。术中吸取的脓液培养可明确病原菌，为使用抗生素提供依据。术中清除脓液，生理盐水或抗生素溶液灌洗后吸尽灌洗液，可不放置引流管。

第九章 神经外科

第一节　颅脑外伤

一、头皮损伤

（一）诊断要点
（1）头部外伤史。
（2）头皮有伤口或皮下血肿等。
①擦伤：创面不规则，仅为表皮脱落或少量渗血。
②挫伤：除表层局限性擦伤外，尚有皮下组织肿胀、瘀血和压痛等。
③裂伤：多由锐器物作用于头皮而出现裂口，有时深达腱膜或骨膜，出血多。
④血肿：分皮下、帽状腱膜下和骨膜下血肿，皮下血肿局限于头皮挫伤中心，一般较硬，波动不明显；帽状腱膜下血肿则蔓延至整个头皮，不受颅缝限制，软、有明显波动感，新生儿称为"产瘤"；骨膜下血肿则血肿边缘不超过骨缝，张力大，有波动感。
⑤撕脱伤：大片头皮帽状腱膜下撕脱，出血量大，可致休克。

（二）治疗
1. 擦伤
清洗消毒创面或涂以抗生素药液或软膏。
2. 挫伤
清洗、消毒后包扎伤口。
3. 裂伤
消毒、清创后一期缝合包扎。
4. 血肿
急性出血期局部需冷敷。较小血肿多能自行吸收，较大时需多次穿刺抽吸后加压包扎。血肿发生感染时需切开引流并加用抗生素。
5. 撕脱伤
部分撕脱伤，但血供尚存在，可缝合包扎；完全撕脱伤，行显微手术缝合血管及头皮再植，如不能吻合血管时则将撕脱头皮制成中厚皮片，回植于裸露的骨膜或筋膜上。伤口污染严重，可先清创包扎，待创面肉芽形成后再植皮。

二、颅骨骨折

颅骨骨折在小儿较少见，小儿6岁以前颅骨无外板、板障和内板之分，此外，较小儿的颅骨内侧缘尚无骨沟，因此小儿颅骨外伤时容易产生变形而不易引起骨折。6岁以前小儿鼻旁窦尚未发育完全，发生骨折后并发脑脊液漏者极为少见。

（一）诊断

1. 临床表现

（1）颅骨线形骨折为线状裂开。

（2）颅骨凹陷骨折触诊局部有凹陷，颅骨外板塌陷超过内板的平面。

（3）颅底骨折又分颅前窝、颅中窝和颅后窝骨折，颅前窝骨折有一侧或双侧的眼睑和结膜下瘀血（熊猫眼），或伴有鼻出血、脑脊液鼻漏、嗅觉丧失及视力损害等；颅中窝骨折可见颞部头皮肿胀，外耳道流血或脑脊液耳漏，伴有周围面瘫和听力丧失，眩晕及平衡障碍等，耳部检查鼓膜呈蓝色；后颅窝骨折有枕下或乳突部出现皮下瘀斑，咽后壁有时可有黏膜下瘀血及出现下咽困难、声音嘶哑或舌肌瘫痪等。

（4）有颅内血肿时出现头痛、呕吐、偏瘫等症状。

2. 特殊检查

（1）X线检查。

可明确骨折的部位、类型、严重程度。根据临床症状尚需要采用不同的摄片方向和切位，如凹陷性骨折需加切线位，枕骨骨折或人字缝分离时行汤氏位摄片，有视神经损伤者需行视神经孔位摄片，眼眶部骨折则行柯氏位摄片等。

（2）CT扫描。

能明确颅骨骨折及并发的颅内血肿、气颅等。

（二）治疗

1. 线性骨折

无须特别处理，一般3~4个月多数可自愈。

2. 凹陷性骨折

1 cm以上或凹陷在重要的部位（中央回、语言中枢）或骨折片刺入脑组织，应手术复位。静脉窦附近骨折，无明显症状时可暂不做处理，需手术时应在充分输血及止血条件下进行。

3. 颅底骨折

伴脑脊液鼻漏或耳漏，严禁填塞鼻或耳止血，要保持鼻腔、耳道清洁，并给予广谱抗生素预防感染。

4. 颅骨开放性骨折

此种患者常有大出血、休克，应急诊用消毒敷料包扎、抗休克、注射破伤风抗毒素和应用广谱抗生素，争取在伤后6~12 h内清创。

5. 颅骨骨折

并发颅内血肿时按颅内血肿处理。

三、脑损伤

脑损伤为脑实质损伤，可由直接和间接两种方式引起。直接如硬物撞击静止的头部、运动中的头部碰到静止的物体，头部两侧或顶部受到硬物挤压等；间接方式有坠落时臀部或双足着地，外力沿脊柱传递至头颅而致的脑损伤，爆炸气浪冲击头部，胸腹挤压气流冲击力传递至颅内而致的脑损伤，根据脑实质受损程度，其诊断有所差异。

（一）诊断要点

1. 脑震荡

常无肉眼可见的病理改变。婴幼儿则外伤后哭吵随后安静一段时间，几分钟或数小时后又出现烦躁、呕吐等，学龄儿童则伤后出现短暂意识丧失并有外伤性"遗忘症"。小儿脑震荡与成人不同在于：①短暂意识障碍可以不明显。②伤后常出现迟发性呕吐和嗜睡的神经功能症状。③虽然可以没有显微可见的病理结构改变，但可发生弥漫性脑肿胀，严重时可致死。MRI对诊断脑震荡是否有脑实质损伤有帮助。

2. 脑挫裂伤

有肉眼可见的脑实质损伤。受伤后有意识障碍且较脑震荡时间长，且头痛、呕吐重，有脑膜刺激症状或伤后早期出现脑损害的定位体征。CT扫描挫裂区呈点片状高低密度混杂区，有时伴脑水肿或脑肿胀。

3. 脑干损伤

直接外力使脑干撞击在小脑幕裂孔或斜坡上，或脑干被牵拉导致损伤，以及继发于颅内血肿等引起的颅内压增高，脑疝形成的脑干受压。患儿伤后持续昏迷，去大脑强直和双侧Babinski阳性，中脑损伤时瞳孔大小变化不定，眼球固定，对光反射消失；脑桥损伤时双侧瞳孔极度缩小，眼球同向偏斜或双眼向外侧散开；延髓损伤则呼吸和循环功能衰竭。

（二）治疗

1. 脑震荡

X线检查和CT扫描正常，无并发症时多可自愈，不需特殊处理。可应用镇静药物使患儿适当休息，并密切观察血压、脉搏、意识等变化。

2. 脑挫裂伤

（1）严密观察生命体征变化，注意保持呼吸道通畅，必要时吸氧。

（2）脱水、止血等对症处理。

（3）使用抗生素预防感染。

（4）保守治疗无效而病情加重需手术清除挫裂坏死的脑组织时，应手术进行充分内外减压，术后继续脱水治疗。

3. 脑干损伤

（1）同脑挫裂伤。

（2）及早气管插管或气管切开，保持呼吸道通畅，必要时过度换气和亚低温疗法。

（3）合并颅内血肿患儿应及时诊断和手术，减轻继发损害。

（4）积极防治并发症。

4. 恢复期患者

可配合高压氧治疗。

四、颅内出血及血肿

颅内出血及血肿是颅脑损伤的一类常见的继发病变，当出血聚集达一定数量时形成血肿。小儿颅内血肿的发生率较成人（10%左右）低，为3%~5%。临床按出血部位不同分为硬膜外血肿、硬膜下血肿、蛛网膜下隙出血、脑内出血。

五、急性硬膜外血肿

（一）诊断

1. 临床表现

（1）典型症状为伤后短暂的昏迷，经过一段意识清醒期又进入昏迷，婴幼儿可以意识障碍不明显，然后出现呕吐、头痛、烦躁不安，患侧瞳孔散大、对光反射消失，对侧肢体偏瘫，出现锥体束征。

（2）中间清醒期可由于颅内压增高出现血压升高、脉缓、呼吸减慢等脑受压症状，并进入再昏迷。小儿中间清醒期68%左右在24 h以上。

2. 特殊检查

（1）X线检查。

多可见颅骨线状骨折。

（2）超声波检查。

A型超声中线波向对侧移位 0.5 cm 以上即有诊断意义，B型超声显像在新生儿（颅骨薄）更具诊断价值。

（3）头部CT扫描。

头部CT扫描对血肿的部位、大小及合并骨折与否是最有效的诊断方法。常可见局限性梭形或半月形高密度区，此血肿外方多有颅骨骨折，且血肿常发生在颞、额、顶区，范围一般较局限。MRI与CT一样，对诊断具有同样价值。

（二）治疗

（1）诊断明确后应及时手术，清除血肿、彻底止血。

（2）放置硬膜外引流管，24～48 h 后拔除。

（3）一般治疗同脑挫裂伤。

六、急性硬膜下血肿

（一）诊断

1. 临床表现

（1）伤后出现不同程度的意识障碍，有时无中间清醒期直接进入深昏迷。

（2）患侧瞳孔散大，多出现双侧病理反射。前囟未闭者可见明显隆起。

（3）眼底检查常见视神经盘水肿。

2. 特殊检查

（1）CT扫描。

可见到颅骨内板的下方有新月形或半月形高密度区，范围一般较大，血肿厚度较薄，占位效应较硬膜外血肿明显，常有中线移位和同侧脑室挤压变形。

（2）MRI。

由于有某些条件限制，可作为慢性硬膜下血肿有效的诊断手段。

（二）治疗

（1）前囟未闭患儿可行硬膜下穿刺，无效时开颅探查。

（2）手术清除血肿，同时根据情况决定是否修补硬脑膜和去骨瓣减压。

（3）一般治疗同脑挫裂伤。

第二节　先天性脑积水

先天性脑积水是脑室系统和蛛网膜下隙过量脑脊液积聚而扩大，产生颅内高压征象。

（一）病因

一是由于脉络丛的肿瘤使分泌细胞增殖和肥大而使脑脊液分泌增多，或脑膜的炎症致脑表面静脉怒张和脉络丛充血致液体产生异常增多等；二是脑脊液循环通路的任何一个部位发生梗阻；三是脑脊液吸收障碍。

（二）病理

脑脊液积聚，压迫脑组织，初期使其弹性减少，随着病情的发展，大脑皮质受压变薄，而后出现脑萎缩。第三脑室扩张使下丘脑受压萎缩，中脑受压使眼球垂直运动障碍，出现"落日"征，颅内压增高使双侧横窦受压，颈内静脉血流受阻，颈外静脉回流增加，从而出现头皮静脉怒张。

（三）诊断

1. 临床表现

（1）病史。

家族中有无具有遗传因素的中脑导水管狭窄的脑积水，患儿有无头部外伤史、脑膜炎史、难产及产伤史等。

（2）体格检查。

①头围测量：正常新生儿枕额径 33～35 cm，6 个月 44 cm，1 岁 46 cm，2 岁 48 cm，3 岁 50 cm，6 岁 52 cm，如果出生后 1 年中的任何 1 个月内头围增长速度超过 2 cm，应高度怀疑脑积水。怀疑脑积水时应定期测定头围。

②头面不相称，头大面小。

③颅缝不闭或裂开，颅骨变薄；头颅叩诊呈破壶音；严重患儿头颅透光试验阳性。

④中脑受压后检查有"落日"征。

（3）症状。

①不会说话的患儿则哭叫、抓头、摇头，较大儿童则可诉说头痛。

②常见颅内压增高症状，恶心、呕吐。

③神经系统症状则表现为表情呆滞，智力发育比正常同龄儿差，学习能力差，不同程度地出现痉挛性瘫痪或锥体束征。

2. 特殊检查

（1）脑超声检查。

提示双侧侧脑室对称性扩大。

（2）头颅 X 线摄片。

提示颅骨变薄，骨缝增宽，较大儿童则颅缝分离，脑回压迹增多、加深。

（3）放射性核素检查。

^{131}I 标记人血白蛋白后注入脑室，再行放射性核素扫描，观察脑室系统阻塞部位及脑室大小。

（4）脑室造影。

经前囟穿刺注入造影剂了解脑室扩大的程度及皮质厚度，阻塞部位及原因。

（5）酚红试验。

前囟穿刺侧脑室注入中性酚红 1 mL，20 min 后做腰穿，将取得的脑脊液加入氢氧化钠后，若出现酚红色，则表明阻塞部位在蛛网膜下隙或由于蛛网膜颗粒闭塞，不出现酚红则表明脑室系统受阻。

（6）CT 检查。

迅速、安全、无痛，可立即确诊，还可知阻塞部位、原因、脑室扩大的程度及皮质的厚度，是目前最常用的检查方法。

（7）MRI 与 CT 具有同样优点和效果，颅内结构图像更清晰，使一些脑积水的病因和病理状态一目了然。

（四）治疗

脑积水保守治疗往往无效，主要是手术治疗。

1. 减少脑脊液分泌的手术

（1）脉络丛切除术。

（2）脉络丛电灼术。

2. 解除梗阻原因的手术

（1）肿瘤梗阻切除术。

（2）先天性瓣膜穿破术。

3. 脑脊液分流术

（1）颅内分流，在脑室与蛛网膜下隙建立通路，手术指征受到一定限制。

（2）颅外分流，脑脊液引流到其他脏器和体腔。

①脑室 – 心房分流术。

②脑室 – 腹腔分流术。

③脑室 – 胸腔分流术。

（3）近年来临床大多开展脑室 – 腹腔分流术，且有不开腹而行腔镜下腹腔管置入的方法，创伤小、痛苦少、恢复快等优点。

第三节 颅裂

颅裂是先天性颅骨缺损。

（一）病因及病理

颅裂与胚胎期中胚叶发育停滞有关，常与神经管闭合不全并存。根据病理情况将颅裂分成仅是颅骨缺损的隐性颅裂，伴有颅腔内容物向外膨出颅平面的显性颅裂。显性颅裂又进一步分为：①脑膜膨出，膨出的内容仅有脑膜和脑脊液。②脑膨出，膨出内容为脑膜和脑实质而无脑脊液。③脑膜脑膨出，膨出内容为脑膜脑实质和脑脊液。④脑囊状膨出，膨出内容有脑膜脑实质和部分脑室，但脑实质与脑膜间无脑脊液。⑤脑膜脑囊性膨出，膨出内容与脑囊状膨出相似，只是在脑实质与脑膜间有脑脊液。

（二）诊断

1. 临床表现

（1）患儿母亲常有孕期感染、外伤和服用药物史。

（2）患儿出生即发现囊性肿块，且一般位于颅中线上，常见于枕部如鼻根部，肿块大小和形状常不完全一致，少数患儿枕部肿块可比患儿头颅还大。

（3）一般无神经系统症状，但颅骨缺损大，膨出的内容物多时，鼻根部显示出现嗅觉丧失，颅底者肿块突入鼻腔内可影响呼吸，颅盖部可有肢体瘫痪、挛缩或抽搐等，其他神经系统症状主要有智能低下，腱反射亢进，皮质性视觉障碍、小脑和脑神经损害。

（4）肿块特点，一般含有脑脊液肿块，压迫前囟时有波动，透光试验阳性稍可压缩。

2. 特殊检查

（1）X线平片。

X线平片显示肿块部位有颅骨缺损。

（2）CT和MRI。

可显示膨出囊内的组织及合并脑畸形、脑积水等。

3. 鉴别诊断

常需与头颅部位的囊性畸胎瘤、新生儿的头皮血肿鉴别。二者均无颅骨缺损和脑神经受损症状。此外，鼻腔内需与鼻息肉鉴别，肿块穿刺细胞学检查可以区别。

（三）治疗

（1）隐性颅裂颅骨缺损小，无症状不需治疗。

（2）手术一般在6～12个月施行，主要是切除膨出囊，保存神经功能。但对于伴神经系统的小头畸形，以及头颅CT或MRI和脑血管造影显示囊内含有大脑、小脑与脑干者不宜手术；伴有脑积水者，宜先行脑脊液分流术。

（四）预后

脑膜膨出的预后最好，脑膜脑囊状膨出最差。

第四节 脊柱裂

脊柱裂是先天性椎管闭合不全，常见棘突及椎板缺如。

（一）病因及病理

脊柱裂为神经轴先天畸形，与颅裂的发生情况完全相同。脊柱裂可以发生在颈、胸、腰、骶各部位，但以腰骶部最多见；脊柱裂也可发生前裂和后裂，前裂罕见，多属后裂按病理脊柱裂分为两种。

1. 隐性脊柱裂

脊柱部位无局限性肿块，有时仅马尾部神经根与此处脊膜粘连。

2. 显性脊柱裂（囊性脊柱裂）

（1）脊膜膨出：囊腔内仅为脑脊液，无脊神经。

（2）脊髓脊膜膨出：脊髓本身即具有畸形，脊髓和（或）神经根自骨裂缺处膨出，并与膨出囊壁粘连。

（3）脊髓膨出（脊髓外翻，开放性或完全性脊柱裂）：少见，脊髓由椎裂膨出外露，表面无脊膜保护，仅病变区一片呈紫红色，酷似肉芽组织。

（二）诊断

1. 临床表现

（1）病史。

显性脊柱裂生后即可发现背部中线上有肿块，且肿块多位于腰骶部，可出现大小便失禁或下肢麻痹等神经症状。

（2）体检。

肿块表面被覆正常皮肤，或皮肤缺损肿块中心区有类似肉芽膜状组织被覆，或皮肤缺损直视下见脊髓并有脑脊液外溢。皮肤完整者往往皮下脂肪组织增生或同时存在脂肪瘤，也可有血管痣、皮肤凹陷、窦道或异常毛发增生，皮肤也可呈青紫色或暗红色。肿块触诊（如患儿前囟未闭时、哭闹或压迫肿块时）有冲击感。

（3）合并畸形。

可合并脑积水、Arnold–Chiari 畸形（小脑扁桃体下疝畸形）等。

（4）囊性脊柱前裂。

可造成胸内、腹内及盆腔相应的压迫症状和临床病史。

2. 特殊检查

（1）X 线平片。

可显示脊柱有缺损，棘突或椎板缺如或单有椎体裂开。

（2）脊柱 CT 和 MRI。

亦能清楚地显示脊柱与脊髓的畸形改变。

3. 鉴别诊断

（1）囊性脊柱裂与骶尾部囊性畸胎瘤鉴别后者一般不在正中位，且多向骶骨前延伸，直肠指检可协助诊断，X 线拍片亦能鉴别。

（2）脊髓外翻与新生儿皮下坏疽之糜烂鉴别前者出生即有，并有下肢麻痹症状。

（三）治疗

1. 隐性脊柱裂

无神经症状者，无须治疗；神经症状明显者可手术，即切开椎板，松解粘连的神经。

2. 显性脊柱裂

需手术治疗，以生后 1~3 个月内手术为好。如囊壁已破或极薄、脊髓外翻者均应急诊手术。手术应松解与囊壁粘连的神经组织，并回纳入椎管，缝合或减张缝合硬脊膜、椎旁肌及其筋膜，防止脑脊液漏。松解神经组织使用显微手术后神经功能的恢复更好。

（四）预后

隐性脊柱裂手术效果好。显性脊柱裂术前即有神经受损症状者预后差，有的将可能出现脑积水等并发症；脊髓外翻者预后最差，颈、胸段囊性脊柱裂生后即可能死亡。

第十章
儿科急危重症

第一节 新生儿颅内出血

新生儿颅内出血（neonatal intracranial hemorrhage，ICH）是围生期新生儿常见的脑损伤，既可单独发生，亦可作为缺氧缺血性脑病的一种表现，主要见于早产儿。

一、发生率与病死率

随着产科监护技术的进步，足月儿产伤性 ICH 已显著减少，但早产儿缺氧性 ICH 发生率仍高。早产儿 ICH 发生率，国外报道为 20%，国内报道为 40%~50%，病死率为 50%~60%。

二、病因

产前、产时及产后一切能引起胎儿或新生儿产伤、脑缺氧缺血或脑血流改变之因素，均可导致 ICH，有时几种因素同时存在。国内新生儿感染率高，整个新生儿期重症感染亦可引起颅内出血。

（一）产伤

产伤多见于足月儿，常为胎头过大、头盆不称、先露异常（臀位、横位）、骨盆狭窄、急产、滞产、不适当助产（吸引产、钳产、不合理应用催产素）、产道肌肉僵硬等所致。

（二）缺氧

缺氧多见于早产儿。①母亲因素：母亲患糖尿病、妊娠期高血压疾病、重度贫血、心肾疾病、低血压、产时用镇静剂、镇痛剂；②胎儿、胎盘因素：胎盘早剥、产程延长、脐带受压、宫内窘迫；③新生儿因素：窒息、反复呼吸暂停、呼吸窘迫综合征，其中以新生儿窒息最常见。

（三）脑血流改变

（1）波动性脑血流：见于不适当机械通气、各种不良刺激（剧烈疼痛、汽车上头部的振动或摇晃、气道刺激致剧咳等），可致脑灌注压剧烈波动。

（2）脑血流增快：见于血细胞比容低下（血细胞比容每减少 5%，每 100g 脑组织脑血流量增加 11 mL/min）、体循环血压升高、动脉导管开放、高血压、快速扩容、快速输注高渗液、高碳酸血症、低血糖、惊厥等，可明显增加脑血流。

（3）脑血流减慢：见于低血压、低碳酸血症、低体温、心力衰竭等。

（4）脑静脉压升高：阴道分娩、钳产、高 PEEP 通气、气胸等，可使颅内静脉压升高。

（四）感染

常见感染类型如重症肺炎、败血症等感染。

（五）其他

其他常见病因如维生素K缺乏症，弥散性血管内凝血等。

三、病理生理

（一）机械损伤

各项产伤因素均可致胎儿头部在分娩过程中骤然受压或过度牵引，使颅骨过度变形，引起大脑镰等撕裂出血。

（二）凝血功能未成熟

由于凝血因子不能经母胎转运，需由胎儿未成熟的肝脏合成，故新生儿生后1周内血浆大多数凝血因子水平不足，其中4个维生素K依赖因子（Ⅱ、Ⅶ、Ⅸ、Ⅹ）和4个接触因子（Ⅺ、Ⅻ、PK、HMWK）仅为成人的50%，Ⅴ因子、Ⅷ因子虽高，但半衰期短而不稳定，Ⅰ因子水平与成人接近，但因存在胎儿纤维蛋白原，含较多唾液酸而活性弱，转化为纤维蛋白较慢。此外，新生儿抗凝血酶Ⅲ（AT-Ⅲ）活性亦低下，血小板也处于低值。由于新生儿凝血物质不足，抗凝活性低下，故常有生理性出血倾向并致出血难止，早产儿尤甚。

（三）脑血管发育不成熟

（1）血管缺乏基质保护：生发基质位于侧脑室底的室管膜下，其最突出部分位于尾状核头部，从侧脑室前角延至颞角、第三、四脑室顶部。胎龄26～32周，侧脑室生发基质区和脉络丛微血管基质发育滞后于脑实质其他部位，部分早产儿细胞外基质Ⅳ型胶原纤维、粘连蛋白和纤维联结蛋白含量少，致无连续完整基膜。侧脑室生发基质于胎龄32周后才逐渐萎缩，而脉络丛微血管膜亦于足月后才发育成熟。在此期间，侧脑室生发基质区的血管密度和面积明显高于白质区，尽管周围微血管丰富，但因缺乏基质保护，由单层内皮细胞所组成的、缺少平滑肌及弹力纤维支持的血管，对抗血流冲击能力差，在缺氧、缺血、酸中毒、脑血流速波动等影响下，生发基质区易发生破裂出血。随着孕龄的增加，出血多来自脉络丛。

（2）长穿支血管少：在脑血管发育过程中，脑皮层血液供应来自软脑膜动脉，有较好的侧支循环，供应皮层下白质区为动脉的短穿支，均不易发生缺血性损害。供应脑室周围深部白质为动脉长穿支，早产儿越不成熟，长穿支越少，且缺少侧支循环，一旦缺血，该区最易受损。

（3）血管呈U字形曲折：脑白质引流的静脉通常呈扇形分布于脑室周围白质，在脑室旁经生发基质区汇入终末静脉，此静脉在侧脑室马氏孔后方、尾状核部前方呈U字形曲折，汇入大脑内静脉。当静脉压增高时，血液回流受阻，U字形曲折处压力升高，易发生充血、破裂出血或出血性梗死。

（四）脑血流波动

（1）被动压力脑循环：指脑血流随血压的变化而变化的形式。早产儿脑室周围循环血流分布不匀，存在高容量血流区和侧脑室生发基质低容量血流区，该区血流量极低，每100 g脑组织血流量 < 5 mL/min，而正常脑血流量为每100 g脑组织40～50 mL/min。早产儿脑血管自主调节功能差，调节范围窄，因此，各种原因引起的脑血流改变，均可导致ICH。

（2）脑血管对二氧化碳敏感：$PaCO_2$每增加1 mmHg，脑血管扩张导致脑血流增加8.6%，若$PaCO_2$增加过多，超过脑血管扩张极限，可致血管破裂出血。反之若$PaCO_2$减少，则脑血管收缩，脑血流减少，使低血容量区缺氧缺血，导致血管变性或缺血再灌注损伤，同样亦会引起ICH。

四、颅内出血部位与相应临床表现

（一）硬膜下出血（SDH）

SDH多见于足月儿，且多为产伤性，如头盆不称、先露异常（横位臀位等）、产道肌肉僵硬、骨盆狭窄、骨盆变形能力差（高龄初产等）、急产、滞产、不适当助产（胎头吸引、钳产、不合理应用催产素等）、胎儿颅骨易变形等，多伴有颅骨骨折，部分可无任何诱因。

随着产科技术的进步，SDH发生率已显著下降至7.9%。SDH以颅后窝小脑幕下和幕上出血为常见。

临床表现因出血部位与出血量的不同而异。

1. 小脑幕撕裂

小脑幕撕裂为大脑镰与小脑幕交叉部撕裂，引起直窦、Galen 静脉、横窦及小脑幕下静脉损伤，导致颅后窝小脑幕上和（或）幕下出血，但以幕上出血较常见。幕上出血量少者可无症状，出血量多者，生后 1 d 即出现呕吐、易激惹或抽搐，甚或有颅内压增高表现。幕下出血早期可无症状，多在生后 24～72 h 出现惊厥、呼吸节律不整、意识不清，出血量多者数分钟至数小时后转入昏迷、瞳孔大小不等、角弓反张，甚或因脑干受压而死亡。

2. 大脑镰撕裂

大脑镰撕裂较少见，为大脑镰与小脑幕连接部附近撕裂，致下矢状窦破裂出血。出血如不波及小脑幕下，常无临床症状，如波及致小脑幕下出血，症状与小脑幕撕裂同。部分幕下出血尚可流入蛛网膜下隙或小脑而表现为蛛网膜下隙出血或小脑出血。

3. 大脑浅表静脉破裂

大脑浅表静脉破裂的出血多发生在大脑凸面，常伴蛛网膜下隙出血。轻者可无症状，或新生儿期症状不明显，数月后发生慢性硬膜下血肿或积液，形成局部脑膜粘连和脑受压萎缩，导致局限性抽搐，可伴贫血和发育迟缓。重者于生后 2～3 d 内发生局限性抽搐、偏瘫、眼向患侧偏斜。

4. 枕骨分离

枕骨分离常致颅后静脉窦撕裂，引起颅后窝小脑幕下出血并伴小脑损伤，症状同小脑幕下出血，常可致死。

（二）原发性蛛网膜下隙出血（SAH）

SAH 是指单独发生而非继发于硬膜下或脑室内出血的蛛网膜下隙出血，是 ICH 中最常见的类型（占 43%～76%），多见于早产儿，足月儿仅占 4.6%～18.3%，73% 为缺氧所致，少由产伤引起。临床可分 3 型。

（1）轻型：多见于早产儿，为软脑膜动脉吻合支或桥静脉破裂所致。出血量少，56% 无症状，或仅轻度烦躁、哭声弱、吸吮无力，预后好。

（2）中型：多见于足月儿。生后 2 d 起出现烦躁、吸吮无力、反射减弱，少有发绀、抽搐、阵发性呼吸暂停，检查偶见前囟胀满、骨缝裂开、肌张力改变，全身状态良好，症状与体征多于 1 周内消失，预后良好。约 1/3 病例可并发缺氧缺血性脑病，偶可发生出血后脑积水。

（3）重型：多伴重度窒息及分娩损伤，常因大量出血致脑干受压而迅速死亡，病死率为 SAH 的 4.5%，但本型少见。头部 CT 可见前、后纵裂池、小脑延髓池、大脑表面颅沟等一处或多处增宽及高密度影。

（三）室管膜下生发基质-脑室内出血（SHE-IVH）及脑室周围出血（PVH）

开始为室管膜下生发基质出血，出血量大时可突破生发基质而进入侧脑室，导致脑室内出血，并继而经第四脑室进入蛛网膜下隙甚或进入脑实质，引起脑室周围出血或脑实质出血。SHE-IVH 及 PVH 均由缺氧所致，其发病率与胎龄密切相关，多见于出生体重 < 1 500 g、孕龄 < 32 周的早产儿，是早产儿颅内出血中最常见的类型，也是早产儿脑损伤最常见的病因。国外发病率 25%，重度者占 5.6%，国内则分别为 56.6% 及 16.3%，远高于发达国家的发病率，而足月儿脑室内出血发病率为 8.6%～22%。

1. 临床分型

因出血程度不同，临床可分 3 型。

（1）急剧恶化型：多为Ⅲ～Ⅳ级出血（出血分级见影像学检查），生后数分钟至数小时内出现发绀、抽搐、阵发性呼吸暂停、软瘫、昏迷。病情于 24～48 h 内迅速发展，50%～60% 于 72～96 h 内死亡，幸存者于第 4～5 d 渐趋稳定。

（2）普通型：多为Ⅱ级、偶为Ⅲ级出血。上述部分症状 50% 见于生后 24 h 内，25% 见于生后第 2 d，15% 见于生后第 3 d，因而 90% 于生后 72 h 内发生。其余可于 2 周内发生。症状于数小时至数日内发展，但可有缓解间隙，表现为神志异常，肌张力低下，但不发生昏迷，大部分存活，少数发展为出血后脑积水。

（3）无症状型：占25%～50%，多为Ⅰ～Ⅱ级出血，临床症状不明显，多在影像检查时发现。

2. 并发症

（1）出血后脑积水：脑室内出血的主要并发症是出血后脑室扩大（头围每周增加＜2 cm）及出血后脑积水（头围每周增加＞2 cm）。其发生主要与脑脊液吸收障碍有关：出血后脑脊液中大量血细胞成分及纤维蛋白，可凝成血块，堵塞脑脊液循环通道如第四脑室流出道及天幕孔周围脑池等处，使脑脊液循环不良和积聚，导致以梗阻为主的脑室扩大及早期脑积水，若不及时清除，更可致蛛网膜炎而发生以交通性为主的脑室扩大及晚期脑积水。脑室的进行性扩大，可压迫脑室周围组织致其缺血性坏死，最终导致患儿死亡或致残。国外报道脑室内出血伴脑室扩大/脑积水的发生率为49%，其中Ⅲ、Ⅳ级脑室内出血引起者分别占40%及70%，常于出血后15～70 d内发生。

（2）慢性脑室扩大：有25%的脑积水可发展为慢性脑室扩大（PVD，脑室扩大持续2周以上）。Ⅲ级以上脑室内出血的慢性脑室扩大发生率可高达80%，有38%自然停止发展、48%非手术治疗后停止发展，34%最终必须手术治疗。

（3）脑室周围出血性梗死（PHI）/脑室周围白质软化（PVL）：80%的严重SHE-IVH，常于发病第4天，伴发脑室周围出血-脑室周围出血性梗死（PVH-PHI）或脑室周围白质软化（PVL）。PHI位于与脑室内出血同侧的侧脑室角周围，呈扇形分布，与静脉回流血管分布一致（静脉梗死）。

（四）脑实质出血（IPH）

IPH为产伤或缺氧所致。

（1）大脑实质出血：可见于足月儿，为血管周围点状出血；或见于早产儿，多为生发基质大面积出血，并向前、外侧扩展，形成额顶部脑实质出血，少数为生发基质出血并向下扩展进入丘脑，形成丘脑部脑实质出血。余临床表现为早期活动少，呼吸与脉搏慢弱，面色尚好，持续6～10 d后，转为激惹、肌张力低下、脑性尖叫，有15%患儿无症状。本型特点为起病缓慢，病程较长，死亡较迟。

（2）小脑实质出血：多见于出生体重＜1 500 g或孕龄＜32周的早产儿，由缺氧所致，发病率为15%～25%，可为灶性小出血或大量出血。临床分3型：①原发性小脑出血；②小脑静脉出血性梗死；③脑室内出血或硬膜下出血蔓延至小脑的继发性出血。症状于生后1～2 d出现，主要表现为脑干受压征象，常有脑神经受累，多于12～36 h内死亡。

（五）硬膜外出血（EDH）

EDH多见于足月儿，常由产伤所致，为脑膜中动脉破裂，可同时伴有颅骨骨折。出血量少者可无症状，出血量多者亦可表现为明显的占位病变表现、颅内压增高、头部影像学见明显中线移位，常于数小时内死亡。

（六）混合性出血

混合性出血可同时发生上述2个或2个以上部位的出血，症状可因出血部位与出血量的不同而异。由产伤所致者主要为硬膜下出血，脑实质出血及蛛网膜下隙出血；由缺氧窒息所致者主要为脑室内-脑室周围出血。胎龄＜3周以脑室内、脑室周围出血及小脑出血为主，胎龄32～36周以脑实质出血、脑室内-脑室周围出血及蛛网膜下隙出血为主，胎龄≥37周以脑实质出血、硬膜下出血及蛛网膜下隙出血为主。

五、临床表现

重度窒息及产伤所致的ICH，常于生后2～3 d内出现症状，表现如下。

（1）神经系统兴奋症状呻吟、四肢抖动、激惹、烦躁、抽搐、颈强直、四肢强直、腱反射亢进、角弓反张、脑性尖叫等。

（2）神经系统抑制症状反应低下、吸吮无力、反射减弱、肌张力低下、嗜睡、软瘫、昏迷等。

（3）眼部症状凝视、斜视、眼球震颤、瞳孔扩大或大小不等、对光反射迟钝等。

（4）其他呼吸与心率快或慢、呼吸暂停、发绀、呕吐、前囟饱满、体温不稳定等。

早产儿ICH症状多不典型,常表现吸吮困难、肢体自发活动少或过多、呼吸暂停、皮肤发灰或苍白、血压与体温不稳、心率增快或持续减慢、全身肌张力消失。

六、影像学检查

(一)头颅B超

头颅B超用于诊断ICH及其并发症,其敏感性及特异性分别高达96%及94%,是ICH最有效的筛选方法。因ICH多在生后1~7 d内发生,故检查宜在此期进行,并应每隔3~7 d复查一次,直至出血稳定后,仍需定期探查是否发生出血后脑积水。超声(US)对诊断SEH和IVH的敏感性最高,这与US对颅脑中心部位高分辨率的诊断特性及对低血红蛋白浓度具有较高敏感性有关。研究显示,即使脑室少量出血、脑脊液中血细胞比容低至0.2%时,或在出血吸收、血红蛋白分解、出血部位血红蛋白降至70~80 g/L,出血部位与周围组织密度相等,CT难以发现出血时,US仍可分辨并做出诊断,因此US诊断颅内出血的时间通常可延至出血后3个月或更久,故头颅B超在很大程度上已可代替CT检查。

SEH-lVH的头颅B超表现及诊断标准,按Papile分级法分为4级。①Ⅰ级:单或双侧室管膜下生发基质出血。②Ⅱ级:室管膜下出血穿破室管膜,引起脑室内出血,但无脑室增大。③Ⅲ级:脑室内出血伴脑室扩大(脑室扩大速度以枕部最快,前角次之),可测量旁矢状面侧脑室体部最宽纵径,6~10 mm为轻度扩大,11~15 mm为中度扩大,>15 mm为重度扩大;也可由内向外测量旁矢状面脑室后角斜径,≥14 mm为脑室扩大;或每次测量脑室扩大的同一部位以做比较。④Ⅳ级:脑室内出血伴脑室周围出血性梗死:后者于沿侧脑室外上方呈球形或扇形强回声反射,多为单侧。

SHE-IVH按出血程度分为三种。①轻度出血:单纯生发基质出血或脑室内出血区占脑室的10%以下;②中度出血:脑室内出血区占脑室的10~50%;③重度出血:脑室内出血区占脑室的50%以上。

(二)头颅CT

适用于早期快速诊断颅内出血,但分辨率及对脑实质病变性质的判断不及磁共振显像,一般在出生后1周内分辨力最高,故宜于出生后1周内检查。头颅CT可检查到各部位的出血,对SHE-IVH分级与B超分级相同,但分辨率明显逊于US,对室管膜下及少量脑室内出血敏感性亦不及US。7~10 d后随着出血的吸收,血红蛋白逐渐减少,血肿在CT中的密度也明显降低,等同于周围组织的密度。此时CT对残余积血不敏感。

(三)头颅磁共振显像(MRI)

MRI对各种出血均有较高诊断率,分辨率高于头颅B超与CT,并可准确定位及明确有无脑实质损害。但对新鲜出血敏感性较差,故宜在出血3 d后检查。由于新鲜血肿内主要为氧合血红蛋白,T_1加权像上仅表现为等信号或稍低信号,在T_2加权像上表现为高信号。7~10 d后,氧合血红蛋白转变为脱氧血红蛋白和高铁血红蛋白,血肿在MRI中的信号也随之变化,在T_1和T_2加权像上均表现为高信号。因此,MRI中不同的出血信号,可以估计出血时间。

CT和MRI可很好地辨别第三、四脑室内出血及SDH和SAH,但US未能诊断上述部位的出血,此与US对颅脑边缘及后颅窝部位的病变分辨率差有关。较大量的脑实质出血,US、CT和MRI均能做出很好诊断。

七、诊断

(一)病史

诊断前应重点了解孕产妇病史、围产史、产伤史、缺氧窒息史及新生儿期感染史。

(二)临床表现

对有明显病因且临床出现抽搐者易于诊断,但有部分病例诊断困难,包括:①以呼吸系统症状为主要特征,神经系统症状不明显者,易误诊为肺部疾病,误诊率20%~65%;②晚期新生儿ICH多与其他疾病并存,尤以感染为多见,由于感染症状明显,常致忽略ICH的诊断,漏诊率达69.7%;③轻度ICH亦可因无临床症状而漏诊。故应提高警惕,对可疑病例加强检查。由于窒息缺氧既可引起肺部并发症、又可引起 ICH，两病亦可同时并存，故仅靠病史、体检常难以做出诊断，如无影像学配合，ICH 临床总误诊率高达 55.4% ~ 56.2%，多误诊为呼吸系统疾病。

（三）影像学检查

影像学检查是确诊 ICH 的重要手段，头颅 B 超使用方便，可在床边进行，可作连续监测，可对各项治疗的效果进行追踪与评估，价格便宜，应作首选。头颅 CT 会有 X 线辐射，头颅 MRI 诊断率高，但扫描时间长，价格较贵。可根据实际情况选用。

（四）脑脊液检查

由于影像学的进展，目前已很少做脑脊液检查。急性期脑脊液常为均匀血性，红细胞呈皱缩状，糖定量降低且与血糖比值 < 0.6（正常 0.75 ~ 0.80），蛋白升高。脑脊液改变仅可考虑蛛网膜下隙出血，但仍未能明确是原发或继发，故诊断价值有限。一周后脑脊液转为黄色，一般可持续四周左右。

八、治疗

（一）一般治疗

保持绝对安静、避免搬动、头肩高位（30°）、保暖、维持正常血气、消除各种致病因素、重者延迟 24 ~ 48 h 开奶、适当输液。

（二）纠正凝血功能异常

补充凝血因子，可用巴曲酶 0.5 kU 加 0.9% 氯化钠 2 mL 静脉注射，隔 20 min 重复一次，共 2 ~ 3 次，可起止血作用。或用维生素 K_1 0.4 mg/kg 静脉注射。必要时输血浆，每次 10 mL/kg。

（三）镇静与抗惊厥

无惊厥者用苯巴比妥 10 ~ 15 mg/kg 静脉注射以镇静及防止血压波动，12 h 后用维持量 5 mg/(kg·d)，连用 5 d。有惊厥者抗惊厥治疗。对Ⅳ级脑室内出血伴生后一个月内仍有惊厥发作者，因 80% 以上于 1 个月后仍可发生迟发性惊厥，可使用抗癫痫药物。

（四）脑水肿治疗

（1）于镇静、抗惊厥治疗 12 h 后，可予呋塞米 1 mg/kg 静脉注射，每日三次，至脑水肿消失。

（2）地塞米松 0.5 ~ 1.0 mg/kg 静脉注射，每 6 h 一次，连用 3 d。本药能降低脑血管通透性，减轻脑水肿，增强机体应激能力而不会加重出血。

（五）穿刺放液治疗

（1）硬膜下穿刺放液：用于有颅内高压之硬膜下出血，每日穿刺放液一次，每次抽出量 < 5 mL，若 10 d 后液量无显著减少，可作开放引流或硬膜下腔分流术。

（2）腰椎穿刺放液：用于有蛛网膜下隙出血或Ⅲ级~Ⅳ级脑室内出血者。腰椎穿刺放液于 B 超确诊后即可进行，每日穿刺放液一次，每次放液量 5 ~ 15 mL，以降低颅内压，去除脑脊液中血液及蛋白质，减少日后粘连，避免发生脑积水。当 B 超显示脑室明显缩小，或每次只能放出 < 5 mL 液量时，改隔日或隔数日一次，直至脑室恢复正常为止。

（3）侧脑室引流：对有Ⅲ级~Ⅳ级脑室内出血、腰椎穿刺放液未能控制脑室扩大者，或伴有颅内压增高的急性脑积水者，均可作侧脑室引流，首次引流液量 10 ~ 20 mL/kg。此法常可控制脑室扩大及急性脑积水。为防感染，一般仅维持 7 d 即应拔管。

（4）手术治疗：侧脑室引流效果不佳者，应行脑室 - 腹腔分流术。

（六）出血后脑积水（PHH）治疗

早产儿脑室内出血，其血性脑脊液引起化学性蛛网膜炎，脑脊液吸收障碍，导致脑室扩大，虽较常见，但 87% 能完全恢复，只有约 4% 的 IVH 可发展为出血后非交通性脑积水（Ⅲ级 78%、Ⅳ级 100% 可发生脑积水）。后者乃脑室内血性脑脊液沿脑脊液通路进入蛛网膜下隙，引起脑脊液循环通路阻塞所致，以中脑导水管梗阻为多。

1. 连续腰椎穿刺

对严重 ICH，可作连续腰椎穿刺放液，以控制出血后脑积水，成功率为 75% ~ 91%，连续腰椎穿刺应做到早期应用（病后 1～3 周）、放液量不宜过少（应每次 5～8 mL）、间隔期应短（1～2 d）、疗程足够（1 个月左右），并避免腰椎穿刺损伤。对连续腰椎穿刺效果欠佳者，可联合应用乙酰唑胺治疗。有人认为反复腰椎穿刺放液并不能减少 PHH 的发生，反而会增加颅内感染的机会，因而提出反对。但因持续的颅内高压可破坏神经元轴突和损伤白质的少突胶质细胞，轴突的损伤亦可累及皮层的神经元，已证实腰椎穿刺放液能使皮层灰质容积明显增加，因此连续腰椎穿刺放液对控制持续颅内高压，防止脑积水发生确有其实际意义。

2. 脑脊液生成抑制剂

乙酰唑胺 40～100 mg/（kg·d）口服。由于出血后脑积水的发病机制主要是脑脊液吸收障碍而不是分泌增加，故不主张单独应用。

3. 其他

过去用于溶解血凝块的尿激酶、链激酶，抑制脑脊液生成的甘油、呋塞米等，均已证实未能减少脑积水发生而停止使用。

4. 手术治疗

采用脑室腹腔分流术（ventricul operitoneal shunt，V-P 分流术），指征为：

（1）每周影像检查提示脑室进行性增大。

（2）每周头围增长 > 2 cm。

（3）出现心动过缓、呼吸暂停、惊厥、昏迷等颅内高压证。

（4）术前脑脊液蛋白量 < 10 mg/mL，术后常见并发症为感染及分流管梗阻。

经正规治疗的 ICH 患儿，大多于 5～7 d 后痊愈。

九、预防

（一）产前预防

（1）预防早产，预防可导致产伤的各种因素，治疗孕产妇高危疾病如妊娠期高血压病。胎膜早破孕妇应用抗生素防感染。

（2）早产孕妇产前应用糖皮质激素：糖皮质激素促肺成熟的同时，亦可促进生发基质毛细血管发育成熟，明显降低新生儿 ICH 的发生率。其副作用为可导致低出生体重及头围缩小，但主要发生在多疗程使用糖皮质激素者。为避免产生副作用，可仅于分娩前 24～48 h 内给予地塞米松 10 mg 或倍他米松 12 mg 静脉滴注，于 1 日内一次或分两次滴入，必要时连用 2 d（第二次应用应与分娩时间间隔 24 h 以上），可明显降低早产儿颅内出血发生率。

（3）早产孕妇产前应用维生素 K_1：目的是促使胎儿血浆 Ⅱ、Ⅶ、Ⅹ 3 种凝血因子水平升高，从而降低早产儿颅内出血发生率。可于分娩前给予维生素 K_1 静脉或肌内注射，每日一次，连用 2～7 d（最后一次应用应与分娩时间间隔 24 h 以上），同样有良好效果，如出生早期给予早产儿注射活性因子Ⅶ，效果更佳。

（4）产前联合应用糖皮质激素及维生素 K_1：联合应用比单用糖皮质激素或维生素 K_1 效果更佳，两药用法同上，可使 PVH-IVH 发生率下降 50% 以上，重度出血减少 75%。

（5）其他：早产孕妇产前应用苯巴比妥，经循证医学分析，无良好效果，不能用于早产儿颅内出血的预防。亦有介绍产前联合应用硫酸镁（每次 4.0 g）及氨茶碱（每次 240 mg）静脉滴注 12 h，然后每 12 h 一次，直至分娩或疗程已达 48 h。

（二）产前产后联合预防

由于 ICH 多发生在宫内或生后 1～6 h，故生后 6 h 才注射苯巴比妥，确实不能预防早产儿颅内出血的发生，若于生后 1～3 h 内注射该药，虽仍不能降低颅内出血发生率，但可减少重度出血的发生及减少轻度出血转为重度出血。故可于产前采用糖皮质激素及维生素 K_1，而于婴儿出生 3 h 内注射苯巴比妥，可获得更好的预防效果。

（三）产时预防

产时可采用延迟结扎脐带预防该症。已证实早产儿脱离母体后 30~45 s 结扎脐带（延迟结扎脐带），与脱离母体后 10 秒内结扎脐带（即刻结扎脐带）比较，早产儿颅内出血发生率明显降低。

（四）新生儿药物预防

（1）苯巴比妥：尽管有报道早产儿应用苯巴比妥后，可使脑室内出血发生率从 43.9%~54% 降至 7.1%~28.2%，并使重度脑室内出血发生率从 20%~33.3% 降至 0~11%。于生后 6~12 h 及大于生后 12 h 给药，脑室内出血发生率分别为 15.6%、32.8% 及 44.9%。故可于生后 6 h 内应用，苯巴比妥负荷量 20 mg/(kg·d)，分两次，间隔 12 h 静脉注射，24 h 后维持量 5 mg/(kg·d)，共用 3~5 d。但国外经循证医学分析后认为，于生后 6 h 内应用苯巴比妥，对降低 ICH 及 ICH 后遗症、病死率均无效，且可增加对机械通气的需求，因而不推荐使用。

（2）吲哚美辛：能调节脑血流，促进室管膜下生发基质成熟。出生体重 < 1 250 g 之早产儿，于生后 6~12 h 给予吲哚美辛 0.1 mg/kg，24 h 后重复一次；或生后 6~12 h 给予一次，此后每 12 h 一次，连用 2~3 d，可使脑室内出血发生率降低 66%，但对男婴效果好于女婴，且可升高坏死性小肠结肠炎发生率。

（3）维生素 K_1：至今为止，采用维生素 K_1 预防维生素 K 缺乏所致之 ICH，其用药方法、用药途径、使用剂量均未统一，多认为口服比肌内注射更为合适。尽管证实维生素 K_1 作为氧化剂，对患 G-6-PD 缺乏症新生儿的红细胞不会发生氧化损害，亦不会发生 DNA 损伤，但尚未能排除导致儿童期白血病的可能。目前多建议：①由于肌内注射维生素 K_1，短期内可引起机体非常高的维生素 K_1 水平，对新生儿可能会有潜在损害，故非必要不做肌内注射；②足月儿生后可有维生素 K 缺乏，于生后第 1 d 及第 4 d 分别口服水溶性混合微胶粒制剂（phylloquinone，内含维生素 $K_1$2 mg 及卵磷脂、甘氨胆酸）2 mg，维生素 K 缺乏性出血症可减少 61.1%，从而预防维生素 K 缺乏性 ICH。对单纯母乳喂养者，亦可每周口服 2 mg，采用少剂量多次口服，安全性更高；③早产儿维生素 K 依赖性凝血因子减少，不是维生素 K 缺乏所致，而是蛋白质合成不足造成，且早产儿维生素 K 缺乏并不明显，给予维生素 K_1 效果不佳，故早产儿生后前几周应适当减少维生素 K_1 的供给，不必过早给予；④对不适宜口服者可予静脉注射维生素 $K_1$0.4 mg/kg，效果与口服 3 mg 者相同；⑤对服用抗生素、抗结核药及抗癫痫药物的孕妇，于分娩前 15~30 d 口服维生素 $K_1$10~20 mg/d，该新生儿生后应立即静脉注射维生素 K_1，亦有预防作用。

（4）其他：尚有报道应用泮库溴铵、维生素 E、酚磺乙胺、钙拮抗剂等者，但多认为效果不大。

十、预后

（一）影响 ICH 预后的因素

（1）临床症状。若临床出现：①昏迷或半昏迷；②中枢性呼吸衰竭；③重度惊厥；④原始反射全部消失。具备上述项目越多，预后越差。其中严重室管膜下生发基质-脑室内出血发生后遗症率 > 35%，若伴发脑室周围出血-脑室周围梗形脑室周围白质软化者可高达 90%，常表现为半身瘫，认知障碍。

（2）出血部位及出血量。严重硬膜下出血、严重原发性蛛网膜下隙出血、严重脑室内出血及小脑实质出血，均预后不良。常见的脑室内出血，其预后与出血程度有关：轻度出血者几乎全部存活，后遗症率 0~10%；中度出血病死率 5%~15%，后遗症率 15%~25%；重度出血病死率 50%~60%，后遗症率 65%~100%。

（3）脑室围周出血性梗形脑室周围白质软化：严重后遗症的发生可能与下列因素有关：①生发基质损伤，可使神经细胞分化障碍及板下区神经元损伤，导致髓鞘、皮层发育异常而发生运动、认知障碍；②脑室周围白质、特别是对应中央区、顶枕区白质损害，皮质脊髓视放射及丘脑投射纤维损害，导致双下肢痉挛瘫，视觉损害及认知障碍；③持续颅内高压及脑积水，可导致神经发育迟缓；④皮层神经元损伤，可导致认知障碍。室管膜下生发基质-脑室内出血后所导致的脑实质损害与神经发育的关系见（表 10-1）。

表 10-1　脑实质损害与神经发育的关系

白质损害	例数	神经发育		
		正常	轻度异常	重度异常
无	43	25	17	1
轻度	20	11	8	1
重度	9	0	4	5

(二) 常见后遗症

(1) 脑积水：主要由 IVH 所致。54% 可于 8 周后自然缩小并恢复正常；部分可继续扩大超过 6 个月，然后渐消退，并于 1 岁左右恢复正常；另一部分保持稳定或继续发展成严重脑积水。过去曾广泛采用乙酰唑胺 [Diamox, 100 mg/(kg·d)] 及呋塞米 [furosemide, 1 mg/(kg·d)] 治疗，但最后证实不但无效，反可增加病死率及伤残率。过去亦曾于脑室内注射链激酶（streptokinase），亦证明无效。而脑室 - 腹腔引流则可有一定疗效。

(2) 智力、运动发育障碍：多由 PVH-IVH 所致，包括有运动、认知障碍，视觉损害及脑性瘫痪。

第二节　急性贫血危象

急性贫血危象指的是入院时或住院期间化验血红蛋白 < 50 g/L，常见原因有急性外伤出血、先天性或继发性凝血机制障碍引起的出血、急性溶血和骨髓造血功能障碍或无效应红细胞生成所致。由于血红蛋白迅速下降，导致机体缺氧，出现多器官功能障碍，如心功能不全、肾功能不全、休克等，严重者可致死亡，因此临床上必须予以重视。

一、临床表现

除原发病的表现外，急性贫血危象主要临床表现为进行性面色及皮肤黏膜苍白、肢体乏力、食欲缺乏、恶心、呕吐、活动性气促、心悸、头晕、烦躁不安或嗜睡、出冷汗、脉搏快而细、四肢末端凉。病情严重者可并发有休克、充血性心力衰竭及急性肾衰竭。

实验室检查最重要的是发现红细胞及血红蛋白值降低至正常值的一半或一半以下。

二、诊断

对于临床上怀疑贫血的患儿，应首先明确是否有贫血，然后考虑是否发生急性贫血危象，此为急诊中的常见症，需紧急处理，最后再进一步明确贫血病因。

(一) 是否存在贫血

贫血是指单位容积内血红蛋白和（或）红细胞数低于正常的病理状态。由于婴儿和儿童的红细胞数和血红蛋白随年龄不同而有差异，因此诊断贫血时必需参照不同年龄的正常值。根据世界卫生组织的资料，血红蛋白的低限值在 6 个月～6 岁者为 110 g/L，6～14 岁为 120 g/L，海拔每升高 1 000 m，血红蛋白上升 4%，低于此值为贫血。6 个月以下的婴儿由于生理性贫血等因素，血红蛋白值变化较大，目前尚无统一标准。"我国"小儿血液会议暂定：血红蛋白在新生儿期 < 145 g/L，1～4 个月时 < 90 g/L，4～6 个月时 < 100 g/L 者为贫血。但需注意贫血诊断要排除血容量改变（如脱水或水潴留）的因素。

(二) 是否为贫血危象

根据外周血血红蛋白含量或红细胞数贫血可分为四度：①轻度，血红蛋白从正常下限～90 g/L；②中度，血红蛋白为 60～90 g/L；③重度，血红蛋白为 30～60 g/L；④极重度，< 30 g/L。新生儿血红蛋白 144～120 g/L 为轻度，90～120 g/L 者为中度，60～90 g/L 为重度，< 60 g/L 为极重度。

急性贫血危象指的是患儿入院时或住院期间化验血红蛋白 < 50 g/L。

(三) 明确贫血病因

对于任何贫血患儿，必须寻找出其贫血的原因，才能进行合理和有效的治疗。因此详细询问病史、全面体格检查和必要的实验室检查是做出贫血诊断的重要依据。实验室为贫血病因诊断的主要手段，但与贫血有关的实验检查项目繁多，应由简到繁，有步骤有针对性地进行检查。

三、急救处理

贫血危象的急救处理最基本原则是去除或纠正贫血的病因，并进行积极的对症处理，并应输血以改善其缺氧状态。

（一）一般治疗

吸氧应首当其冲，以纠正因贫血造成全身组织器官缺血缺氧，阻止病情发展。患儿应卧床休息，限制活动，以减少氧耗。密切监护，注意脉搏、呼吸、血压及尿量变化。加强护理，增强营养，给予富含蛋白质、多种维生素及无机盐的饮食，消化道大出血者应暂禁食。

急性贫血危象患儿由于血红蛋白急剧下降，机体抵抗力低，易发感染，感染又可加重贫血，增加氧耗，因此应注意防治感染。

应避免应用影响血液系统的药物，切忌在未弄清诊断前滥用抗贫血药物，对疑有巨幼细胞性贫血的患儿，骨髓检查应在使用叶酸或维生素 B_{12} 前进行，怀疑白血病或淋巴瘤患儿在骨髓检查和（或）组织活检前应避免使用肾上腺皮质激素类药物，以免延误诊断及治疗。

（二）病因治疗

对病因明确的贫血，如能去除引起贫血的病因，则贫血可从根本上得以纠正。如外伤性出血应及时清创止血；维生素 K 缺乏引起者给予补充维生素 K_1，每日 10～20 mg，分两次静脉注射，连用 3～5 d；由血浆凝血因子缺乏引起者，应及时输入血液凝血因子；如因血小板减少引起者，必要时输浓缩血小板；由蚕豆病引起者，应立即停吃蚕豆及豆制品。由于感染导致的溶血性贫血或患儿抵抗力下降合并肺部和肠道感染，应用抗生素治疗。

（三）输血治疗

急性贫血危象是输血的绝对指征，总的原则是一般可先输等张含钠或胶体溶液以补充血容量，改善组织灌注，然后给予输注浓缩红细胞或洗涤红细胞（强调凡有条件均应输红细胞），每次 5 mL/kg。注意贫血愈严重，一次输血量宜愈少，且速度宜慢。

对于贫血危象患儿，应根据不同病因给予输血治疗，溶血性贫血患儿致贫血危象，如系 6-磷酸葡萄糖脱氢酶（G-6-PD）缺陷症所致，应避免输入 G-6-PD 缺陷症者的血液，自身免疫性溶血应输入洗涤红细胞，并在输血同时应用大剂量皮质激素，血型不合者应给予换血治疗。由于贫血危象可导致心功能不全，因此首先应判断有无心衰，如有则应抗心衰治疗，应用洋地黄药物，注意剂量不宜太大，然后再输浓缩红细胞。对于外伤后出血所致的贫血危象，应快速大量输血。而慢性贫血基础上出现贫血危象，输血、输液速度不宜过快、过多，以防加重心脏负荷。血红蛋白上升至 70 g/L 以上者可不输血。

（四）保护重要器官功能

1. 抗休克

并发失血性休克者，应迅速止血，并补充血容量，常首先使用低分子右旋糖酐或 2∶1 等张含钠液或其他等张含钠液 10～20 mL/kg 快速扩容，然后输注同型全血或浓缩红细胞。并应根据患儿的血压、心率、尿量、周围循环情况、中心静脉压及出血速度和量决定输液和输血量。

2. 防治心功能不全

并发心衰者，首选快速类洋地黄制剂，于 24 h 内达到饱和量，并限制液体摄入、在短时间内纠正心衰，必要时应用利尿剂。对并发休克但尚未发生心衰者快速扩容纠酸后给予半量速效洋地黄制剂支持心功能，然后再输血，同时密切观察心率、血压变化，并应护心治疗。

3. 肾功能不全的处理

贫血危象所致肾功能损害多为一过性肾前性肾衰，主要通过液体疗法来纠正细胞外液量和成分，改善肾血流量，增加肾小球滤过率，对已补足血容量仍少尿者，常规使用呋塞米 1～2 mg/（kg·次）。治疗中不用收缩肾血管药物，禁用对肾脏有毒性药物。

第三节　暴发性紫癜

暴发性紫癜（purpura fulminans，PF）综合征又名坏疽性紫癜、坏死性紫癜、出血性紫癜，系儿科危重症，病死率目前仍高达 40% 以上，主要为广泛血管内血栓形成，临床表现酷似弥散性血管内凝血（DIC）。

一、临床表现

为突然迅速进展的对称性皮肤紫癜，累及全身皮肤，以下肢密集，与其他暴发性皮肤损伤不同的是皮疹可在几小时内由瘀点迅速增大融合为直径为数厘米的瘀斑，基底肿胀坚硬与周围组织分界清楚，颜色由鲜红渐变为暗紫色，坏死后成为黑色焦痂，浆液坏死区发生水疱或血疱，可融合成大疱，发疹的肢体可出现明显肿胀疼痛，主要死亡原因为器官功能衰竭、DIC、肾出血。本病病因不明，可发生于以下 3 种情况：急性感染引起的急性感染性暴发性紫癜，遗传性或获得性蛋白 C 缺陷或其他凝血障碍所致的凝血障碍性暴发性紫癜，及原因不明的特发性暴发性紫癜。

二、治疗

目前治疗主张置重症监护室进行综合治疗，包括抗生素、类固醇激素、液体复苏、儿茶酚胺等的治疗，及低血钙、低血糖的防治，至于抗凝血酶、蛋白 C、组织纤溶酶原活性因子、血管扩张药的治疗尚有争议。

（一）抗感染治疗

暴发性紫癜的主要病因为细菌感染，以脑膜炎球菌败血症最为常见，肺炎球菌、A 组溶血性链球菌、流感嗜血杆菌、肺炎克雷白杆菌、金黄色葡萄球菌也可引起，有学者主张在无病原学证据之前，对有感染征象且伴有皮肤瘀斑的患儿，首选第三代头孢菌素或联合使用能覆盖上述主要病原菌的抗生素治疗早期 PF，一旦病原菌明确后再重新调整抗生素，研究报道，早期有效使用抗生素可以使 PF 总体病死率从 70% 降至 40%。值得注意的是，水痘带状疱疹病毒、EB 病毒等病毒感染也可并发暴发性紫癜，对于病毒感染患儿，早期抗病毒治疗有助于疾病康复。

（二）蛋白 C 或活化蛋白 C 替代治疗

蛋白 C 是一种具有抗凝活性的维生素 K 依赖蛋白酶，近来发现蛋白 C（proteinC）基因突变，导致血浆蛋白 C 缺陷或其活性下降，易于发生微血管内血栓形成，与严重感染合并暴发性紫癜密切相关，是患者发生 PF 的根本原因，因此，提出在抗感染和抗休克的同时，使用外源性蛋白 C 或活化蛋白 C（APC）替代治疗，有助于凝血失衡纠正，可以减轻 PF 的组织损伤。临床使用重组人活化蛋白 C（rhAPC 商品名）Dro-trecoginalfa 具有抗凝、抗炎活性，研究发现中心静脉持续给药每小时 24μg/kg，持续 96 h，可使蛋白 C 活性增加，凝血功能改善，使用安全，并且发现血小板小于 30×10^9/L 并非绝对禁忌。Fourrier 等通过对 15 例脑膜炎球菌并暴发性紫癜患者研究发现所有患者血浆蛋白 C 水平明显降低，给予蛋白 C 替代治疗获得了较好疗效，并且发现蛋白 C 替代治疗时最小负荷剂量为 250 IU/kg，每日维持剂量分别为 200 IU/kg，没有发现任何不良反应。至于蛋白 C 治疗的最佳时期、最佳给药剂量仍需进一步研究。此外，单纯同源蛋白 C 缺陷，新鲜冷冻血浆可以有效替代。

（三）抗凝血酶Ⅲ（AT-Ⅲ）

PF 时抗凝血酶Ⅲ减少，予抗凝血酶Ⅲ替代治疗，可促其恢复正常，改善 DIC，且可促进脑膜炎球菌 PF 血浆蛋白 C 水平升高。另有研究发现所有脑膜炎球菌并暴发性紫癜患者抗凝血酶水平明显降低，给予抗凝血酶替代治疗获得了较好疗效，并且发现 AT 替代治疗时最小负荷剂量为 150 IU/kg，每日维持剂量分别为 150 IU/kg，安全有效。

（四）重组组织纤溶酶原活性因子（rt-PA）

PF 时，纤溶酶原活性抑制因子浓度增加，纤维蛋白沉积，血管内血栓形成，多器官功能衰竭，

rt-PA 有助于溶解血栓、改善外周灌注，半衰期 5 min，剂量为每小时 0.25 ~ 0.5 mg/kg，重复使用，对脑膜炎球菌 PF 治疗有助。但 Zenz 等通过对 62 例需要截肢或伴有顽固性休克的 PF 患儿使用 rt-PA 研究发现，其中 5 例患儿并发颅内出血，因缺乏对照，使用 rt-PA 是否引起出血尚不能确定。

（五）肝素

对处于高凝状态的患儿，肝素与抗凝血酶Ⅲ结合抑制血栓形成，减轻皮肤坏死，早期可持续滴注肝素 100 ~ 200 U/(kg·d) 或低分子肝素 75 U/(kg·d)，同时输注新鲜冷冻血浆和抗凝血酶Ⅲ，使用时需注意肝素耐受、停药后反复、血小板减少和出血等现象。但也有学者认为其并无肯定疗效。

（六）外科治疗

部分 PF 患儿经内科抢救存活后，虽然生命体征基本稳定，但约 90% 患儿全层皮肤软组织坏死，有时可深达肌肉、骨骼，愈后残留瘢痕，需要外科进一步处理，包括筋膜切开术、截肢术、皮肤移植术。外科治疗分为二期，一期清创、植皮、截肢，二期松解肌肉挛缩、治疗残肢溃疡，及时外科清创、截肢对降低病死率起关键作用。PF 时肢体肿胀，可引起筋膜腔综合征，并发横纹肌溶解使器官功能恶化，故所有患者都要监测筋膜腔压力，当筋膜腔压力大于 4.0 kPa（30 mmHg）时，立即实行筋膜腔切开术。尽早实施筋膜切开术，可能减轻软组织坏死的深度，减少截肢。此外，对有遗传性 PC 基因突变的患儿，在手术、外伤、感染时可及时给予 PC 或 APC 制剂，以预防 PF 的发生。

总之，目前暴发性紫癜的治疗是包括原发疾病在内的一系列综合治疗，其中支持治疗、有效的血液成分（包括新鲜冷冻血浆及凝血因子）、抗感染仍是主要的治疗手段，蛋白 C、抗凝血酶Ⅲ缺陷时给予蛋白 C、抗凝血酶Ⅲ替代治疗。鉴于血栓和出血这一矛盾，抗凝剂的使用仍有争议，且剂量必需个体化。容量负荷过重时可考虑采用血浆去除术，难治病例可试用甲泼尼龙冲击或免疫抑制剂环磷酰胺治疗。随着继发感染的控制、支持治疗、及其他治疗方法的应用，原发性 PF 病死率明显降低；感染合并暴发性紫癜，液体复苏、抗生素及血管活性药应用非常重要，纠正酸碱失衡、电解质紊乱，早期给氧、机械通气有助于疾病康复。

第十一章
心理和精神卫生问题

第一节 注意缺陷与多动障碍

注意缺陷与多动障碍（儿童多动症）（attention deficit and hyperactivity disorder，ADHD）是指发生于儿童时期，主要表现为与患儿年龄不相称的过度活动、注意力不集中、冲动任性、情绪不稳并伴有认知障碍和学习困难的一组综合征。注意缺陷与多动障碍是最常见的一种儿童行为问题，其患病率一般报道为3%~5%，男女比例为4:1~9:1。

一、病因

注意缺陷与多动障碍病因复杂，可能与以下因素有关。

（一）遗传因素

多项研究表明ADHD是具有复杂遗传特征的家族性疾病，遗传度平均为0.76，提示遗传因素在ADHD病因学方面起主要作用。

（二）器质性因素

母孕期、围生期及出生后各种原因所致的轻微脑损伤可能是部分患儿发生该障碍的原因，但没有一种脑损伤存在于所有该障碍患儿，也不是所有有此损伤的儿童都患该障碍，而且许多患儿并没有脑损伤的证据。

（三）神经解剖学因素

磁共振研究报道该障碍患儿存在胼胝体和尾状核体积的减小，功能磁共振研究尚报道该障碍患儿尾状核、额区、前扣带回代谢减少。

（四）神经生理学因素

该障碍患儿脑电图异常率高，主要为慢波活动增加。脑电图功率谱分析发现慢波功率增加，α波功率减小、平均频率下降。提示该障碍患儿存在中枢神经系统成熟延迟或大脑皮质的觉醒不足。

（五）神经生化因素

有研究表明该障碍可能与中枢神经递质代谢障碍和功能异常有关，包括多巴胺和肾上腺素更新率降低，多巴胺和去甲肾上腺素功能低下等。

（六）心理社会因素

早期智力开发过度，学习负担过重，不良的社会环境、家庭环境，如经济过于贫穷、父母感情破裂、教育方式不当等均可增加儿童患该障碍的危险性。

（七）其他因素

该障碍可能与锌、铁缺乏，血铅增高有关。食物添加剂可能增加儿童患本病的危险性。

二、临床表现

注意缺陷与多动障碍的主要临床表现为活动过度、注意障碍、冲动任性，并常伴有学习困难、情绪和行为方面的障碍。

（一）活动过度

活动过度是指与同年龄、同性别大多数儿童比，儿童的活动水平超出了与其发育相适应的应有的水平。活动过度多起始于幼儿早期，但也有部分患儿起始于婴儿期。在婴儿期，患儿表现为格外活泼，爱从摇篮或小车里向外爬，当开始走路时，往往以跑代步；在幼儿期后，患儿表现好动，坐不住，爱登高爬低，翻箱倒柜，难以安静地玩耍。上学后，因受到纪律等限制，患儿表现更为突出。患儿上课坐不住，在座位上扭来扭去，小动作多，常常玩弄铅笔、橡皮，甚至书包带，与同学说话，甚至下座位；下课后招惹同学，话多，好奔跑喧闹，难以安静地玩耍。进入青春期后，患儿小动作减少，但可能主观感到坐立不安。

（二）注意障碍

该障碍患儿注意很易受环境的影响而分散，因而注意力集中的时间短暂。他们在玩积木或其他游戏时，往往也显得不专心。他们在上课时，专心听课的时间短暂，老师布置的作业常听不清，以致做作业时常出现遗漏，倒置和解释错误。他们对来自各方的刺激几乎都起反应，不能滤过无关刺激，所以注意力难以集中。

（三）情绪不稳、冲动任性

患儿自我克制能力差，容易激惹，在遇到一些不愉快的刺激时，往往过分激动，或做出愤怒反应，常因一些小事与同学争吵打架。他们在行动之前，不经大脑考虑，也不顾后果，以致感情用事，小题大做，甚至在冲动之下伤人毁物。患儿情绪不稳，哭笑无常，要求必需立刻满足，显得很任性，否则会哭闹发脾气。

（四）认知障碍和学习困难

部分该障碍患儿存在空间知觉障碍、视听转换障碍等。虽然患儿智力正常或接近正常，但由于注意障碍、活动过度和认知障碍，患儿常常出现学习困难，学业成绩常明显落后于智力应有的水平。

三、诊断与鉴别诊断

应综合病史、躯体和神经系统检查、精神检查、辅助检查的结果予以诊断。在此过程中，采集详细而正确的病史非常重要，因病情较轻的患儿在短暂的精神检查过程中，症状表现可能并不突出。

（一）诊断要点

（1）起病于7岁前，满足以下（2）、（3）条至少6个月。
（2）以注意障碍、活动过度、好冲动为主要临床表现。
（3）对社会功能（学业或人际关系等）产生不良影响。
（4）排除精神发育迟滞、广泛发育障碍、情绪障碍等。

（二）鉴别诊断

1. 精神发育迟滞

该障碍患儿可伴有多动和注意障碍，如能上学，学习困难也相当突出，因此易与注意缺陷与多动障碍相混淆。但追溯病史，可发现该障碍患儿自幼生长发育较同龄正常儿童迟缓，社会适应能力低下，学业水平与智力水平多相当，智测智商低于70。以上有助于鉴别。

2. 儿童孤独症

虽然该症患儿常存在多动、注意障碍，但患儿还存在儿童孤独症的三大类核心症状，即社会交往障碍、交流障碍、兴趣狭窄和刻板重复的行为方式，因此，不难与注意缺陷与多动障碍进行鉴别。

3. 品行障碍

品行障碍和注意缺陷与多动障碍同病率较高。如患儿不伴有多动和注意障碍，只诊断品行障碍；如患儿同时伴有多动、注意障碍，并符合注意缺陷与多动障碍诊断标准，则两个诊断均需做出。

4. 儿童情绪障碍或心境障碍

儿童在焦虑、抑郁或躁狂状态下可能出现活动过多、注意力不集中、学习困难等症状，注意缺陷与多动障碍患儿因为经常受到老师和家长的批评及同伴的排斥等也可出现焦虑和抑郁，因此两者需要鉴别。两者的鉴别要点如下：①注意缺陷与多动障碍起病于7岁之前，而儿童情绪障碍或心境障碍的起病时间则可早可晚；②注意缺陷与多动障碍为慢性持续性病程，而情绪障碍的病程则长短不一，心境障碍则为发作性病程；③注意缺陷与多动障碍的首发和主要症状为注意障碍、活动过度和冲动，而情绪障碍或心境障碍的首发和主要症状是情绪问题；④情绪障碍或心境障碍儿童通过治疗改善情绪后，多动和注意障碍将消失。而注意缺陷与多动障碍患儿服用抗焦虑药或抗抑郁药改善情绪后，过度活动、注意障碍和冲动可能有所改善，但仍持续存在。

5. 儿童精神分裂症

本病起病时间较注意缺陷与多动障碍晚，发病高峰时间为青春前期和青春期，在早期出现注意力不集中、学习成绩下降的同时，常伴有其他情绪、行为或个性方面的改变，且随着病情的发展，会逐渐出现感知觉障碍、思维障碍、情感淡漠和不协调、行为怪异、意向缺乏等精神分裂症症状，据此可与注意缺陷与多动障碍相鉴别。

四、治疗

应采用综合治疗的方法治疗注意缺陷与多动障碍。

（一）药物治疗

1. 中枢兴奋药

中枢兴奋药主要用于6～14岁患儿，可减轻多动、冲动，改善注意力，常用药有两种。①哌甲酯，又名利他林。该药有效率为75%～80%，起始剂量为每晨5 mg，如症状改善不明显，无明显药物不良反应，可每3～7 d增加5 mg。一般日量不超过40 mg。哌甲酯控释剂，商品名为专注达，每天晨间服用一次，疗效可维持12 h。此类药物服用初期有口干、食欲缺乏、恶心、上腹不适、心悸、血压轻度升高、焦虑、烦躁等不良反应，但随治疗时间延长或减量可减轻或消失。大剂量可能诱发癫痫或抽动障碍，因此，癫痫或抽动障碍患儿不宜服用。长期大量服用可能抑制生长发育，儿童中尚未见成瘾报道。②匹莫林，又名苯异妥英。该药有效率基本同盐酸哌甲酯，起始剂量为每晨10～20 mg，因该药作用时间长，每日服用一次即可。如症状改善不明显，无明显药物不良反应，可每周增加10～20 mg。一般日量不超过100 mg，周末及节假日宜停药。该药不良反应较轻，部分患儿服用后可出现失眠、食欲减退、恶心、胃部不适、头痛等，约3%患儿出现肝脏损害，故应定期检查肝功。个别患儿尚可出现抽动。该药是否抑制生长发育尚不清楚。儿童无成瘾报道。

2. 其他药物

最近获准应用的非兴奋剂药物——托莫西汀，是一种选择性去甲肾上腺素重摄取抑制剂，同时具有对额叶中多巴胺的抑制作用。它是目前唯一获美国食品和药物管理局（FDA）批准用于ADHD儿童、青少年与成人患者的非兴奋剂药物，已有超过10项的对照研究证实其在改善18岁以下ADHD患儿的核心症状方面，疗效显著。

如患儿经上述治疗无效，或不适于选用上述药，或伴有明显情绪问题，可选用可乐定、抗抑郁药。抗抑郁药可选用丙米嗪、地昔帕明、舍曲林等。

（二）非药物治疗

1. 认知行为治疗

该治疗可改善多动、冲动和攻击行为，并使患儿学会适当的社交技能。

2. 家庭治疗

家庭治疗的目的在于：①协调和改善家庭成员间关系，尤其是亲子关系；②给父母必要的指导，使他们了解该障碍，正确地看待患儿的症状，有效地避免与孩子之间的矛盾和冲突，和谐地与孩子相处和交流，掌握行为矫正的方法，并用适当的方法对患儿进行行为方面的矫正。

3. 学校教育

应给老师提供咨询和帮助，使老师了解该障碍，运用适合于患儿的方法对患儿进行教育，采取适当的行为矫正方法改善患儿症状，针对患儿的学习困难给予特殊的辅导和帮助。

4. 感觉统合治疗、脑电生物反馈治疗

对该障碍也均有一定治疗作用。

五、预后

随着多种治疗方法的应用，多数患儿的症状到少年期后逐渐缓解，但约30%的患儿症状持续到成年，在成人中约有1%～2%存在注意缺陷障碍。如不治疗，注意缺陷与多动障碍儿童到成年时，大约有1/3符合DSM-Ⅲ-R轴Ⅰ上的诊断，主要包括：①注意缺陷与多动障碍的残留症状；②反社会人格障碍；③酒和药物依赖；④癔症、焦虑症和类精神分裂症。

预后不良的因素包括：童年期合并品行障碍、智力偏低和学习困难、合并情绪障碍（如抑郁、焦虑）、不良的家庭和社会因素。

第二节　儿童孤独症

Leo Kanner 于 1943 年发表"情感接触的自闭障碍"，详述 11 名儿童的行为特征。他们未满 2 岁即发病，且具有下列 5 项行为特征：①极端的孤独，缺乏和别人情感的接触；②对环境事物有要求同一性的强烈欲望；③对某些物品有特殊的偏好，且以极好的精细动作操弄这些物品；④没有语言，或者虽有语言但其语言似乎不是用来人际沟通；⑤孤立的才能，呈沉思外貌，并有良好的认知潜能，有语言者常表现极佳的背诵记忆力，而未具语言者则以良好的操作测验表现其潜能。这个症候群称之为"早发幼儿孤独症"，简称"幼儿孤独症"。

从 Kanner 报告幼儿孤独症之后，其诊断的概念和准则历经不少的改变，其中影响最大的可能是 Wing 和 Gould（1979 年）的研究。他们针对未满 15 岁的智能不足儿童，比较社会互动有明显缺陷和没有缺陷两大类，发现每万名智能不足儿童中有 21.2 人有显著的社会互动障碍，其中只有不到 1/4 符合典型幼儿孤独症的诊断。然而比较有孤独症诊断和没有孤独症诊断而有显著社会互动障碍的智能不足儿童，发现他们的行为差异极小，除了诊断孤独症的儿童出现仿说和代名词反转等怪异的语言之外，他们都共同有社会互动的严重障碍、显著的沟通障碍及出现反复同一性的行为。基于这项研究结果，他们认为实在没有必要把和典型孤独症具有相同特征的其他智能不足儿童给予不同的诊断，因此他们主张具有社会互动障碍、沟通障碍及反复同一性行为这三大特征的就称作广义的孤独症。中国台湾克氏行为量表研究发现，孤独症和自闭倾向的克氏量表得分相似，也支持广义孤独症的概念。

将社会互动障碍、语言沟通障碍及反复同一性行为和局限的兴趣视为孤独症的三大核心症状，经过 Rutter 和 Schopler 等人在 1968 年的归结报告之后，成为 DSM-Ⅲ（1980 年）、DSM-Ⅲ-R（1987 年）、DSM-Ⅳ（1994 年）和 ICD-10（1992 年）诊断孤独症的三大核心症状，只是在命名上，DSM 系统命名为孤独症，而 ICD-10 则称为儿童期孤独症。此两系统都将孤独症归类于广泛性发育障碍（PPD）。广泛性发育障碍是指具有至少部分孤独症核心症状的综合征，包括孤独症、Asperger 综合征、Rett 综合征、非典型孤独症（ICD-10）或 PDDNOS（DSM-Ⅳ），而 ICD-10 另有瓦解性障碍。这些 PDD 次分类都有孤独症的部分特征，因此学者将 PDD 次分类，从典型到非典型孤独症看成连续的光谱，而将之称为孤独症谱系障碍（ASD）。至今，Rett 综合征已知基因病因，其病程亦和其他 PDD 不同，因此有学者通常将其排除在 ASD 之外。

一、流行病学资料

早期的流行病学研究数据显示，典型孤独症的患病率每万儿童 2～5 人，可是 1999 年—2001 年的研究，却发现孤独症的患病率高达每万儿童 15~40 人。Fombonne（1999 年）对孤独症的患病率综合分析，发现孤独症患病率每万儿童 10 人，也发现 1985 年之前报告的患病率显著较 1985 年之后报告的低。近来的研究发现，若包括非典型孤独症在内的 ASD，其患病率高达每万儿童 40~60 人。这些数据显示孤独症在近年来有显著增加的趋势。

孤独症患病率增加有几种解释。一是孤独症诊断条件的变化。将孤独症的定义扩大到只要三大特征而不必有良好精细动作和认知潜能的条件，这种概念首先被 DSM-Ⅲ 接受，但 DSM-Ⅲ-R 又将条件放得比 DSM-Ⅲ 宽，到 DSM-Ⅳ 才又紧缩了一些，但都比 Kanner 的条件宽了许多。因此综合来说，ASD 诊断概念的改变及扩展，是孤独症患病率增加的主要因素。此外，研究样本大小、研究对象、筛选工具、确诊工具等都是患病率变化的重要因素。

专业人士对 ASD 的认知增加，许多相关领域专业人士对孤独症的特征有较多的了解，使得大家对典型和非典型的孤独症认知提高，尤其是近年来对智能正常的非典型孤独症和 Asperger 综合征的注意力和诊断能力提高，也会提高 ASD 患病率。

儿童发展学者对正常婴幼儿的社会、情绪、语言和非口语沟通的发展有更多认识，发展出系统的实验室评估方法，有助于早期发现和诊断发展偏差的儿童。父母对子女的关心和了解增加是另一个孤独症增加的因素。报纸杂志对正常和偏差发展的报道不断增加，更重要的是，网络信息的发达，父母亲只要按下鼠标就能从网络上得到相关的信息，使得父母能够更早地发现或怀疑子女发展有不正常现象，从而增加早期诊断的概率。

孤独症患病率增加的现象和立法有关。以中国台湾为例，儿童和少年福利法规定，发展迟缓儿童在 3 岁要提供早期治疗、教育服务。相关机构开展发展迟缓筛查和早期治疗、教育的工作，使得本来没有被发现的发展迟缓，包括孤独症，会在更小的时候就被发现，而增加孤独症患病率。

近十年来，首先从英国开始系统地对 18 个月大的儿童进行孤独症筛查工作。美国学者对英国的问卷加以研修推广。在中国台湾由台大医院蔡文哲医师系统地编制早期幼儿孤独症筛查问卷，进行相关的研究。由于许多国家都对 18 个月幼儿进行系统的筛查，将诊断孤独症的年龄由 3 岁提早到 18 个月，这也会增加孤独症的患病率。

孤独症也可能真的增加了。有些环境毒素、疫苗可能是孤独症的原因，或疾病治疗的进步，使得孤独症患者的寿命延长等因素，都可能导致孤独症患病率真的增加。

Kanner 最早报告 11 名儿童的性别是 8 男 3 女，后来在欧美的临床和流行病学之调查，男女之比为 3：1。中国内地资料为（6.5~9）：1；中国台湾大学附设医院的临床资料（5：1）与台湾第二次特殊儿童普查数据（3.5：1），男性都有明显偏多的现象。

Kanner 原始报告中强调患者之父母来自专业人士的比例高，中国台湾大学附属医院 1985 年之前的孤独症患者也有较高比例来自高社会经济阶层，但近七年的数据则平均分布于各社会经济阶层，这和欧美流行病学研究的发现一致。有趣的是，近年来有些研究显示在数学、物理、工程等专业人士身上有较多孤独症特质，因此孤独症和社会经济阶层如果有关，也是间接的关系。

二、病因与发病机制

（一）病因

任何疾病，人类都想找到病因，寻求治疗和预防的方法，以减少人类的痛苦，对 ASD 亦如此。然而至今，除了 Rett 综合征找到 MECP2 基因的病因和部分瓦解性障碍是中枢神经退化症的表现之外，全世界的研究者都继续努力找寻 ASD 的病因。

ASD 和身体疾病的关系是研究 ASD 病因的方法之一，如果某身体疾病的患者出现 ASD 的概率高于一般人，而 ASD 患者有该身体疾病者的概率亦高于一般人，则 ASD 患者和该身体疾病有密切关系之机会大增。然而，至今尚未找到如此密切的相关性。譬如，先天性德国麻疹患者得 ASD 的概率很高，但绝大多数 ASD 非先天性德国麻疹患者。结节性硬化症和 ASD 的关系，虽然比先天性德国麻疹和 ASD 的相关要强一些，这导致许多人研究第 15 对染色体上的基因和 ASD 的关系，但也还缺乏确实的结果。根据研究方法是否采用多种躯体疾病的筛检,已有的研究显示只有6%～25%的ASD患者有躯体疾病,其中最常见的除了前述结节性硬化之外,就是脆性X综合征。

家族聚集是研究ASD病因的重要基本现象。早期的数据显示家庭若有一个孤独症儿童,其同胞也患孤独症的概率为2%,为一般家庭之50倍;1990年之后的数据,则同胞罹患率提高至2%～6%。早期英国的双胞胎研究,孤独症一致率在同卵双胞胎为36%,在异卵双胞胎为0;扩大样本数后,其一致率分别为60%对0。若将孤独症定义放宽,则同卵双胞胎之一致率增至92%,而异卵双胞胎一致率则为10%。这些双胞胎研究显示孤独症之遗传率极高,大于90%。综合双胞胎研究和家族研究结果,可推测遗传是ASD的最重要病因,而由家族研究推估,ASD的基因在3个以上。

寻找ASD的基因,最大的困难是ASD的表现型和基因型的异质性。目前主要采用两种策略,一是关联分析,即分析ASD和已定位基因的关联性,关联性越高,二者的距离越近。另一是相关分析,即分析某基因在ASD和对照组的差异,其中分析家族有多人罹患ASD,尤其亲子二代有三人罹病的家系和对照组的差异来分析某些疑似基因和ASD的相关性。到目前为止,关联分析的结果相关值不高,LOD值最高的也只有2.2～4.81,而热门的研究区域在2q、7q、15q$^{11～13}$、17q、Xq等。相关研究的基因达300个以上,较热门的候选基因有neuroligin 3和4、GABA受体次结构、5-羟色胺转运体基因、Reelin等等。在中国内地已有部分研究发表,中国台湾也正积极进行中。

(二)发病机制

虽然ASD的发病机制未明,但是仍可作如下的推论。

假设大部分ASD是多基因的疾病为真,其个别基因的启动和作用可能和某些环境因素有关,在基因环境互动作用下,可能直接影响神经元和神经胶质细胞的发展,从而影响神经网络的组织结构和功能,进而形成和ASD相关的神经解剖、神经生理和神经心理的障碍。基因也会直接影响蛋白质(酶)和神经递质的结构及功能的神经化学异常作用,进而影响细胞的活动、神经网络的组织和功能,再进而形成和ASD相关的神经解剖、神经生理和神经心理的障碍。这假设的ASD发病机制,经过研究资料的累积,已有部分结果获得证明,简述如下。

在环境因素方面,由于大部分ASD患者发病于婴幼儿期,因此启动和修饰基因的环境因素可能大多在怀孕时期、出生和婴幼儿期。譬如,母亲怀孕时的某些感染和性激素的均衡,生产时催产素的使用和脑伤,幼儿时期的某些感染和疫苗,都可能扮演影响某些ASD基因的角色。有效的早期治疗、教育不但能改善症状,也可能促进某些神经网络的形成和发展,进而改善其神经心理和神经生理功能,从而改善预后。

在神经化学方面,超过25%的ASD儿童和少年有外周血液的5-羟色胺(血清素)偏高现象,而且有家族关联。除此之外,其他单胺或肾上腺素或类阿片活性肽都和ASD无关。

在神经病理方面,孤独症患者脑的大小在出生时正常,出生后比一般婴幼儿增加迅速,2～4岁时约比一般幼儿大5%～10%,6岁之后至成人,只略大5%。增加的部分以额叶和颞叶较明显,白质增加大于灰质。在神经病理方面,小脑的普肯野神经元数目减少和小脑蚓部第6小叶变小最为常见。

借助神经影像学的进步,ASD的神经网络研究近年来进步神速。使用磁共振成像(MRI)、功能性磁共振成像(fMRI)、弥散张量成像(DTI)、弥散光谱成像(DSI)和脑磁波描记术(MEG)等技术,发现在认脸部表情的测验时,ASD患者的楔形区(FFA)的反应较对照组低。在社会认知实验时,ASD在杏仁核的反应亦较对照组低。有些有趣的研究结果则和镜形神经元系统(MNS)有关。MNS和模仿有密切关系,最近有研究发现同理心(即移情)和MNS有关,台北阳明大学研究者发现,在同理心测验时,ASD在部分MNS的反应活性较对照组低,而缺乏同理心是ASD的重要社会情绪表征,显示ASD的MNS有障碍。另有些研究则以DTI或DSI研究ASD患者的神经路径,发现ASD患者的大脑局部联系异常增加,而远距联系则异常地减少,因而主张ASD是一种发展性联结障碍症。

相对于神经网络的新进展,ASD的心理学和神经心理学研究则已有数十年的历史。综合而言,ASD有下列特征。

(1)在运动发展方面,动作不协调、失用症、神经系统软体征等在ASD出现率高。

（2）在感觉运动和知觉方面，其基本功能在正常偏低的范围，有模仿障碍，有表征障碍，但处理特殊表征的能力优于处理一般表征的能力。

（3）在注意力方面，强于持续的注意力和选择的注意力，却有注意力转移的显著困难。

（4）在记忆方面，ASD不是记忆障碍症，但有记忆方面的特征，如自由联想差，用意义来协助记忆的能力差，使用语言线索的记忆能力差，但长于机械记忆。

（5）在一般智力方面，最新的数据显示31%的孤独症和94%的其他ASD的综合智商在正常范围。一般而言，智力量表分测验之得分分布较广，个体差异大，且理解、抽象推理、整合及序列等能力偏弱，而视觉空间、注意细部及机械记忆的能力较强。

（6）在学业方面，部分儿童呈现高识字能力，自幼很会认字，但不一定理解字义和文意。高功能孤独症患者常保留较好之数学能力。部分高功能孤独症患者，具有超乎常人的历法、数字、音乐、美术等特殊能力，而被称为"白痴天才"。

（7）在情绪知觉方面，除了ASD患者自幼注视眼睛少于注视嘴和其他物品之外，对脸部表情的认知及对身体非语言的情绪表现的认知，都有显著障碍。

（8）在语言方面，临床表现所描述的语言发展特征，已充分表现ASD的语言障碍是广泛的，包含口语和非口语的沟通障碍。在有口语的ASD患者，最一致的是语言运用（语用）的缺陷。有学者最近的研究发现高功能ASD患者亦有语意促发的障碍。

（9）在游戏方面，功能性游戏常有发展迟缓，而象征游戏和社会互动的装扮游戏，则有明显的缺陷。

（10）相互注意（JA）是指婴幼儿和成人彼此引发和响应对第三者（人、物、事、情境）的关注能力，它和社会情绪互动、社会发展及语言发展都有密切的关系。许多学者和有学者的研究都证明ASD有JA缺陷，而JA缺陷被假设为ASD的早期核心症状，作为婴儿期早期筛选和诊断ASD的工具，也有针对JA治疗的研究发表，是个值得继续深入研究的议题。

针对上述心理学和神经心理学的发现，学者们乃发展出解释ASD的心理模式，并与神经影像学、神经病理学的研究相对照，希望对ASD的神经心理和神经网络有所了解，再进一步和基因的研究及治疗或预防的研究结合，而对ASD从病因、发病机制到治疗、预防有全面的突破。

在ASD的心理模式方面，除了前述JA模式之外，还有假设ToM缺陷是ASD的核心现象，提出心智理论模式。心智理论（ToM）缺陷，是指ASD患者常有理解别人心智状态，譬如错误信念的困难。执行功能包括：①有意图去抑制反应或延缓到下一个适当的时刻才反应；②计划行动序列的能力；③运作作业的心理表征，在临床上常以威斯康星卡片分类测验（WCST）等实验作业来测验。ASD患者的同一性、固执行为和在测验中呈现的转换障碍，及ASD患者神经影像学前额叶的异常，使得执行功能障碍模式常被提出来讨论和检验。

所谓的中心聚合是指能依情境对信息加以有效的处理，即当信息的来源过多枝节时，个体会将这些信息聚合成更高层次来了解。孤独症患者把焦点放在枝节上，未能掌握整体或情境线索。Uta Frith首先提出薄弱的中心聚合能力模式，来解释ASD患者的认知能力不一致和白痴天才的特殊天赋。关于此模式最近Frith提出修正，将过去主张的整体处理薄弱，修正为局部处理的偏差，即神经网络局部联络多而跨区联络弱所造成。

较新的心理模式是由Baron-Cohen所提出的"同理系统（ES）"理论。同理（E）是指将心比心，了解他人的情绪并能从他人的角度来看事情，及表现出适当的和认知一致的情绪。系统（S）是分析和建构系统，以理解和预测因果关系的行为，包括技术的、自然的、抽象的、社会的、动作的和可组织的系统。由前述ASD的心理学和神经心理学的特征叙述，Baron-Cohen等人将ASD的特征归纳成过高的系统化和太低的同理化，过高的系统化是薄弱的中心聚合能力的表现，同时也导致ASD在学习普遍化的障碍。他们也比较男女ES的差异，而称ASD有极端男性的脑。他们也据此发展预防的实验和读心的矫治策略。

在上述ASD的心理模式和神经网络模式的联结上，除了前述ASD是发展不联结症候群可以解释一部分心理模式的现象之外，MNS是另一个和社会情绪、认知、模仿、语言相关的系统，也有性别差异。

最后，Frith 等人提出精神化系统的概念，即对心理状态推论的能力，包括前瞻的态度、对世界的认识、期待未来、了解别人像自己、沟通意图等，它与心智理论和意图的能力有高相关性。他们假设精神化脑系统运作精神化心理历程。譬如，前瞻的态度与眼动系统有关，对世界的认识与颞叶尖端有关，而其他能力则与前额叶和 MNS 等有关。

综合而言，就像瞎子摸象，许多研究者和临床家从不同的侧面探讨 ASD 的病因、发病机制和临床表现，希望对 ASD 提出有效的治疗和预防措施。

三、临床表现

（一）发病情形

Kanner 报告发病于 24 个月之前，Rutter 定义于 30 个月之前，DSM-Ⅳ及 ICD-10 则定义为 36 个月之前。有学者统计中国台湾大学附属医院 1983 年—1989 年共 325 个患者，其父母注意到不正常的年龄，出生到 11 个月占 8.7%，12～23 个月占 41.3%，24～29 个月占 24.3%，30～35 个月占 8.0%，36 个月之后占 11.7%。而有学者以特别门诊评估资料判断，95.6% 在周岁之前已有孤独症症状。至于确诊的年龄，30 个月之前只占 12.1%，30～35 个月占 13.7%，36～47 个月占 26.1%，48～59 个月占 20.4%，60 个月之后才确诊的达 27.6%。出现不正常现象到确诊延迟了很长一段时间。这个现象在美国和英国也有相同的报告，显示早期诊断、早期治疗还有努力推展的空间。

有部分孤独症病儿，早期曾有一段正常发展之后才退化出现自闭的症状。这类患者所占的百分比，会因认定正常发展的宽严而异。若以曾出现有意义的语言称呼及正常互动来定义正常，则上述台大医院的数据，10.2%（男 10.6%，女 7.7%）的病儿曾有正常发展。父母注意到的最早的问题以"不会讲话"和"不理人"占最多数，其他常见的偏差发展有不看人、没反应、像聋子但对有些声音很敏感、奇怪的玩法、奇怪的偏好、情绪不稳、乱发脾气、伤害自己、听不懂别人说的话、讲些别人听不懂的话、很坚持、记忆力很好、会认字、认符号却不会讲话等。

综合近年的研究，孤独症病儿在婴幼儿时期即呈现相互注意协调能力（JA）和象征扮演游戏能力的缺陷。譬如，不使用眼神、手指指示、展示等动作来和他人分享他关注的人或事物，对别人以眼神、手指指示、展示等动作没有反应，缺乏玩过家家等装扮的社会互动游戏等，这是早期筛选和诊断 ASD 的核心现象。

（二）临床症状

孤独症以社会互动和语言沟通障碍，狭窄怪异的游戏兴趣，刻板重复动作，强迫保持固定的生活环境方式为特征。

1. 社会互动障碍

大部分孤独症病儿婴幼儿期就出现对人缺乏兴趣，母亲将其抱着喂奶时，比较不会将身体与母亲贴近，少望着妈妈微笑，平常不注视父母的走动。6～7 个月时还分不清亲人和陌生人，不会像一般小孩一样发出咿呀学语声，只是哭叫或显得特别安静。有的病儿即使 1～2 岁发展正常或基本正常，但发病以后表现有饥饿、疼痛或不舒服时，不会寻求帮助，或只是拉着父母的手去取东西，而不会以言语或指示等动作来表示。病儿往往对父母离开或返回无动于衷，即使父母站在身边也少与之互动，更少与父母对视，显得极其孤独。孤独症病儿也缺乏相互性社会互动，我行我素，不会交朋友，难以建立友谊。有些孤独症儿童青少年也会有朋友，但活动常局限在特殊的兴趣方面，如搜集模型、交换广告词语、计算机游戏、时刻表、数字或寺庙建筑等。此外，在将心比心和情绪的分享方面，患者常有理解别人的情绪和表达自己的情绪的障碍，因此常让人觉得患者"没有情感"、"没有同情心"，有些专家在描述 Asperger 综合征的特征时，常会强调此点。

2. 语言沟通障碍

语言沟通障碍在孤独症病儿中表现得较为显著，具体表现有以下几方面。

非语言沟通障碍：孤独症幼儿大都有相互注意协调障碍，病儿常以哭闹表示他们的不舒适或需要。病儿先出现要求事物的动作，缺乏相应的面部表情，常显得表情漠然，很少用点头、摇头、摆手等以表示他们的意愿。有学者的研究发现，即使高功能孤独症少年，以手指指及分享的主动沟通，仍然很少出现，显示非语言沟通障碍的持续性。

语言发育延迟或不发育：病儿常常表现为语言发育较同龄儿童晚，有些甚至不发育。有些病儿2岁前曾有短暂的单字，后又减少甚至完全丧失。

语言内容、形式的异常孤独症：儿童语言功能即使存在，也同样有许多问题。其中最大的问题是"语用"障碍，即不会适当地用语言来沟通。病儿往往不会主动与别人交谈，不会维持或提出话题，或者只会反复纠缠同一话题，而对别人的反应毫不在意。他们常常是在"对"人说话，而不是"与"人交谈，语言沟通十分困难。刻板重复性语言及模仿性语言也较多见，和病儿谈话时他常只会重复你的讲话。也有的会在当时或隔一段时间以后模仿电视、收音机或别人说过的话。有些病儿表现为自言自语或哼哼唧唧，自得其乐。另外，孤独症病儿还可有语音、语调、语速、语言节奏及轻重音等方面的异常，讲出的话像背书，怪声怪气或平平淡淡，没有感情色彩。有的病儿人称代词常用错，把"你"说成"我"，或把"我"说成"你"或"他"等。

游戏功能障碍是孤独症婴幼儿的早期症状，他们常对一般玩具没有兴趣，不会正确地按玩具的功能玩玩具，最明显的是象征性游戏障碍，譬如玩过家家等装扮的社会游戏，只在少数高功能孤独症和Asperger综合征病儿中可以观察到。

3. 兴趣狭窄、坚持同一性和仪式性强迫性行为

兴趣狭窄和不寻常的依恋行为：孤独症病儿对一般儿童所喜爱的玩具和游戏缺乏兴趣，尤其不会玩需要想象力的游戏，而对一些通常不作为玩具的物品却特别感兴趣，如车轮、瓶盖等圆的可旋转的东西，有些病儿还对塑料袋、门锁、某些水果等产生依恋行为。譬如，有一位3岁女患儿整日抱着一块重2.5公斤的大红砖，连睡眠时也不肯放开，如非将砖头拿开，就会烦躁、发脾气。病儿对有生命的东西产生依恋是少见的，他们常对物体的非主要特性感兴趣，如喜欢反复摸光滑的地面等。高功能病儿常对天文、地理、数字、年代或音乐绘画有特殊的偏好，若加以辅导，也常有良好表现甚至杰出成就。

日常生活习惯不愿被改变：孤独症病儿对环境常常固执地要求一成不变，一旦发生变化就会焦虑不安。对日常生活习惯也是如此。如有些病儿只吃固定的食物，有些吃饭时要求坐固定位置；有的还喜欢把玩具或物品排列成行，如被弄乱，就显得痛苦或大发脾气，几乎所有的孤独症儿童都拒绝学习或从事新的活动。

仪式性或强迫性行为：如扭曲或在面前弹弄手指、拍手。有些病儿花费很多时间沉湎于记忆天气预报、一些国家的首都、家庭成员的生日等。稍大的病儿常反复问同一个问题和不可克制地去触弄或嗅闻一些物体。

4. 感觉和动作障碍

病儿对疼痛和外界刺激麻木。如一个突然的声响在正常小孩会引起惊跳，而孤独症病儿则若无其事。对他们讲话，他们像聋子一样没反应，部分父母就因为怀疑小孩"耳聋"而初次就诊。在病儿面前站个人，病儿好像没有看见，或只注意看对方的一双手或其他某一部位。病儿常以摩擦、拍打、撞头、咬硬东西、摇晃或旋转身体等动作以引起自身感觉。

病儿对某些刺激又会特别敏感，尤其对汽笛声、吸尘器声、狗吠声以及光线突然变化等异常敏感，常会引起惊恐或烦躁不安。有些病儿手指压伤了不会叫痛，而对轻微的瘙痒却忍受不了。感觉麻木和敏感可在一个病儿身上同时存在。

孤独症病儿常坐不住，动个不停。常用脚尖走路或以跑代走，东张西望，眼神飘忽很难长时间集中注意力。还常伸颈，装腔作势做出些怪异姿势，有的病儿还莫名其妙地笑或哭。

5. 智能和认知障碍

早期数据显示，孤独症病儿的智能约有50%处于中度和重度智能不足，约25%为轻度智能不足（IQ为50~70），约25%智能正常。近年来ASD的诊断较宽，智能正常的ASD诊断多起来，故ASD约有一半是智能正常，而合并智能不足的略少于50%。过去，一般医院门诊所见的病儿多属于中度或重度，那些轻度或正常智力水平的病儿也许被认为只是脾气古怪，而不作为病态前往医院就诊。但近年来，这

些高功能 ASD 到门诊诊治的相当多。

6. 其他特征

孤独症儿童呈现情感平淡，或与境遇不相称的过分或不恰当的情感。他们常出现无理由的哭泣，难以通过安慰使之平息。也有的无故地咯咯笑。对汽车、高楼和有毛动物等一般孩子所害怕的东西而无畏惧感。病儿常出现旋转却不头晕现象，自伤行为多见。癫痫发作可出现在儿童早期或少年期。

（三）病程与预后

孤独症儿童与其他儿童一样，症状和能力随着发育过程而起变化，典型病例在学龄前常见。至学龄期，很多孤独症病儿对父母产生依恋，而对不同情况做出不同的社会反应。语言沟通技能也可得到一定的发展，有些可达完全或近乎正常，但大多有明显语用障碍。自伤行为在沟通能力进步后，常有显著改善。同一性的行为要求未获满足而引起的行为问题，可持续至成年期，尤其在低功能的患者，变得更难以处理。至少年期，部分孤独症病儿症状改善，少部分则行为衰退。有些患者到少年时期才出现癫痫发作，但大都可药物控制。至成年期，根据有学者（1985 年）的研究，仅 10% 可上班工作，40% 可在指导下工作，50% 要养护。由于治疗及教育的进步，有学者相信现在要养护的百分率会下降，但仍然显示孤独症是个预后不佳，需长期医疗、教育、社会福利关照的一种慢性障碍。

至于孤独症之外的 Asperger 综合征和非典型孤独症，其症状数比孤独症少，成年后的各种能力比孤独症好，但仍残存人际互动和固定行为等症状及相关的功能障碍。

四、诊断与鉴别

诊断 ASD 主要根据病史和临床症状进行诊断，目前仍无可以用于确诊的检查。

（一）诊断程序

诊断 ASD 要收集下列资料：首先要取得完整的发展史。儿童从出生开始，在粗动作、精细动作、生活适应、听觉理解、语言表达、非口语的理解和表达、情绪的理解和表达、人际互动的理解和表达等都需要有详细的发展评估和记载。接着要了解儿童的偏差发展和行为，有学者认为请父母亲或主要的照顾者叙述一天完整的行为，对包括从起床、一整天的活动，一直到晚上睡觉，一天 24 h 生活的细节进行清楚的描述，常能够提供很多帮助诊断或者排除 ASD 的依据。为了要确定是不是 ASD，还需要直接询问孤独症的三大特征，在直接问相关特征时，可以参考已经有的问卷表，比较不会遗漏应该要问的一些相关行为。

诊断过程一定包含直接评估社交、沟通、智能，以及观察儿童行为，尤其是观察他们在互动之间的相互沟通、情绪交流的行为，这是诊断 ASD 不可少的。在临床诊疗中进诊察室前，有学者通常会对父母亲说："你们跟我来，不要照顾小孩子。"然后带父母亲到诊察室，这时就可观察到儿童对父母离开的反应。到了诊察室之后，要求父母亲先坐在旁边，观察儿童进入新环境的反应：对玩具会感兴趣吗，如果有，他是如何去接近这些玩具，如何使用玩具，这样观察 5～10 min，对儿童自由游戏情境的行为有所了解。之后，有学者会叫儿童的名字，或发出各种声响，看看儿童对这些外界刺激的反应。接着会介入儿童的游戏，在这个过程中可能借着模仿游戏，阻止他正在进行的玩法，以及在玩的过程中假装自己受伤痛苦等，看儿童的反应。必要的时候可能还会进行标准的 ESCS 评估，以取得儿童完整的第一手评估数据。

将上述从问诊、直接观察及标准的评估所取得的资料整合起来，通常可以对幼儿进行孤独症的诊断。

（二）量表

关于筛检和诊断 ASD，常见的量表有筛检婴幼儿的 CHAT 和 M-CHAT，筛检儿童的孤独症行为评定量表（ABC）、儿童孤独症评定量表（CARS）、克氏行为量表及 Asperger 评定量表等。诊断孤独症的国际化评定量表则包括询问父母的 ADI-R 和观察检查患者使用的 ADOS。ADI-R 和 ADOS 有适合不同年龄患者使用的版本。

（三）早期发现

在婴幼儿期诊断孤独症最大的问题是没有公认的诊断准则，用既有的 ICD-10 或 DSM-Ⅳ 的诊断准则又有不恰当的地方。婴幼儿时期的发展变化很大。就拿DSM-Ⅳ的诊断准则来说，其中"不能发展出和心理年龄相当的人际互动关系，尤其是和分享兴趣活动和情绪有关的同伴关系"这一项，由于孤独症幼儿的心理年龄很可能不到12个月，不到12个月的儿童又如何能够评估他"同伴分享"呢？又如"和别人一来一往的对话关系缺陷"，婴幼儿不会发展出对话的沟通能力，因而此项准则也不适用。同样，评估怪异的反复的使用语言或句子，对没有语言的幼儿来讲，也是不适用的。此外，孤独症婴幼儿较少出现反复同一性行为，也影响诊断准则的应用。因此在婴幼儿期诊断孤独症，ICD-10或DSM-Ⅳ诊断准则势必要修订。

那么诊断孤独症在婴幼儿期是不是可信呢？目前有报道，如从1992年开始的一些对幼儿期孤独症的早期筛选诊断，初次诊断为孤独症的平均年龄是20.6～31.4个月，在45.0～50.3个月时进行追踪，确定了在幼儿时期诊断孤独症的信度和效度。研究也发现，幼儿期使用标准的评估工具诊断孤独症的信度和效度，比不上有经验的临床专家诊断的信度和效度。这显示到现在为止要以标准的方式来诊断孤独症婴幼儿还需要继续研究。

（四）诊断标准

ICD-10孤独症诊断准则有以下几方面。

（1）3岁前出现功能之发展异常或障碍（3项至少要有1项）：①社交沟通情境之理解性或表达性语言。②选择性社交依恋或交互性社会互动。③功能性或象征性游戏。

（2）交互性社会互动方面之质的障碍（4项至少要有2项）：①不会适当使用注视、脸部表情、姿势等肢体语言以调整社会互动。②未能发展和同伴分享喜好的事物、活动、情绪等有关的同伴关系。③缺乏社会情绪的交互关系，而表现出对别人情绪的不当反应，或不会依社会情境而调整行为，或不能适当地整合社会、情绪与沟通行为。④缺乏分享别人的或与人分享自己的快乐。

（3）沟通方面质的障碍（4项至少要有1项）：①语言发展迟滞或没有口语，也没有用非口语的姿势表情来辅助沟通之企图。②不会发动或维持一来一往的交换沟通信息。③固定、反复或特异的方式使用语言；④缺乏自发性装扮的游戏或社会性模仿游戏。

（4）狭窄、反复、固定僵化的行为、兴趣和活动（4项至少要有一项）：①执着于反复狭窄的兴趣。②强迫式地执着于非功能性的常规或仪式。③刻板的和重复的动作。④对物品的部分或玩具无功能的成分的执着。

ASD诊断：①孤独症：（2）、（3）、（4）合计至少6项。②非典型孤独症：发病年龄大于3岁或症状数未达6项。③Asperger综合征：（2）至少2项，（4）至少1项，（3）0项，且2岁前有单字，3岁前可用词、短句沟通及有生活自理能力，后来有正常之语言和智能。

（五）鉴别诊断

（1）感受性和表达性语言发育障碍：这是一种特定的发育障碍，病儿对语言的理解力低于其智龄所应有的水平，几乎病儿所有的语言表达都受损害，这类病儿在5岁以前，可有某些孤独症行为表现，如社会交往障碍，但缺乏孤独症儿童特有的感觉过敏或麻木的感知障碍。这类言语障碍病儿能利用手势和表情与人交往，且有想象性游戏，而这些能力孤独症儿童是缺乏的。Landau-Kleffner症，病儿先有一段正常发展，在癫痫发作后，发作失语症，有少数病儿也合并有部分孤独症特征。此可由病史、EEG、癫痫发作等来鉴别。

（2）儿童少年精神分裂症：大多在少年期发病，在发病前有一正常发育阶段。精神分裂症病儿常呈现自闭、情感平淡、在交往中情感反应不适宜和角色功能丧失，不合逻辑的思维，以及出现妄想和幻觉等。精神分裂症的病程可有间歇发作。孤独症在发病年龄、发育过程、临床特征、病程及结局方面均与精神分裂症有明显区别。不过也有少数ASD病儿，在少年期之后发作精神分裂症，若其ASD未与精神分裂症发病前诊断，要仔细从病史上作鉴别诊断。

（3）选择性缄默症：病儿说话有明显的选择性，在社交场合拒绝说话，以手势、点头、摇头或发单音节词与人交往，能理解别人的口语。病儿在家与家人可正常交谈。选择性缄默症通常伴有社交焦虑、退缩、敏感或抗拒。孤独症病儿在所有场合均有语言异常特征，在行为形式上与选择性缄默症明显不同。然而，也有少数 Asperger 综合征和高功能孤独症病儿合并有选择性缄默症现象，可从病史作鉴别诊断。

（4）强迫症：Bartak 和 Rutter 在 1976 年报道约 68% 的正常智能的孤独症儿童有仪式性和强迫性行为，且在学龄期最为明显，而到少年和成年期则减少。高功能孤独症和 Asperger 综合征病儿常有特殊的偏好兴趣或想法，病儿对此之反应和一般强迫症并无二致，而且治疗之药物疗效亦相似。但单纯的强迫症，可由病史和症状来和 ASD 鉴别诊断。

（5）其他要和 ASD 鉴别的疾病：十分罕见。在 DSM-Ⅳ 中，有一项诊断为幼儿或童年早期的反应性依恋障碍，它是指由于极端不良和不当的养育环境，而造成儿童显著的人际互动障碍。自幼严重的养育环境剥夺，可以使儿童呈现全面的发展迟滞、人际互动障碍和褊狭的兴趣，而和 ASD 相似。但这类儿童的视线接触相当好，不断地经由观察来做反应，而和 ASD 不同。

五、治疗

ASD 仍无根治的疗法，目前主要是依据学习原理和儿童发展原则，建立起来教育矫治的策略，在家长积极参与下，教导患者学习适当的行为及消除不适当的行为。一般而言，药物治疗仅担任辅助性的角色。

（一）药物治疗

药物对 ASD 的核心人际互动和沟通障碍缺乏显著疗效，但对部分合并的行为问题则有疗效。自 1960 年起，LSD、左旋多巴、碘塞罗宁和丙咪嗪等都曾被试用于孤独症，但无一能持续改善其核心症状。1980 年，芬氟拉明曾因疗效报告而吸引注意，但多中心的对照控制研究无法证实其疗效，加上严重不良反应的报告，而使此药不再使用。吗啡抑制剂纳曲酮也在最初的报告带来喜讯，持续的研究也无法证明其对孤独症核心症状的疗效，但可减少过动和自伤行为。另一个引起全世界 ASD 患者父母关切的是胰泌素。最初报告孤独症幼儿在使用胰泌素之后不久即开始说话，但后续大规模多中心的研究也不能证明其疗效。

除了上述曾轰动一时的几个药物之外，可乐定可用来减少过动、攻击和自伤行为，睡前使用亦可帮助睡眠。丁螺环酮和其他情绪稳定剂，包括卡马西平等，曾被使用于暴怒等情绪问题。高单位维生素疗法，尤其是维生素 B_6 和 DMG 等营养补充剂，也曾盛极一时。这些疗法，也都缺乏多中心的对照控制研究证明其对 ASD 核心症状的疗效，但仍然盛行，因这些营养品不需处方即可自行购买。

20 世纪 90 年代，许多研究者研究地昔帕明对孤独症的疗效。这类研究逐渐扩充到其他 SSRI 及 SNRI 类药物对 ASD 的疗效。综合而言，这些药物对 ASD 的人际互动和语言沟通的核心症状没有帮助，但对少年和成人 ASD 患者，则能有效减少其同一性固定行为及其相关的攻击他人和伤害自己的行为。但对年龄较小的儿童患者，疗效报告较不一致。依有学者的经验，年幼患者使用后，有些同一性症状明显改善，同一性症状相关的挫折反应随之减少，但有的患者使用后情绪变得更不稳定，哭闹不止，连睡眠、饮食也受影响。综合而言，SSRI 或 SNRI 适量使用可降低 ASD 的固定行为及类似强迫思考和强迫行为及其相关的情绪反应、攻击和自伤行为。当然，少年和成年 ASD 患者合并有抑郁症、恐惧症等时，亦可使用这类药物治疗其并发症。

抗精神病药治疗孤独症的研究已有很长的历史，也是三十年来临床上常用于 ASD 治疗其严重行为问题的药物。其中氟哌啶醇是被研究最彻底的药物。综合这些研究，一天使用 1~2 mg 可有效改善孤独症儿童的退缩、反复常同行为、多动、情绪不稳、生气和暴怒等行为。有学者的经验，尤其是使用于幼儿或无语言低功能患者时，要从极小剂量缓慢调升，以尽量避免高剂量引起的急性和慢性的不良反应。

非典型抗精神病药用以治疗 ASD 的研究以利培酮最多。美国儿童精神药物学研究单位曾进行多中心双盲安慰剂对照研究以探讨利培酮的疗效。于 5~13 岁儿童，使用利培酮共 8 周，平均剂量 1.8 mg/d，在 ABC 量表的易激惹分量表，利培酮组改善 56.9%，而对照组只改善 14.1%；医师 CGI 评分进步更明显，分别为 75.5% 和 11.5%。该研究亦发现利培酮有长期疗效。由于非典型抗精神病药使用于儿童的时间尚短，故有待于对其他非典型抗精神病药进行研究，包括短期和长期疗效及短期和长期的不良反应，使临床家长知所取舍。

就儿童和少年ASD患者而言，其常见的同一性固定行为、反复行为及暴怒攻击和自伤行为是最干扰家庭生活和学校教育的，研究发现，若能及早发现问题，对问题进行行为分析和处置，必要时加上适当的药物治疗，能将行为问题降低80%~90%，对促进病儿的学习和适应，减少家人和老师的负担，有明显效益。此外，药物在治疗ASD病儿并发的精神疾病，包括较常见的多动、注意力缺损、强迫症、抑郁症、焦虑症、恐惧症及较少见的精神分裂症和双相情感障碍等，都扮演着主要的角色。医疗人员要做好完整的评估，确定诊断，并慎选药物，使用适当剂型和剂量，确定患者依医嘱用药，并适时评估其疗效及不良反应和调整药物剂量，如此，常常能给患者最大的帮助。

（二）行为及教育矫治

1. 治疗、教育的模式

ASD的核心症状还没有根治的疗法，但可能有其核心的病理机制，如心智理论缺陷、执行功能缺陷、相互注意协调能力缺陷、意图能力缺陷、中枢连贯薄弱、情感能力缺陷等，这些机制都可用来解释孤独症的部分症状。针对孤独症的核心症状和可能的核心病理机制，依据疗育的哲学，有学者将孤独症的疗育分成四类模式。

第一，完全接受核心症状的限制，顺着核心症状及其相关特征，安排最有利的教学策略、课程、教材、教法，帮忙建立最有益的适应方式。属于这种模式的教育中，最有名的是美国北卡罗来纳州的TEACCH结构教学法。经过评估，TEACCH疗育结果虽然不一定有好的语言功能，但在社会适应和工作适应方面非常好，需要养护者的比率由一般追踪报告的超过50%降到27%，成为全世界学习的典范之一。

第二，不接受核心症状的限制，应用行为矫治的原理，有计划地进行密集而长期的疗育，以达到正常发展的目的。Lovaas模式是这一类型的代表，中国台湾大学附属医院儿童心理卫生中心的治疗模式也属之。此类模式的重点有四：①广泛使用行为治疗中的增强原理，正面迎战孤独症缺乏动机的现象，将增强原则应用于建立良好习惯、学习新的行为，并使良好的行为持续下去。②全面使用行为分析的技术，配合儿童发展的原理和发展顺序，将儿童要学习的行为从低阶到高阶逐步地教导。③在教每一个行为时，都使用单一尝试法。④在不同情境、人、时间都反复进行一致的教学。属于这一类型的疗育活动，有的在家进行，有的在训练中心或学前教育中心进行，其结果虽然不如Lovaas所报告的这么好，约90%智能正常可在普通班就读，但都一致报告高功能孤独症幼儿的疗育结果极佳，而中低功能的幼儿也都有少许至中等程度的进步。

第三，认知核心缺陷的存在，针对核心缺陷设计疗育活动，经由核心缺陷的改善带来后续全面的正常发展。轴心技巧训练是这一类疗育模式的代表。研究者报告疗育活动能促进动机和注意力，但尚待较长期的追踪研究以评估其是否真能促进其他能力的正常发展。

第四，认知核心症状的存在，企图找出解释核心症状的基本病理机制，针对此基本病理机制设计矫治活动，经由基本病理机制的改善，带来后续全面的正常发展。属于这类的疗育都在实验阶段，有少数针对心智理论和相互注意协调能力矫治的报告已经出版，但尚待较大规模的长期追踪研究以评估其长期疗效。

综合而言，TEACCH和Lovaas两种模式是比较成型的疗育模式，而第三和第四种模式仍在发展中。所有这些模式都积极而广泛地应用行为增强、行为分析、工作分析、功能分析及环境操纵的原理和技巧，这是从环境着手矫治孤独症的很重要的手段，未来一定会有更多有效的疗育模式出现。

2. 有效疗育的共同因素

Dawson和Osterling（1997年）调查研究了美国较有成效的8个孤独症学龄前疗育方案，发现它们都包含下列6个因素。

第一，疗育内容需强调五个基础技能领域。这五个领域是：①对环境事物依他人指示而专注的能力。②模仿他人的能力。③理解和使用语言的能力。④适当地玩玩具游戏的能力。⑤和别人社会互动的能力。

第二，提供高度支持的教育环境及提供总体的策略，以帮助孤独症儿童学习。

第三，建立可预期的和常规的活动。这样的课程安排，可以大大减少 ASD 儿童的问题行为。

第四，以功能的观点处理行为问题。许多问题行为有其功能性，因此处理问题行为时，要分析这些问题行为的功能何在，教适当的行为来达到问题行为所想要表达的功能，加以配合环境，问题行为就会减少。

第五，辅导衔接到一般幼儿园或小学教室，使得疗育和一般学校教育能适当接轨，以促进学习和适应。

第六，家庭参与。家庭参与是成功的 ASD 疗育不可缺少的部分，一般而言，早期疗育都希望能有父母的参与，作为共同治疗者，他们可以了解儿童在疗育机构的疗育内容和疗育原理，可以将相同的原理和行为处理的原则在教室以外的情境继续执行，一方面将教室里学习的行为扩及家庭和小区，一方面也在家庭及小区学到新的在教室里无法学到的行为。

除了上述六个共同因素之外，部分有效疗育模式也有下列特点：①使用图片、实物、手势等辅助沟通方法。②每周疗育至少 15 h。③提供职能治疗的疗育服务。④有正常同伴参与。⑤强调儿童独立、主动和选择的疗育活动。这些原则在孤独症婴幼儿之疗育中亦值得参考。

（三）环境治疗

ASD 的核心症状和相关的心理特征，如表情、情绪的认知和表达障碍及理解认知障碍等，使得家庭、教室、学校、小区及工作环境，都是 ASD 治疗不可或缺的一部分。这些相关的人，尤其是早期负有疗育重任的父母和老师，都要对 ASD 的特征有正确的了解，治疗师要指导父母和老师安排有利于 ASD 儿童学习的环境，安排适当的日常生活常规内容，讨论并决定阶段性疗育目标和方案，并详细安排在家、在校的疗育内容和做法，若有行为和情绪问题，则要共同讨论问题成因和解决的方案，并定期检查修订方案以促进儿童的进步。当儿童换班、换校、换老师时，都要提前为儿童适应新环境做好准备，也要和新老师商量，帮助新老师认识儿童的特征及其相关问题的预防和处理。另一个十分重要的是诚实地和父母及老师讨论儿童的能力，共同决定教育安置和未来职业训练的方向，一致地朝确立的方向准备，使其成年时能顺利进入职业准备机构，如庇护性工厂，或在支持下直接进入职场。

ASD 成人的个体差异极大，从极高功能到需要完全养护，从情绪稳定没有行为问题，到有严重的情绪行为问题。因此患者能从事的工作或所需要的职业训练或养护场所个体差异亦大，必须经过适当完整的评估，做好适当的安置。安置之后仍需经由积极辅导以协助适应。当然，职场工作的主管和同仁，要认识 ASD 和即将一同工作的 ASD 同人的特点，学习和他共事的原则。十分重要的是帮助他、教他，不要故意激怒他、挑逗他，并适当地容忍他的某些固定怪异的行为。有学者发现，在这样帮助下，ASD 成人常是十分负责、按照标准作业程序工作、决不偷工减料、完成任务的好员工、好同事。

综合而言，环境能帮助 ASD 患者学习和适应，也能给 ASD 患者制造困境和严重的情绪行为问题。希望在环境中相关的人，都对 ASD 有正确的认识和期待，能依照 ASD 疗育原则帮助他们，使 ASD 患者都能发挥所长，在家庭、在小区过快乐的生活。

第三节　精神发育迟滞

精神发育迟滞（mental retardation，MR）是由生物、心理、社会多种因素引起的智力发育明显落后于正常水平和适应生活能力缺陷为主要特征的发育障碍性疾病。其特征主要包括：智力发育明显低于正常水平（IQ < 70 ~ 75）；影响下述互为相关的两项或更多的适应性技能，如沟通、自我照顾、居家生活、社会交往、使用社区设施、自我引导、健康卫生和安全、学业、娱乐与工作；其年龄发生在 18 岁以前。

一、流行病学资料

有报道称，在发达国家，重度 MR（包括极重度、重度和中度）的患病率为 4‰，轻度 MR 高至 30‰。我国于 1988 年—1990 年对 8 省市和 6 个农村地区进行了 0 ~ 14 岁儿童智力低下的流行病学调查，调查人数为 85 170 人，总患病率为 12‰，其中城市患病率 0.7‰，农村患病率 1.41‰。重度 MR（包括中度、重度和极重度）占 39.4%，轻度 MR 占 60.6%，轻：重为 1.5：1。性别方面，男孩患病率城市为 0.78%，农村为 1.43%；女孩患病率城市为 0.62%，农村为 1.39%。

二、病因与发病机制

最近提出了 MR 病因的多元危险因素，包括生物学和心理社会因素，及该两类因素可能的相互作用，因此，MR 的病因分为以下四类。

生物医学的：指与物理学相关的因素，如遗传性疾病或营养等。

社会的：指与社会及家庭相关的因素，如成人的应答或刺激等。

行为的：指与 MR 有关的行为因素，如有伤害的活动或母亲药物滥用等。

教育的：指与获得教育支持、促进智力和适应性技能发展有关的因素。

临床上一般将 MR 的病因归为产前、围生期和产后三个阶段，其因素如下。

（一）产前因素

1. 染色体异常

染色体数目或结构异常，如 5P、9P、9P 三染色体、13- 三染色体、18- 染色体、21- 三染色体、猫叫综合征等；性染色体畸变，如性染色体多一个 X 为先天性睾丸发育不全综合征（Klinefelter 综合征），性染色体丢失一个 X 为先天性卵巢发育不全综合征（Turner 综合征），性染色体为 XXX 或 XO/XXX 嵌合体为超雌。此外，家族性 X 连锁的、脆性位点在 Xq27 或 Xq28 带上的为脆性 X 染色体综合征。

2. 各种综合征

神经皮肤异常，如毛细血管扩张运动失调症、先天性角化不良、Ito 综合征，结节硬化症等；肌肉疾病，如软骨营养不良肌强直病、先天性肌肉萎缩、Duchenne 肌肉萎缩症和萎缩性肌强直病；眼部疾病，如无眼球症、视网膜退化毛囊巨大症等；颅面部疾病，如尖头 - 唇裂 - 桡骨发育不全综合征、尖头并指综合征、颅面骨发育不全、多发性骨融合综合征；骨骼疾病，如末端肢骨发育不良、遗传性骨营养不良、骨增生症、骨质石化病、桡骨发育不全 - 血小板减少综合征；其他还有 Prader-Willi 综合征。

3. 先天性代谢异常

氨基酸疾病如苯丙酮尿症、组氨酸血症、缬氨酸血症、全脱羧酶缺乏症、生物素酶缺乏症，糖类疾病如半乳糖血症、果糖 -1,6- 二磷酸酶缺乏症、黏多糖类疾病，核苷酸疾病中的色素沉着干皮症，铜代谢障碍疾病中的 wilson 病等。

4. 脑发育疾病

神经管闭锁不全的无脑症、脊柱裂和脑膨出；大脑成形缺陷，如脑导水管狭窄、多小脑回畸形、裂脑症；脑细胞迁移缺陷，如大脑皮质分层异常、大脑灰质错位、大脑皮质微小发育不良；神经细胞内缺陷，如树突异常、微小管异常等。

5. 环境影响

宫内营养不良（如孕母营养不良）和胎盘功能不足；药物毒素及致畸药物，如酒精（胎儿酒精综合征）、水杨酸类、碘化物、麻醉药品等；孕母疾病，如水痘、糖尿病、甲状腺功能不足（胎儿碘缺乏症）、肌强直性萎缩、苯丙酮尿症；母亲在怀孕期接受放射线照射。

（二）围生期因素

1. 子宫内疾病

急性胎盘功能不足，如胎盘剥离、前置胎盘及流血、母亲低血压、妊娠毒血症或子痫症；慢性胎盘功能不足，如孕母高血压、胎儿宫内生长迟缓、孕母贫血、糖尿病等；异常分娩，如早产、羊水早破、母亲败血症、胎位不正、第二产程延长、脐带绕颈等。

2. 新生儿疾病

缺血缺氧性脑病、颅内出血，如硬脑膜下、蛛网膜下隙、脑室、小脑和脑干的出血；脑室周围白质软化；新生儿癫痫；呼吸系统疾病，如肺透明膜病、肺气管发育不良、气胸；感染性疾病，如败血症、脑膜炎、脑炎；分娩时头部外伤；代谢性疾病，如高胆红素血症、低血糖症、甲状腺功能低下；营养性疾病，如肠道疾病、蛋白质-能量营养不良。

（三）产后因素

1. 头部伤害

头部伤害包括脑震荡、脑挫伤或裂伤、颅内出血如硬脑膜外、急性或慢性硬脑膜下腔、蛛网膜下腔（广泛伤害）和脑实体内的出血。

2. 感染

感染包括单纯疱疹、麻疹等所致的脑炎，各种致病菌（如肺炎链球菌、结核杆菌、麻疹等）引起的脑膜炎。

3. 脱髓鞘疾病

脱髓鞘疾病包括感染后的疾病如急性播放性脑脊髓炎、急性出血性脑脊髓炎、百日咳后脑病变等。

4. 退化性疾病

退化性疾病包括脊髓灰质营养不良中的进行性肌痉挛癫痫、基底神经节疾病（如 Huntington 疾病，肌张力不足变形）、脑白质营养不良等。

5. 癫痫

癫痫包括婴儿痉挛症、进行性局灶性癫痫、肌阵挛性癫痫等。

6. 中毒性代谢疾病

中毒性代谢疾病包括急性中毒性脑病、铅中毒、汞中毒等。

7. 营养不良

营养不良包括蛋白质-能量营养不良［如极度消瘦（marasmus）和恶性营养不良（kwashiorkor）］、长期静脉营养输入等。

8. 环境剥夺

环境剥夺包括不良的心理社会因素的影响，如文化教育的剥夺、儿童受虐待或被忽视、外界刺激少、感觉被剥夺等，从而影响脑的发育。

三、临床表现

世界卫生组织将 MR 分为四级：极重度［智商（IQ）0~20］、重度（IQ20~35）、中度（IQ35~50）和轻度（IQ50~70 或 75）。不同程度的 MR，其临床表现如下。

（一）极重度

占 MR 的 1%~5%，有明显的神经系统功能障碍，没有语言或仅能偶尔说简单的单词，感知觉明显减退，缺乏防御能力，不知躲避危险，生活不能自理，有的运动功能受阻而不会行走。

（二）重度

占 MR 的 8%。病儿在生后不久即被发现发育延迟。如运动发育落后；语言理解差；言语含糊不清；难与正常同龄儿童交往；情感幼稚；易冲动；在训练下能学会自己吃饭及基本的卫生习惯，但生活上仍需他人照顾；长大后，可有部分自我照顾能力及防卫能力；在监护下从事最简单的劳动。

（三）中度

占 MR 的 12%。早年发育落后，说话发音不正确，词汇贫乏，无抽象性思维。对周围环境辨别能力差，只能认识事物的表面和片段现象，经过训练后可学会自我生活照顾，但仍需监护，能学会一些社交及职业技能，学习可达小学二年级水平，长大后可做些技术性劳动维持生存。

（四）轻度

占 MR 的 75%。这类儿童早年发育与正常儿童相差无几，直至入小学后才发现智力问题造成的学习困难，病儿分析综合能力差，言语发育较好，但理解能力仍差，抽象词汇极少，情感较丰富，但缺乏主动性和积极性，有基本的社交能力，经过强化辅导，能够达到小学六年级水平，长大后能做简单的机械性工作。

四、诊断

历年来,精神发育迟滞的诊断标准不断在发生改变,根据世界卫生组织(WHO)的《国际疾病分类》第10版(ICD-10)、美国的《精神病诊断统计手册》(第4版)(DSM-IV)和《中国精神障碍分类与诊断标准》第3版(CCMD-3),一致认为从三方面即智力水平、适应性技能和发生的生理年龄进行诊断。

(一) CCMD-3 诊断标准

精神发育迟滞指一组精神发育不全或受阻的综合征,特征为智力低下和社会适应困难,起病于发育成熟以前(18岁以前)。本症可单独出现,也可同时伴有其他精神障碍或躯体疾病。其智力水平(按标准化的智力测评方法得出)低于正常。智商在70~86为边缘智力。精神发育迟滞如查明病因,则应与原发疾病的诊断并列。并且鼓励使用ICD-10的附加编码(如70.3为重度精神发育迟滞,加EOO为先天性缺碘综合征)。

说明:我国常用Wechsler智力测验测评智商,并建议用儿童社会适应行为量表测评社会功能。

1. 轻度精神发育迟滞诊断标准

(1) 智商在50~69之间,心理年龄达到9~12岁。

(2) 学习成绩差(在普通学校中学习时常不及格或留级)或工作能力差(只能完成较简单的手工劳动)。

(3) 能自理生活。

(4) 无明显言语障碍,但对语言的理解和使用能力有不同程度的延迟。

2. 中度精神发育迟滞诊断标准

(1) 智商在35~49之间,心理年龄达到6~9岁。

(2) 不能适应普通学校学习,可进行个位数的加、减法计算,可从事简单劳动,但质量低、效率差。

(3) 可学会自理简单生活,但需督促、帮助。

(4) 可掌握简单生活用语,但词汇贫乏。

3. 重度精神发育迟滞诊断标准

(1) 智商在20~34之间,心理年龄达到3~6岁。

(2) 表现显著的运动损害或其他相关的缺陷,不能学习和劳动。

(3) 生活不能自理。

(4) 言语功能严重受损,不能进行有效的语言交流。

4. 极重度精神发育迟滞诊断标准

(1) 智商在20以下,心理年龄约在3岁以下。

(2) 社会功能完全丧失,不会逃避危险。

(3) 生活完全不能自理,大小便失禁。

(4) 言语功能丧失。

(二) 智力测定

MR的智力评定往往采取标准化的智力测验方法获得智商。我国自20世纪70年代末,陆续引进多种筛查和诊断性智力测验,并进行了标准化,产生了我国的常模。已标准化的筛查性智力测验如图片词汇测试、画人试验、入学准备测验、瑞文测验等;而标准化的诊断性智力测验有盖瑟尔智力量表、学龄前期和学龄初期的韦克斯勒智力量表(WPPSI)、初小儿童及学龄期的韦克斯勒智力量表(WISC-R)等。在我国使用最普遍的诊断性智力测验是韦氏智力量表WPPSI和WISC-R。该量表属于一般能力测验,特点是采用项目分类,获得语言和操作两大能力的智商和总智商,智商的均数定为100,标准差为15,智商低于70即为MR。

(三) 社会适应测定

我国常用的适应性能力评定工具是Vineland社会适应量表。多年来,该量表一直是适应性行为的标准化测试。在诊断MR中,通常将智力测验和社会适应量表的结果进行综合评定。

除了用量表反映儿童社会适应性之外，美国精神迟滞协会于1993年又对MR的社会适应性作了更具体的描述，即除了智力低下之外，至少2个或更多的适应技能领域出现问题，如沟通、自我照顾、居家生活、社交技能、社区设施的使用、自我指引、健康与安全、功能学科、休闲与工作。

五、鉴别诊断

（一）儿童孤独症

孤独症儿童大部分有不同程度的精神发育迟滞，但还伴有刻板和重复动作，强迫地坚持同一方式的怪异行为，与周围环境没有沟通，与他人无眼神交往，与父母无情感表达，起病于36个月内，活动和兴趣范围十分狭窄等特征，这些在智能迟滞儿童中常不明显或缺如。

（二）语言障碍

儿童明显地表现为语言功能低下，如开口迟，词汇贫乏，词不达意；在生活环境中因不能与他人进行有效的沟通而不合群，甚至出现行为问题如易发脾气，有攻击性行为等。在智力测验中，语言智商明显低于操作智商，通常在1个标准差以上，但操作智商在正常范围内。而精神发育迟滞儿童是全面能力的落后，不仅仅表现在语言功能上，这就是两者之间的明显差别。

（三）脑性瘫痪

这是指出生前到生后1个月内由各种原因所致的非进行性脑损伤。症状在婴幼儿期出现，主要表现为中枢性运动障碍和姿势异常。由于脑性瘫痪影响运动发育，易误诊为MR，但脑性瘫痪同时还伴有肌张力异常、反射异常和主动运动减少，且智力发育可以正常。但25%～80%的脑性瘫痪儿童合并有MR。

（四）Rett综合征

1岁半（或6～18个月）以前神经精神发育正常，1岁半以后智力发育倒退，女孩发病，头围小，孤独样行为，手有刻板动作以及阵发性过度换气。

六、治疗

MR的治疗原则是早期发现、早期诊断、早期干预。WHO提出对MR的康复应采用医学、社会、教育和职业训练的综合措施，使病儿的潜力和技能得到发展。

（一）病因治疗

MR大部分不能进行病因治疗，只有一部分遗传代谢性疾病如苯丙酮尿症可尽早开始低苯丙氨酸饮食治疗；先天性甲状腺功能减退症可用甲状腺素治疗，并提供充分的蛋白质、维生素、钙及铁质；半乳糖血症病儿及早停止乳类食品，而以米粉、面粉等淀粉类代替，并辅以各种维生素治疗。

（二）对症治疗

MR儿童常常兴奋、冲动、自伤、伤人。据报道有20%～35%的病儿兼有精神疾病，临床上常因过于强调其智力低下而忽视了精神疾病的诊断，被称之为"诊断阴影"。为此，可适当应用一些抗精神病药物，如氯丙嗪、奋乃静、氟哌啶醇、可乐定、维斯通等降低病儿的警觉症状（如烦躁、激惹、注意力涣散）；改善情感症状，如呆滞或易变的情感、焦虑、社交退缩和抑郁；改善行为症状，如重复刻板的动作；改善注意缺陷症状，如多动、注意困难、冲动等。

（三）康复治疗

极重度和重度MR往往有躯体畸形和神经系统功能障碍，在大运动和精细运动方面不仅明显功能受阻，而且因不良姿势造成骨骼畸形。目前已主张MR的早期诊断和早期干预。针对个体特点，康复治疗包括以下内容。

1. 物理治疗

针对大肌肉、大关节运动的训练，使MR病儿在抬头、坐、站、走、跑、跳等大运动方面获得正确的技能，避免或纠正因神经功能障碍、不良姿势的形成和代偿而造成畸形，改善生活技能。

2. 作业治疗

针对精细运动，特别是手的功能训练，对改善病儿的生活技能，如自喂、穿衣、画图、写字、劳动有很大的帮助。目前我国已开展了儿童感觉统合训练,这属于作业治疗中的一部分内容,在训练中着重于前庭、本体和触觉的刺激,促进 MR 儿童的适应性行为。

3. 言语和语言治疗

针对儿童说话含混不清、不开口说话、说话不流利等进行治疗。这是一种寓教于乐的训练,基于 MR 的认知水平及其行为特征,制订相应的治疗目标,改善儿童的交流能力。

4. 中医治疗

祖国医学中的针灸、推拿、按摩等对 MR 肌肉神经的刺激及功能的改善功能起到一定的作用。在康复治疗中,我国采用物理治疗、作业治疗和中医治疗三结合的方式,以促进 MR 儿童大运动和精细运动能力的改善。

(四)教育训练

我国对 MR 儿童同样实行义务教育,在学前期,MR 儿童即可进行综合性的教育和训练,一些大都市将 MR 儿童与正常儿童在一起学习,称为"一体化"的教育,对 MR 儿童来说特别有益,当这些儿童进入小学后,有的进入正常小学的特殊班级,有的则进入特殊教育学校。目前提出 MR 的教育训练包括以下六个领域。

(1)运动能力:大运动和精细运动。

(2)感知能力:视觉、听觉、触觉、味觉、嗅觉。

(3)认知能力:分类、配对、数概念、时间概念、基本常识。

(4)语言交流:基本沟通能力、简单结合、语言理解、表达等。

(5)生活自理:吃、穿、如厕、个人卫生等。

(6)社会适应:交往、参与、安全、健康等。

七、预防

解决 MR 的根本问题在于预防,预防措施包括以下三级。

(一)初级预防

消除病因,防止 MR 的发生。措施有禁止近亲婚配,加强计划生育指导,遗传咨询和围生期保健等。

(二)二级预防

早期发现可能引起 MR 的疾病,在其症状尚未出现之前就给予治疗,从而防止脑损伤,如产前诊断;新生儿遗传代谢病筛查,包括苯丙酮尿症、半乳糖血症、先天性甲状腺功能低下等;出生缺陷监测,如新生儿听力障碍的筛查;有高危因素儿童的发育监测等。

(三)三级预防

对脑部疾病、损伤、缺陷等采取综合措施,尽力开发儿童的脑功能,使之获得最佳的生存质量。

第十二章
小儿脑性瘫痪的康复

一、概述

(一)定义

小儿脑性瘫痪(infantile cerebral palsy,ICP)是指各种原因导致的小儿从出生前至出生后1个月内的非进行性脑损伤综合征,临床表现为不同程度的语言、智力、听力、行为和感知障碍,以中枢性运动障碍和姿势异常为主。常见病因包括早产、窒息、高胆红素血症,颅内或颅外损伤等,其基本病理变化为大脑皮质神经变性、坏死、脑沟增宽、脑白质丧失,大脑发育畸形等。ICP的发病率在国外大约为2%,国内为1.5%~5%。本病属中医学"五迟""痴呆""五软"等范畴。

(二)临床分型

1. 按运动障碍性质分型

(1)痉挛型。

此型最常见,病变主要在锥体束系统。主要表现为肌张力增高,肢体活动受限,上肢肩关节内收,肘、腕关节屈曲,手紧握拳。双下肢内收肌肌张力增高,髋关节内旋、踝关节跖屈而呈剪刀式交叉,脚跟悬空,脚尖着地,步态不稳。腱反射亢进,病理反射阳性。

(2)手足徐动型。

此型也较常见,病变主要在锥体外系统。主要表现为难以用意志控制的不自主运动、儿童期头颈常摇晃、头控能力差、手足徐动、舞蹈样动作,无腱反射亢进和病理反射。

(3)共济失调型。

此型较少见,主要表现为平衡、协调性差,意向震颤,主要病变在小脑。

(4)混合型。

以上任何两型或两型以上的症状混合出现,以痉挛型和舞蹈型的表现并存为多见。

(5)其他类型较少见,如弛缓型是以肢体肌张力低下为主;刚强型则表现为运动阻力明显升高,呈铅管样强直;震颤型是以肌肉出现静止性震颤为主。肢瘫和双瘫为多见。

2. 按病情严重程度分型

按病情严重程度分为轻、中、重度(表12-1)。

表12-1 2岁以下患儿瘫痪程度分度表

	粗大运动	精细运动	智力
轻度	会爬,能扶行,但姿势异常	不会拇-食指捏,会拇-他指捏	MDI > 70
中度	会爬,姿势亦异常,不会爬,不会扶站	能大把抓,不会拇-他指捏	50 < MDI < 70
重度	不会坐,不会爬	无主动抓握动作	MDI < 50

二、康复评定

(一) 原始反射与自动反应评定

1. 原始反射

原始反射包括紧张性迷路反应、不对称性颈紧张反射、拥抱反射、呕吐反射、觅食反射、自动站立和行走反射、躯干侧弯反射、握持反射、咬合反射和交叉伸展反射。

2. 自动反应

自动反应包括调正反应(头部侧面调正、俯卧位头部调正、仰卧位头部调正、抬躯反应、躯干旋转调节反应)、平衡反应(俯卧位、坐位、垂直悬空位的平衡反应)、保护性伸展反应(头部朝下、向侧方、向后方的保护性伸展反应、放置反应)。

(二) 肌张力评定

肌张力过高是脑性瘫痪患儿的主要表现,通常用修订的 Ashworth 痉挛评定量表进行评定。年龄小的患者可配合肌肉硬度、摆动度及关节伸展度的评定。

(三) 运动功能评定

粗大运动功能测试量表(gross motor function measure, GMFM)是对粗大运动进行量化评定的一种方法,此量表主要评定脑性瘫痪儿童的粗大运动功能随时间的推移而发生变化的情况。

(四) 平衡与协调能力评定

1. 平衡功能评定

①传统观察法,如 Romberg 检查法。②量表评定法,如 Berg 平衡量表、Tinnetti 量表及"站立-走"计时测试等。③平衡测试仪评定。

2. 共济运动检查

指鼻试验、跟-膝-胫试验、轮替动作、对指试验、闭目难立征等可检查患儿共济情况,有震颤、舞蹈、手足徐动表现者均完成不好。

(五) 智力评定

1. 智商测试智力

评定应用的智力量表分为筛查和诊断两种。最常用的筛查检测手段是丹佛发育筛选测试(Denvor developmental screening test, DDST),适用于 0~6 岁儿童;此外,还有图片词汇测验(peabody picture vocabulary test, PPVT)、绘人测验(draw a man test)等。诊断性测验包括韦氏儿童智力量表和中国-韦氏幼儿智力量表(WISC)、格赛尔(Gesell)量表、斯坦福-比奈尔智力量表等。

2. 社会适应行为测试

我国一般采用湖南医科大学附属二院的适应行为量表和婴儿-初中学生社会生活能力测试表。

(六) 言语功能评定

包括语言发育评定和构音能力评定两个方面。

(七) 中医证候评定

需对患者所属中医证候进行评定,可分为肝肾不足证、脾肾虚弱证、心脾两虚证、痰瘀阻滞证、脾虚肝亢证、阴虚风动证等。

三、康复治疗

(一) 康复目标

利用各种康复手段和教育方法,在现有的身体条件下,促进患儿正常运动、姿势发育和心理健康发育,控制畸形发育,最大限度地提高日常生活活动能力和社会适应能力。

(二) 物理治疗

1. 运动治疗

运动治疗是脑瘫康复治疗的主要手段。目前,在国际上有不同学派的脑性瘫痪运动疗法,如 Bobath

法、Vojta 法、Temple Fay 法、Doman Delacatop 法、运动再学习、引导式教育（Peto 法）等。临床上可根据患者的情况选用不同的方法，主要训练内容包括头部控制训练、翻身训练、坐位训练、爬行训练、跪立训练、站立训练、行走训练。

各型脑瘫患儿的训练原则。

（1）痉挛型。以降低肌张力，提高拮抗肌肌力为主，维持并扩大关节活动度；利用反射抑制性模式（reflex inhibiting pattern，RIP）抑制异常姿势反射，鼓励、促进患者自发性活动、主动运动并提高平衡能力，逐步分离出随意性运动。

（2）手足徐动型利用 RIP 来抑制非对称性姿势和异常肌紧张，通过抗压、抗重提高肌肉的同时性收缩能力。持续中立位姿势控制，并给予适当刺激强化感觉输入，有助于提高平衡能力。

（3）共济失调型进行持续的姿势控制、提高肌张力和肌肉同时性收缩能力、反复进行共济性活动训练和再教育可提高协调能力。

（4）混合型利用 RIP 抑制痉挛和非对称性姿势，加强中间位的姿势控制及主动活动能力的训练可提高平衡能力。另外，还应注意关节活动度的训练。

2. 物理因子

治疗包括低频脉冲电刺激、脑电仿生物电刺激仪、温热疗法、水疗法、生物反馈疗法等可根据患儿病情具体情况选择应用。

（三）作业治疗

治疗原则是早发现、早治疗；促通和抑制训练相结合，保持正确性和对称性；加强平衡和调节能力训练；家庭训练配合治疗师的辅助训练；训练要生动、有趣，提高患儿主动性。脑瘫患儿作业治疗以上肢功能训练和提高智力为主，在使患儿获得主动运动能力和独立生活能力的同时，最大限度地健全其身心发育。主要训练内容包括进食训练、穿脱衣训练、大小便训练、卫生清洁训练、对不良姿势改善的训练。

（四）言语治疗

脑瘫患儿常见的语言障碍类型为构音障碍和言语发育迟缓。构音障碍由发音器官运动失调引起，需进行呼吸训练，改善下颌、上唇及舌肌、软腭等运动控制，以训练构音。言语发育迟缓的患儿要根据患儿年龄等具体情况，通过使用语言符号、练习发音，使其理解语言的概念和含义，逐步训练其语言交往能力。全身肌张力的控制有助于改善发音器官的痉挛，因此，语言治疗时患儿应采取抗痉挛体位，使全身放松。

（五）康复工程

在物理治疗和作业治疗中常配合使用支具或矫形器，以达到限制关节异常活动、提高稳定性、协助控制肌痉挛、保持肌肉长度、预防畸形、辅助改善运动功能等目的。矫形器的应用关键在于根据患儿的个体情况选择最佳佩带时期和类型，因此，应由康复医师、治疗师和矫形师等治疗小组成员共同协商决定。

（六）药物治疗

常用的药物有脑神经营养药、肌肉松弛剂等。药物治疗只有在必要时才使用，它不能替代功能性训练。全身多处痉挛的患儿可采用口服抗痉挛药。近年来，巴氯芬通过植入泵进行鞘内给药被证明对肌张力广泛升高影响功能的患者非常有效，且副作用小，比口服巴氯芬更加安全高效。局部痉挛肌注射肉毒素可以有效缓解痉挛，防止畸形。

（七）手术治疗

手术治疗主要用于痉挛型脑瘫患儿，目的是改善肌张力和矫正畸形。对于下肢肌肉广泛痉挛且肌力低下不显著、无挛缩、肌张力降低后功能可以改善的患儿，可采用选择性脊神经后根切断术。如果已出现固定畸形，且上述方法无效，则可采用肌肉或骨关节矫形手术。下肢矫形术应在步态成熟后进行，在手术实施的前后，应有规范的康复治疗方案与之相配，严格遵守手术适应证，术后尽量缩短固定时间、尽早活动，必要时佩带支具，维持疗效。

（八）心理治疗

针对脑瘫患儿不同的心理特点和心理情况先进行心理评定，再由专科心理治疗师进行个体心理疗法、集体心理疗法、行为疗法、文体音乐放松疗法等，多给予患儿鼓励，循序渐进地建立患儿正常心理环境。同时，在训练场地方面，应兼顾智力低下患儿的特殊装备、设备需求，制定不同的课程和特殊的教学方法进行教育。

（九）特殊教育

儿童处于发育成长阶段，面向脑瘫患儿的服务不仅需要有功能性治疗，还应包含针对不同智力水平的特殊教育，因此，建立融医疗、生活照顾和教育为一体的机构是为患儿提供全面的连续性服务的很好模式。

（十）中医康复治疗

1. 针刺

头皮针以针刺运动区、平衡区、感觉区、舞蹈震颤区、足运感区、晕听区等为主，可配合针刺言语区，以及应用四神针、颞三针、脑三针、智三针等。体针可根据辩证选取穴位。

2. 推拿

推督脉（长强至大椎），按揉足太阳膀胱经背部第一侧线和第二侧线，擦肾俞、命门和八髎穴等；背部捏脊。智力低下者，点按四神聪、百会、风池；语言障碍者，点按金津、玉液、通里、廉泉；颈软者，点按大椎、天柱、身柱等，以患儿被点穴位有酸、麻、胀感为宜。

参考文献

[1] （加）理查德. 儿科临床技能［M］. 北京：北京大学医学出版社，2014.
[2] （美）马克但侍. 尼尔森儿科学精要［M］. 北京：人民军医出版社，2013.
[3] 陈忠英. 儿科疾病防治［M］. 西安：第四军医大学出版社，2015.
[4] 甘卫华. 儿科临床处方手册［M］. 南京：江苏科学技术出版社，2014.
[5] 高宝勤，史学，王雅洁，等. 儿科疾病学［M］. 北京：高等教育出版社，2014.
[6] 李德爱，陈志红，傅平. 儿科治疗药物的安全应用［M］. 北京：人民卫生出版社，2015.
[7] 李伟伟，王力宁. 儿科中西医结合诊疗手册［M］. 北京：化学工业出版社，2015.
[8] 刘秀香，赵国英. 儿科诊疗常见问题解答［M］. 北京：化学工业出版社，2015.
[9] 罗小平，刘铜林. 儿科疾病诊疗指南［M］. 北京：科学出版社，2014.
[10] 文飞球，王天有. 儿科临床诊疗误区［M］. 长沙：湖南科学技术出版社，2015.
[11] 赵春，孙正芸. 临床儿科重症疾病诊断与治疗［M］. 北京：北京大学医学出版社，2015.
[12] 赵祥文，肖政辉. 儿科急诊医学手册［M］. 北京：人民卫生出版社，2015.
[13] 于学忠，黄子通. 急诊医学［M］. 北京：人民卫生出版社，2015.
[14] 王丽云. 临床急诊急救学［M］. 青岛：中国海洋大学出版社，2015.
[15] 王建国，张松峰. 急诊医学［M］. 西安：第四军医大学出版社，2015.
[16] 王敬东，李长江. 急危重症医学诊疗［M］. 上海：同济大学出版社，2014.
[17] 申文龙，张年萍. 急诊医学［M］. 北京：人民卫生出版社，2014.
[18] 林益川. 临床医学概论［M］. 厦门：厦门大学出版社，2013.
[19] 罗开源，李新维. 儿科学［M］. 北京：中国医药科技出版社，2014.
[20] 徐涛. 中西医结合儿科学［M］. 北京：科学技术文献出版社，2014.
[21] 谢篮辉，高红梅，陈立华. 儿科护理常规［M］. 长沙：湖南科学技术出版社，2015.
[22] 王文强. 儿童行为与精神障碍症状表现及其干预［M］. 厦门：厦门大学出版社，2015.
[23] 罗小平，刘铜林. 儿科疾病诊疗指南［M］. 北京：科学出版社，2013.
[24] 龚四堂. 小儿内科疾病诊疗流程［M］. 北京：人民军医出版社，2013.